河南省"十四五"普通高等教育规划教材

大卫生全周期规划教材
医教协同融媒体创新教材

# 护理心理学

（第2版）

主编 罗艳艳

U0340318

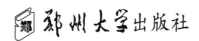
郑州大学出版社

**图书在版编目(CIP)数据**

护理心理学 / 罗艳艳主编. —2 版. — 郑州：郑州大学出版社，2023. 6

大卫生全周期护理专业教材

ISBN 978-7-5645-9665-1

Ⅰ. ①护… Ⅱ. ①罗… Ⅲ. ①护理学－医学心理学－教材 Ⅳ. ①R471

中国国家版本馆 CIP 数据核字(2023)第 062142 号

**护理心理学**

HULI XINLI XUE

| | | | |
|---|---|---|---|
| 策划编辑 | 李龙传 | 封面设计 | 苏永生 |
| 责任编辑 | 张彦勤 | 版式设计 | 苏永生 |
| 责任校对 | 薛 晗 | 责任监制 | 李瑞卿 |

| | | | |
|---|---|---|---|
| 出版发行 | 郑州大学出版社 | 地 址 | 郑州市大学路 40 号(450052) |
| 出 版 人 | 孙保营 | 网 址 | http://www.zzup.cn |
| 经 销 | 全国新华书店 | 发行电话 | 0371-66966070 |
| 印 刷 | 郑州龙洋印务有限公司 | 印 张 | 15.5 |
| 开 本 | 850 mm×1 168 mm 1 / 16 | 字 数 | 430 千字 |
| 版 次 | 2018 年 8 月第 1 版 | 印 次 | 2023 年 6 月第 2 次印刷 |
| | 2023 年 6 月第 2 版 | | |
| 书 号 | ISBN 978-7-5645-9665-1 | 定 价 | 49.00 元 |

# 作者名单

**主　编**　罗艳艳

**副主编**　郭舒婕　姚桂英

**编　者**（以姓氏笔画为序）

井晓磊　河南中医药大学护理学院

卢　颖　河南省人民医院

叶　林　新乡医学院护理学院

朱　博　新乡医学院护理学院

杨秀木　蚌埠医学院护理学院

张东军　新乡医学院心理学院

张红星　新乡医学院心理学院

陈超然　河南大学护理学院

罗艳艳　新乡医学院护理学院

姚桂英　新乡医学院护理学院

郭舒婕　河南省人民医院

# 前言
（第 2 版）

根据《普通高等学校教材管理办法》及《关于加快医学教育创新发展的指导意见》，本轮教材修订注重落实立足立德树人的根本任务，引导学生树立正确的世界观、人生观和价值观，注重培养学生的批判性思维，以更好地服务于护理事业。

本次修订以《护理学类专业教学质量国家标准》为纲领，并突出教材面向护理、助产等专业本科生使用的特点，注重夯实理论知识与提升护理临床实践能力，注重体现大健康理念和"以患者为中心"的整体护理观。此外，新修订的教材突出了科研最新进展，体现了学科交叉和数字化信息技术等特点。

本轮修订中的编写内容变动情况及特色如下。

1. 确定深掘学生发展潜力，提升综合能力的学习目标。本教材的基本知识目标根据布鲁姆教育目标分类中认知领域的目标编写，在能力发展目标中突出自主学习能力，整合知识的能力，注重素质目标的培养，充分落实立德树人的根本任务。本教材增加了综合性病例/案例，以提升学生知识的综合应用实践能力。

2. 以结果为导向，突出即时评价反馈。本教材在原有课后练习题基础上，设置随堂练习，通过扫描二维码，促进学生实时获得数字化随堂课后练习，促进学习效果评价与反馈。

3. 反映科研最新进展，提升信息素养与创新意识。本教材增加知识拓展部分，提供相关知识的最新前沿，拓展学生的知识视野，提高创新意识与能力。本轮修订还增加 PPT，提高教材的信息化、数字化程度。

本教材适用于本科护理学专业和助产学专业学生使用。在此，由衷感谢编写团队成员的通力合作与不懈努力，感谢参编院校领导同仁的支持与鼓励，感谢郑州大学出版的精心编排和辛苦付出。

本教材的成熟和完善尚需不断地接受实践检验，存在的不足之处，敬请各位同仁不吝赐教，批评指正。

编者

2023 年 1 月

# 前 言
## （第1版）

普通高等教育本科护理学专业"十三五"规划教材,坚持质量为本,内容为王,教研先行,创新特色,服务教学,引领教改,科技支撑,共赢未来的编写理念,《护理心理学》是其中之一。护理心理学是护理学和心理学相结合的学科,是将心理学的理论和技术应用于护理领域,研究患者及护士心理活动的规律及特点,以实施最佳护理的一门应用性学科。

本教材编写紧紧围绕护理行业需求,以就业为导向,注重实际技能的培养,旨在满足执业资格考试、考研、教学及社会需要,内容贴近学生学习实际和学习方式,汇集护理心理学的经典理论、知识要点、实践运用等,体现了精理论、重实践、求创新的专业特色。在辅助性内容设计上,每章节有小结、思考题,拓展阅读,名人名言,以提高学生的自主学习能力和教材的可读性、趣味性、实用性。

全书分三部分内容,共十章。第一部分为护理心理学概述,第二部分为护理心理学相关的心理学理论、知识、技能,第三部分为护理心理学的临床实践运用即心理护理相关的知识。第一章绪论,主要介绍护理心理学的概念、研究对象和任务、发展史、研究原则与方法、与相关学科的关系;第二章心理学基础,介绍心理现象和主要心理学理论流派;第三章为心理发展与健康,介绍健康、发展的概述,不同人生阶段的心理发展特点与心理卫生,护士的心理健康维护;第四章应激与健康;第五章心身疾病;第六章护患关系;第七章护患沟通;第八章护理心理评估;第九章心理咨询与心理治疗;第十章心理护理。为便于教学和学习,本教材还附有相关量表供读者参考。

本书的编写得到各方的大力支持和帮助,特别要感谢各位编委及参编单位。本书的编委都是院校教学一线骨干教师和临床一线的专家。大家充满热情,克服各种困难,齐心协力,精益求精。

虽然我们努力编写,但由于时间有限和编者知识的局限性,疏漏、错误在所难免,真诚地期望使用教材的师生和医务工作者给予批评指正,以便修订时改进和完善。

编者

2018 年 4 月

# 目 录

# 第一章 绪 论

知识归纳

随着生物医学模式向生物-心理-社会医学模式的转变及护理模式向整体护理模式的转变,临床护理制度发生了很大的变化,"以患者为中心"的整体护理取代了"以疾病为中心"的功能制护理。在现代护理工作中,患者被看成身心统一的整体。关注患者的心理反应及情绪变化、满足患者的心理需求、提高患者的自我护理能力和促进患者的早日康复已成为临床护理的重要目标。同时,维护护士的心理健康,对护士进行职业心理素质优化也成为临床护理工作的专业发展目标。学习和掌握护理心理学的相关理论知识和实践技能,应作为临床护理人员提升整体护理工作能力,尤其是提升心理护理工作能力的有效途径。

## 第一节 护理心理学的学科内容

护理心理学是护理学和心理学相结合的一门交叉学科,是从护理情境和个体相互作用的观点出发,研究在护理情境下医疗服务对象和护士心理现象的发生、发展及其变化规律的应用心理学分支学科。护理心理学既是为了研究护理情境下护士和患者个体之间心理变化的规律,也是为了给现代护理工作提供更加深层次的理论知识参考,更突出护理学中"以人为本"的思想,是现代护理学发展过程中的重要进步。

护理心理学(nursing psychology)是将研究心理活动的理论和技术应用于护理领域,研究护士和护理对象心理现象及其心理活动规律、特点,解决护理实践中的心理问题,以实施最佳护理的一门应用科学。

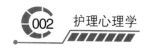 

# 一、护理心理学的研究任务与研究对象

## （一）护理心理学的研究任务

护理心理学的研究任务是将心理学的理论与技术应用于临床护理实践。为实现这一任务,护理心理学主要研究以下几个方面的内容。

1. 研究患者的心理活动规律和特点　探究患者的一般心理活动规律特点及特殊心理活动特点,并依据其规律特点,采取最佳的心理护理措施。比如,大多数患者患病后都有焦虑、抑郁等负性情绪,这是患者的一般心理活动反应,护士要掌握患者的一般心理活动规律,及时发现问题,对患者进行有针对性的心理护理。且不同年龄、不同性别、不同社会背景、不同的家庭经济状况、在疾病不同时期患者的心理活动各有差异。因此,护士还需掌握患者的特殊心理活动规律,从而更好地为患者提供个性化的心理护理,促进患者全面康复。

2. 研究护士的心理健康状况　护士不只是通过护理实践为患者减轻病痛,更需要促进患者的心理健康。护理这项工作更需要护士具备良好的心理素质,而如何运用积极心理学培养护士良好的心理品质和素养,是护理心理学要研究的一项重要内容。

3. 研究护理心理测量和心理干预的理论与技术　科学系统的心理测量能够为诊断和评估患者的心理问题提供可靠依据,以便采取有效的干预措施。国内外的相关研究表明,在临床工作中,通过心理测量与心理评估继而采取科学有效的干预措施,更有利于促进患者的身心健康。因此,护理心理测量方法、心理干预方法及理论与技术的不断完善和发展,成为护理心理学研究的重要范畴。

## （二）护理心理学的研究对象

护理心理学的研究对象包括护理服务对象和护士。其中,护理服务对象的范畴广泛。例如,患者、社区医疗服务对象、健康体检服务对象等。护理心理学在护理情境这个特定社会生活条件下,必须同时掌握护理服务对象、护士这两类人群的心理活动规律。"护理情境"这个"特定的社会生活条件",指护理情境并不局限于医院。广义的"护理情境"包括所有影响护理对象、护士心理活动规律的社会条件。

1. 护理服务对象

（1）患者:当个体出现躯体不适到医院寻求医疗帮助时,该个体的角色就由健康人转变为患者,并成为医疗护理活动的主体之一。医院环境下的患者是主要的护理心理学研究对象。

（2）社区医疗服务对象:社区卫生服务中心是为社区居民提供医疗卫生保健的场所,涉及预防、医疗、康复、保健、健康促进等多个方面。社区医疗服务对象多为慢性病患者、病情较轻的患者或疾病康复期的患者,以及身体处于健康状态或亚健康状态的社区人群。社区医疗服务对象也是护理心理学的研究对象。

（3）家庭医疗服务对象:家庭医疗服务是指对居家患者实行全面的、连续的、有效的、及时的和个性化的照顾和护理服务。家庭医疗服务对象同样是护理心理学的研究对象。

（4）健康体检对象:健康体检是用医学手段和方法对健康人群的身心进行全面检查,以了解身心情况,筛查身体或心理疾病,或称为"预防保健性体检"。健康体检目前被人们越来越接受和重视。健康体检服务对象可以是健康人群、亚健康人群、慢性病患者,甚至潜在患病者,有许多疾病是通过健康体检筛查出来的。因此,大量的健康体检对象也成为护理心理学的研究对象。

2. 护士　是护理活动的主体,护理心理学对护士的研究主要是在特定职业情境下,护士的心理活动规律、职业心理素质及其优化的研究,从而更好地维护和促进护士的心理健康。

## 二、护理心理学的学科性质

护理心理学是将心理学原理和方法运用于现代护理领域，形成的一门新的应用学科。它侧重研究护理工作中的心理学问题。从研究范围上，护理心理学涉及的学科的知识与技术，是一门交叉学科，但从基础应用的角度看，其既是一门基础学科，又是临床护理工作的一门应用学科。

### (一)交叉学科

护理心理学是心理学和护理学相结合的交叉学科，心理学和护理学双重的人文性决定了护理心理学是具有浓重人文色彩的社会科学。该属性是由其研究对象——"人"的特点所决定的。护理心理学既要用心理学理论阐明护理过程与护士、患者个体间的相互作用，揭示其心理学规律，体现学科"以人为本"的功能和作用；还需要广泛吸收医学、护理学、心理学等学科的研究成果，以护理领域为学科生长的沃土，以心理学视角协同解决护理领域中的心理问题。

### (二)基础学科

护理心理学揭示心理行为的生物学和社会学基础，心理活动和生物活动的相互作用，以及它们在健康和疾病的发生、发展、转归、预防中的作用规律，具有基础学科属性。护理心理学寻求人类战胜疾病、保持健康的基本心理途径，提出心身相关的辩证观点和科学方法。因此，护理专业学生掌握护理心理学知识，就像其掌握生物医学课程中的解剖学、生理学、药理学等基础医学知识一样重要，能使其更加全面地认识健康和疾病，认识患者，在今后护理工作实践中能自觉地遵循心理行为科学规律，更好地为服务对象提供帮助。

### (三)应用学科

护理心理学是临床护理实践中非常重要的应用型学科。它将心理行为科学的系统知识，包括理论和技术，结合护理工作实践，应用到临床护理工作的各个方面。在疗养院、康复中心、疾控防疫机构、健康服务中心、企事业单位和学校的保健部门等临床医学延伸领域中工作的护理工作者也需要护理心理学的知识和技能来提高整体护理服务质量。不论将来在何种岗位工作，护理学专业学生掌握的护理心理学的知识和各种技能都将会在实际工作中得到应用，成为生物医学护理手段的补充。

## 三、学习护理心理学的意义

### (一)有助于提高护理质量

护理心理学理论知识与技能的学习和实践，能够帮助医护人员洞察患者的心理活动规律，灵活采取相应技术进行心理护理。只有全面地认识疾病和患者，并以此为依据进行全面恰当的护理，才能使患者感到生理上舒适、心理上舒服，从而提高护理质量。

### (二)有助于提高护理对象及护士的心理健康水平

护理心理学知识的学习和技能的应用，能够有效提升护士的心理健康素养，在促进患者心理健康水平上更能发挥重要作用。护士的服务对象是患者，患者是有复杂心理活动的人，要想为患者服务得好，就必须了解患者的心理活动，并依据患者的心理活动规律采取恰当的护理措施，才能有效提高患者的满意度。

### (三)有助于提高护生的护理科研能力

随着护理心理学在护理领域的广泛、深入的应用，其在护理科研上的重要地位日益凸显。越来

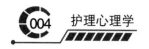

越多的本科生、研究生着眼于患者、护士的心理问题开展深入研究,旨在不断提升其心理健康水平。

## 第二节　护理心理学的发展

### 一、医学模式的转变与现代护理学的发展

#### (一)医学模式的转变

医学模式的哲学概念是医学观,是指人们对健康、医学教育、医学科研和疾病防治等医学问题的思维方式和处理方法,即总的看法。而护理学作为现代医学领域中的一门重要的专门学科,护理模式的哲学概念是护理观。护理模式是指人们对人、健康、疾病、环境、护理教育、护理科研、护理临床、疾病的预防,护理及康复等护理问题的思维方式和处理方法,即总的看法。这个定义说明,护理学的发展需要有一定的护理模式相适应,而每一次护理模式的转变都是一场深刻的变革,势必对未来护理科学的发展产生深远的影响。护理模式的转变伴随着护理实践的变化而变化,而护理实践作为医学科学领域中重要的一门学科,其发展变化离不开医学科学的发展。所以,护理模式的转变是随着医学模式的转变而转变。

随着医学模式由"生物医学"向"生物-心理-社会"医学模式转变,护理模式也由"以疾病为中心"的模式向"以患者为中心"的整体护理模式转变。现代护理观对护士的素质、知识、能力提出了更高的要求。护理学作为一门既有其独立的知识体系,又与医学密不可分的学科,要求护理专业的学生在掌握医学知识的同时,还应具备护理学的知识与技能及与护理学相关的交叉学科知识。因此,护理专业的人才培养模式及教育教学内容的改革势在必行。

#### (二)医学模式的转变对护理工作的影响

护理人员除具备"全心全意为患者服务"的利他精神,"增强健康、预防疾病、恢复健康、减轻痛苦""实行革命的人道主义"的职责外,还应具备敏锐的观察力、良好的注意力、准确的记忆和独立思考能力,不断学习以提高护理人员的素质。

1. 使临床整体护理进一步系统化　医学模式的转变也为护理学的发展提供了良好的契机。大大拓展了护理的外延,使护理从医院走向社区、走向社会,从医治疾病走向预防疾病,从救护生命到注重生命质量。生物-心理-社会医学模式考虑到了社会环境,更加强调护理的整体性,明确护理程序是运用系统方法实施计划性、连续性、全面性整体护理的一种理论与实践模式,是整体护理的基本思维和工作框架。这不但丰富了整体护理的内容,而且使整体护理进一步系统化。

2. 促进护理人员观念转变和素质的提高　任何一次模式的转变必然对传统观念产生冲击,传统的护理模式束缚着护理人员的思想,生物-心理-社会医学模式在一定程度上推动了整体护理模式的建立和护理人员思想的解放,使护士牢固树立新的护理理念,即患者是一个整体、健康是一个过程,护理是护士与患者、健康人以及环境之间的互动过程。如果护理观念不彻底改变,整体护理就不能深入开展。在临床工作中,护理人员在知识和技能上的差异是影响护理质量的重要原因,护理人员需要及时更新知识,掌握最新、最全面的护理手段和方法。医学模式的转变也在各个方面促进护理人员素质与能力的提高,达到使护理人员的知识与技能不断更新与发展的目的。从而也要

求护理人员必须增强学习意识,不断更新自身知识结构,加强护理新理念、新方法及各种新仪器的使用和有关医疗法律、人文知识等相关知识的学习,努力提高自身素质,去适应新形势的要求。

3. 促进护理教育改革　护理学知识与技能、方法的更新相当迅速。随着医学模式的转变、健康理念的改变及疾病谱的变化,护理专业人才的培养模式也在发生着深刻的变化。护理学是人文艺术与专业技能兼备的学科。"生物-心理-社会"模式要求对护理专业学生的培养不能仅仅局限在对学生能力方面的培养,而应同时注重人文精神的培养。在现代医学模式转变中,护患交流地位日渐突出。医院在护理部建立"医患沟通制"是医患交流的基本保障。在此医学模式之下,在护理学人才的知识结构中,必须大力增加社会科学、自然科学乃至技术科学的新内容,实现医学人文精神的回归和升华。

## 二、护理心理学的产生与发展

护理心理学是在现代护理学科发展中逐渐孕育而形成的分支学科,护理学的学科基础是护理心理学成长的沃土。护理心理学的不断发展与成熟,同时又丰富和促进了护理学学科的发展。

### (一)护理心理学的起源

追溯护理心理学的源头,或可至人类社会诞生之初。当时人类应对一切由生老病死所引发病症的护理措施,都包含护理心理学的萌芽。

中国可以说是世界心理学最早的发源地之一,我国几千年传统医学中各种关于人的身心的论述,无处不向护理领域渗透,深刻影响着护理心理学的理念。许多古代思想学家有关哲学、伦理、教育、医学、文明等问题的论述中,都包含丰富的心理学思想。成书于 2000 多年前的《黄帝内经》就包含了大量的心理学思想,如"天覆地载,万物悉备,莫贵于人"就提出在诊治疾病时应首先将对人的关心和照顾放在重要位置的观点。倡导"形神合一""形与神俱"的身心统一思想,还提出"凡治病必察其下,适其脉。观其意志,与其病也",强调治病时要详细掌握和了解患者的心理活动和情绪状况及对疾病的影响。

另外,印度有着不输于我国的古代文明,古印度的医学也是非常出色,其中也体现了一些护理心理学的思想。印度著名医学家阇罗迦(Charaka,约公元 1 世纪)在《阇罗迦集》中也明确提出"护士必须心灵手巧,有纯洁心身""护士应注意患者的需要,给患者关心"等思想。这些心理学思想对指导人类的早期医疗护理活动产生了重要的影响,对促进人类心身健康发挥了重要作用。

### (二)护理心理学的近代发展史

英国的佛罗伦斯·南丁格尔(Florence Nightingale,1820—1910)是现代护理教育的奠基人,开创了现代护理事业。护理心理学的近代发展,大约介于南丁格尔创立第一所新型护士学校、建立并推行责任制护理前的 100 年间。南丁格尔以其独到见解创建了全新的护理理念,她认为:"个体由于社会职业、地位、民族、信仰、生活习惯、文化程度等不同,所患疾病与病情也不同,要使千差万别的人都达到治疗或康复所需的最佳心身状态,是一项最精细的艺术。"南丁格尔提出,护士必须"区分护理患者与护理疾病之间的差别,着眼于整体的人"。这些理念使得护理工作者逐渐认识到加强患者的健康教育及让患者保持生理和心理平衡的重要意义。护士作为专业的护理学科人才,应具备心理学知识,以满足患者的需求。

继南丁格尔之后,奥利维亚、克伦特尔、约翰逊、威德鲍尔等西方学者先后提出,护理工作包括"加强健康教育,对患者及其环境、家庭、社会的保健",护理需要给人们"提供解除压力的技术,使其恢复原有的自我平衡""护理就是帮助"等具有社会心理内涵的护理新论点。其间,护理实践领域中

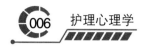

帮助患者提高心理健康水平的教育显著增加,护理心理学的理论和实践也随之丰富起来。

### (三)护理心理学的现代发展史

20世纪50年代末,责任制护理在美国付诸实践,它要求责任护士除加强关注患者的病理生理变化,还需把注意力延伸至对患者的环境、家庭、社会等各种心理问题及社会信息的处理。护理心理学伴随责任制护理体制的兴起和整体护理理念的传播,进入学科发展的旺盛时期,护理心理学的理论及应用研究,有了更明确的着眼点和立足点。

1980年,美国护理学会将护理概念更新为:"护理是诊断和处理人类对现存的和潜在的健康问题的反应。"更明确地提出,护理对象应包括已患病的人、尚未患病但可能会患病的人、未患病但有"健康问题"的人。心理护理的范畴也从医院扩展到社区、家庭,护理心理学的科学理论、诊断方法和干预技术也日益成熟发展。

1995年11月,"中国心理卫生协会护理心理专业委员会(中国科协统一领导、辖属中国心理卫生协会的二级学术机构)"在北京成立,此乃我国护理心理学发展的重要标志,表明我国的护理心理学进入了学科发展新时期。

2013年12月,中国心理学会常务理事会上通过批准成立中国心理学会护理心理学专业委员会(中国科协统一领导、辖属中国心理卫生协会的二级学术机构),对我国护理心理学的发展具有重要的里程碑意义。

2015年1月,中国心理学会护理心理学专业委员会正式成立。护理心理学专业委员会的主要宗旨是将心理学研究成果与护理学领域的心理学需求深度融合,协同全国及各地护理学会,致力于近400万业界同道的护士职业心理健康促进服务,使之成为"2030健康中国"进程中服务全民心身健康的主力军。

自2016年以来,中国心理学会护理心理学专业委员会每年举办学术年会,旨在交流临床心理护理的新技术和新进展,探讨护士在社会心理服务中的作用与能力建设,进一步推进护理心理学的学科发展,更好地服务于"全民心理健康"国家战略。

国民心理健康是事关经济社会发展的重大公共卫生问题和社会问题。《中华人民共和国国民经济和社会发展第十四个五年规划和2035年远景目标纲要》中提出:要完善心理健康和精神卫生服务体系、健全社会心理服务体系和危机干预机制。我国400多万护士是建设"健康中国"和服务社会心理的中坚力量,建设一支身心健康、专业胜任的护士队伍,为广大护理对象提供心理卫生服务、促进社会大众心理健康等是护理心理学的重要职责。

随着我国护理学研究生教育层次、规模的不断提升,国内更多高等护理院校相继开始培养护理心理学方向的研究生。拥有优质医疗资源的各大医院,对护理心理学方向的人才需求亦日益升温。护理心理学专业相关人员在国内外心理学专业期刊发表文章,主编相关专著、教材,获批国家自然科学基金项目和社科基金项目,以及国际合作项目等科研领域硕果斐然。这一切都预示着,我国的护理心理学,将从稳健、趋于成熟的发展阶段驶入学科发展的快车道。

## 三、护理心理学的发展现状

护理心理学作为一门独立二级学科的历史很短,但随着护理学科的迅猛发展,护理心理学也得到了前所未有的快速发展。

### (一)国外护理心理学发展现状

1.强调心身统一 心理学融入护理实践。20世纪80年代以来,"以患者为中心"的理念引发医疗和护理工作重心的转变。临床心理护理作为整体护理的核心内容，以个性化护理、程序化护理、文化护理等形式，在充分的护患沟通中得以体现。在临床护理实践中，以护理程序为核心，对患者生理、心理、社会等方面的资料进行全面评估，进而做出护理诊断，制订并实施将患者心身视为整体的护理计划。护理学科的迅速发展和护理实践的不断变革，使得作为护理学重要组成部分的护理心理学也得到了前所未有的发展。

2. 护理人才培养重视心理学教育　为了提高护理专业人才适应人类健康事业发展所需要的能力，一些发达国家和地区，在普及高等护理教育时，根据现代护理人才的培养目标，对专业教育的课程设置及人才的知识结构进行了大幅度调整，特别强调护士应具有丰富的包括心理学在内的人文学科知识。欧美等发达国家在课程设置中显著增加了心理学课程的比重，如美国四年制本科护理教育的课程计划中，平均每年有近百学时的心理学课程内容，包括普通心理学、发展心理学、生理心理学、社会心理学、变态心理学、临床心理治疗学等。

3. 应用心理疗法开展临床心理护理　国外主张应用于临床心理护理的心理疗法有音乐疗法、松弛训练法、认知行为疗法、森田疗法等。在应用心理疗法进行心理护理的过程中，国外也比较突出强调应用效果，许多研究采用心理量表进行对照测验，取得了肯定的效果。近年来成为美国心理学界新兴研究领域的积极心理学，其理念的核心在于改变传统视角。心理学具有治疗精神疾病、使人们的生活更加丰富充实、发现并培养有天赋个体的 3 项使命。积极心理学倡导心理学研究从既往只重视"弥补个体缺陷、修复伤害"转移到强调人类自身存在的诸多正向品质的挖掘和培养。以PERMA 模式，即积极心理学创始人 Seligman 于 2011 年提出的由积极情绪(positive emotions，P)、投入(engagement，E)、积极的人际关系(positive relationships，R)、意义(meaning，M)及成就(accomplishment，A)5 个要素构成的一种幸福感模式为代表的积极心理学的理论性、工具性研究成果已愈来愈多地应用于临床心理护理实践，以开发护理对象的潜力，探索其健康发展的途径。

**（二）我国护理心理学研究现状**

1. 学科建设日趋成熟和完善　护理心理学作为一门具有心理学本质属性，应用于护理实践领域的新型独立学科，随着人类健康观的发展，在进一步确定学科发展目标、构建独特的理论体系和实践应用模式的过程中逐渐走向成熟。

（1）护理心理学人才队伍已经形成：随着护理心理学的学科发展与临床心理护理实践的开展，护理心理学人才队伍日益壮大，他们是既具有丰富的临床实践经验，又有护理心理学造诣的护理专家，还有的是热爱心理护理工作的护理骨干，并且培养了一批护理心理学学科带头人。

（2）护理心理学的最高学术机构得到确定：全国护理心理学专业委员会的成立创立了我国护理心理学研究的最高层次学术机构。

（3）专业基础教育的实施日益完善：护理心理学已从浅显的知识性讲座过渡到了系统传授专业理论的必修课。目前，护理心理学教学工作广泛开展，本科教学方面，教学活动丰富新颖；研究生教育方面，已经招收护理心理学方向的硕士、博士研究生，为培养专业化、高素质的护理心理学人才奠定基础。

2. 心理护理科研活动深入开展　医学模式的转变，使广大临床工作者积极开展临床心理护理的应用研究，探索患者的心理活动的共性规律和个性特征的各类研究设计，对心理评估、心理干预以及护士人才选拔和培养的研究得到了重视和加强。心理护理的研究开始注重研究设计和影响因素控制，研究论文大多采用信效度良好的评估工具来评估患者的心理状况，还有大量的文章采用 Meta分析(Meta-analysis)等循证方法，这些都是护理心理学科研方法的进步。研究论文的数量和质量都逐年提高。这些都极大地促进了护理心理学专业的发展，推动了护理心理学的学术研究和交流。

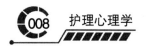

3.临床心理护理方法广泛应用　随着护理心理学理论及其实践方法研究的深入,开展临床心理护理个案研究,针对不同气质、性格的患者对疾病的承受能力、应对方式、不同的社会角色和社会经历,不同疾病的心理活动规律,采取个体化的心理护理方法也是临床心理护理工作的发展方向之一。要运用"护理程序"指导心理护理实践,逐步完善和创建科学的心理护理方法,加强临床心理护理的可操作性研究,从而提高心理护理质量和效果,有效地推动我国心理护理事业的发展。

综上所述,国外的护理心理学发展相比于我国要深入和快速一些,但是我国近年来对护理心理学的重视程度加深,也加快了相关内容的研究和发展,其效果主要体现在以下几个方面:第一,我国的护理心理学学科建设日趋完善,有更多的高职院校在护理学科中开设了护理心理学课程,护理心理学这一专业教材也在不断改版中进行完善;第二,我国开设了更多的有关护理心理学的科研项目,为更多对该学科感兴趣的人提供了交流的平台,并且产生了许多创新研究成果;第三,在临床护理中深入推广运用心理评定量表,这是将护理心理学知识正式应用到护理过程中的一项重要进步标志,也为护理心理学的研究发展提供了更多临床资料和样本。目前我国的护理心理学研究正在蓬勃发展,受到了多方面的重视,未来必将会取得更多、更好的成果。

# 第三节　护理心理学研究的基本原则与方法

## 一、护理心理学研究的基本原则

### (一)客观性原则

客观性原则指在对客观事实进行研究时要采用科学的研究方法,保持实事求是的态度,坚持客观标准,并在一定理论指导下探究事物本质与规律的原则。作为理论与实践相结合的一门学科,护理心理学的研究是以护理工作为基础,通过对临床护理工作及护理服务对象的资料收集,从研究设计到资料收集、资料数据分析及结果的讨论与解释过程都应该保持实事求是的科学态度,不能用主观臆断来影响研究结果的分析与解释,以确保科学研究的真实性与客观性。

### (二)系统性原则

系统性原则指从多层次、多维度对护理心理现象进行动态的、综合的研究,坚持辩证唯物主义与历史唯物主义的辩证统一,反对孤立、静止的分析研究。进行护理心理学研究时,不仅要将研究对象放在有组织的系统中进行考察,而且要运用系统方法,从不同层次和侧面来分析研究对象与系统及各要素的关系。

### (三)伦理性原则

护理心理学以人为研究对象,这也为护理心理学的研究带来了诸多道德问题,护理心理学的研究必须保障被试的权利,因此,护理心理学的研究必须遵守以下伦理原则。

1.不伤害原则　指在研究过程中不使被试的身心受到损伤,不允许人为地对研究对象施加惊恐、忧伤等不良刺激,避免采用容易导致研究对象身心受到伤害的研究程序。

2.尊重原则　指研究者要尊重被试及其做出的理性决定,要保障研究对象的知情同意权才能开展研究,并且在发现研究影响被试心身健康时,优先保障被试自由退出的权利,尊重研究对象的选择。

3. 保密原则 研究者在未经研究对象允许的情况下,不得擅自泄露被试在实验中的相关信息,涉及相关信息的研究报告,必须隐去被试的真实姓名、年龄、工作单位等个人信息,或者把资料进行分解处理。护理心理学的研究以人为本,倡导人文关怀,如有涉及个人价值观取向的心理测评结果,研究者必须充分尊重被试,并保护其隐私。

4. 有利原则 指研究者有责任将研究对象获得益处最大作为出发点,有利于解除患者疾苦和促进总体健康,但不是指与患者所患疾病无关的利益,有益于患者同时无害他人。

5. 公平原则 指形式的公正和实质的公正。形式的公正保证类似个案的分配收益与负担当以同样准则处理;实质的公正包括态度上公正地对待患者;公正地分配卫生资源,保证实现患者基本医疗和护理的平等;处理医患、医护纠纷时,坚持实事求是和公正的立场。

## 二、护理心理学的研究方法

护理心理学作为心理学的一个分支,其主要研究方法与心理学类似,主要包括观察法、调查法、实验法和个案研究等。

### (一)观察法

观察法是指在自然条件下,根据一定的研究目的,对表现心理现象的外部活动进行有系统、有计划的观察,从而描述心理行为现象变化规律性的一种方法。观察法以其简便易行、贴近自然事实被应用到护理心理学的研究领域,可分为自然观察法和控制观察法。

1. 自然观察法 即在自然条件下进行的观察,记录被观察对象心理状况和心理发展变化的过程。

2. 控制观察法 即观察员在一个已经设计好的并接近自然的一种模拟场景中观察研究对象的行为和举止。所设置的场景越接近自然,被观察者的行为就越接近真实。

护理心理学各类观察法的研究是有系统、有目的、有计划地观察护理从业人员及护理对象的心理状态及行为特征,如评估住院患者的心理状态,既可以采用自然观察法,也可以通过心理干预,控制观察评估其心理状态。

### (二)调查法

调查法是研究者为了解决某一问题,通过访谈或以问卷的形式,系统地、直接地从被试群体的样本中搜集资料,并通过对收集的资料进行统计分析来探索心理行为的一种方法。调查实施时以被试者个体为对象,其目的是借助样本来分析和推测社会群体的整体心理趋向,调查研究包括问卷法和访谈法。

问卷法是指通过由一系列问题构成的调查问卷对被试群体进行资料收集,研究者根据被调查对象对问题的回答进行统计分析,以测量人的行为和态度。问卷法因其标准化程度高,具有客观性、统一性与广泛性,在短时间内收集大量的资料并能对资料进行统计分析处理而得到广泛应用,如了解护理行业从业者及护理对象的身心状况及其影响因素和相关变量的关系验证等。问卷法的不足之处在于调查对象由于各种原因(如自我防御、理解错误等)可能对问题做出虚假或错误的回答。因此,问卷设计得是否合理、结果的统计分析和解释是否科学,要求调查研究者具备丰富的护理心理学知识和敏锐的洞察力。

访谈法是指通过调查员和受访人按照调查设计的要求,面对面地交谈来了解受访人的心理和

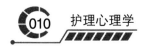

行为的一种研究方法。访谈法对于资料的收集是通过研究者与被调查对象面对面直接交谈的方式而实现的,具有较好的灵活性和适应性,但可能会由于调查员技术水平低而使访谈的内容和结果不实而出现一定的偏倚。

### (三)实验法

实验法在科学研究中的应用最为广泛,也是护理心理学研究的主要方法之一。实验法是依据研究目的,通过严密的设计,控制与研究无关的因素,研究一定条件下相关因素之间的因果关系。在进行实验研究时,必须考虑三项变量:自变量,即研究者实验中所操纵、对研究对象的反应产生影响的变量;因变量,即研究者预定要观察、记录的变量,是实验者要研究的真正对象;控制变量,实验过程中除自变量、因变量之外的其他可能影响实验结果的变量。实验法的主要目的是在控制的情境下探究自变量和因变量之间的内在关系。在护理心理学的研究中,实验法可分为实验室实验、现场实验和临床试验 3 种。

1. **实验室实验** 是在心理实验室里,通过仪器设备,严格控制实验条件,以研究心理行为改变及其规律的方法。它可以提供精确的实验结果,常用于对感知、记忆、思维、动作及其生理机制等方面的研究。

2. **现场实验** 是在自然的实际环境中,对某些条件施加控制,观察心理行为改变的方法。与实验室实验相比,现场实验更能降低研究者的干扰,及降低实验情境与日常生活的脱节。

3. **临床试验** 指任何在人体(患者或健康志愿者)进行药物的系统性研究,以证实或揭示试验药物的作用、不良反应及(或)试验药物的吸收、分布、代谢和排泄,目的是确定试验药物的疗效与安全性。

### (四)个案研究

个案研究是以一个人或一个群体为单位作为样本研究某种心理现象及心理行为的方法。个案研究在其发展过程中吸收和采纳了许多其他研究方法和技术,如医学临床研究方法、精神病学的精神分析方法及心理学中的行为分析方法等。个案研究多与观察法、实验法、问卷法等相结合使用。与传统实验研究或者问卷调查法相比,个案研究中的详细描述更人性化、更生动,也更富有情感,个案研究涉及的是独特个体生活中的独特事件,不宜将研究结果推广到被试以外的人群。由于个案研究的对象不多,所以研究时就有较为充裕的时间,进行透彻深入、全面系统的分析与研究。在护理心理学中,针对住院患者心理活动的个案研究,可以通过资料的积累帮助护理人员掌握同类患者的心理活动规律,并提出相应心理干预策略,具有一定的理论意义和实用价值。

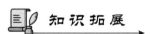知识拓展

#### 护理心理学中的混合方法研究

混合性方法研究指在一项单独的研究或调查项目中对量性研究和质性研究的数据进行收集、分析、混合和推断的研究。

混合性方法研究的优势:第一,研究者可以利用一种研究方法的优点克服另一种研究方法的弱点,形成交叉性优势;第二,质性研究与量性研究的结合有利于克服量性研究中对研究对象个体体验及感受的忽略,又可以克服质性研究中对研究者科研素养的过分依赖,使研究主体更自

主;第三,两种方法的结合可使研究者根据研究问题选择研究方法和手段,由于研究者并不局限于单一的方法或手段,因而可以回答一个更宽广和全面的研究问题,或在研究过程中获得更全面整体的研究结果。

# 第四节　护理心理学与相关学科的关系

护理心理学侧重研究护理工作中的心理学问题,是侧重于研究在护理情境这个特定的社会生活条件下个体心理活动发生、发展及其变化规律的学科,是医学心理学在护理工作中的分支。除了医学心理学和临床心理学,与护理心理学相关的学科还包括现代护理学、基础心理学、医学心理学、健康心理学、行为医学、社会心理学及积极心理学等。

## 一、现代护理学

现代护理学全面系统地阐述了现代护理学的发展简史,护理理论的进展,实用基础护理操作技术的进步与发展,是一门在自然科学与社会科学理论指导下的综合性应用学科,是一门关系到广大人民群众健康的重要学科。随着人们对临床医学科学要求的不断提高,临床护理工作的重要性也越来越突显。如何为护理对象提供高质量的护理服务已成为护理学专业面临的重要任务,这就要求护士在进行临床护理工作时不但要掌握临床护理的理论、知识、技术,同时也应掌握康复护理的理论、知识、技术,不断拓宽护理范畴,进一步提高医疗护理质量。现代护理理论不断吸收心理学关于人们的需要与动机、应激与应对、自我的发展与障碍等理论作为自己的理论基础。现代护理学在实践要求广大护理工作者能够积极运用心理学的干预措施对患者进行心理护理和健康教育。

护理心理学是现代护理学的一个重要分支,不论是在高等护理院校学科学习中,还是在现代护理学的研究中,二者都有着非常密切的联系。护理心理学是护理学与心理学的交叉学科,护理学为护理心理学提供了护理相关的医学和临床知识基础,是构建护理情境的依据。护理心理学的研究必须基于合理的护理情境,搭建合理的护理情境就需要具备比较专业的护理学知识。同时,护理心理学则是对现代护理学的一个补充,是现代护理学区别于古代护理学的重要标志之一。护理心理学是现代护理学中的支柱学科,是现代护理人员必须掌握的知识内容。护理心理学成为一门独立学科也标志着护理学专业研究内涵的不断深入。

## 二、基础心理学

基础心理学即普通心理学,它主要研究心理学基本原理和心理现象的一般规律,涉及广泛的领域,包括心理的实质和结构,心理学的体系和方法论问题,以及感知觉与注意,学习与记忆,思维与言语,情绪情感与动机意识,个性倾向性与能力、性格、气质等一些基本的心理现象及其有关的生物学基础。基础心理学是所有心理学分支中最基础的学科。所以,护理心理学的理论建立在基础心理学的理论之上,如感知觉与注意、情绪情感与动机意识在护理心理学中都得到了广泛应用,尤其是国内护理心理学的不同教材,多数都包含普通心理学的相关内容,目的在于帮助学生掌握基础心理学的知识,奠定其他内容学习的基础。

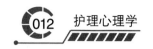

## 三、医学心理学

医学心理学是研究心理活动与病理过程相互影响的心理学分支。医学心理学将心理学的理论与技术应用到医疗领域，是医学与心理学相结合的一门边缘学科。它既具有自然科学性质，又具有社会科学性质，医学心理学的分支包括临床心理学、变态心理学、神经心理学、护理心理学、健康护理学及其他领域如药物与心理、心理缺陷等。医学心理学兼有心理学和医学的特点，它研究和解决人类在健康或患病以及二者相互转化过程中的一切心理问题，即研究心理因素在疾病病因、诊断、治疗和预防中的作用。

医学心理学是整个医学体系在发展过程中产生的一门成熟心理学科，相比于护理心理学来说，医学心理学的发展更早、知识体系更加完整。在护理心理学刚刚诞生之初，医学心理学就已经形成了比较完善的发展体系。因此，在护理心理学的发展过程中，尤其是在护理心理学发展的初期，医学心理学为护理心理学提供了大量的理论和技术基础的支撑，最开始的临床护理思路大多都来自医学心理学中的理论和实践成果。比如，护理过程中采用的有关心理方面的"解释、安抚、劝慰"等概念皆来自医学心理学的心理治疗技术，医学心理学对护理心理学的产生和发展起到了非常重要的作用。

必须明确的一点是，护理心理学和医学心理学是两门平行的研究学科，并不存在从属关系，而且护理心理学在逐渐完善之后，就显示出了与医学心理学之间的区别，二者在研究内容与研究的侧重点方面有很大的差异。比如，医学护理学的一些主要研究方向有心理因素引起疾病的医学机制、人格特征在病患康复过程中的作用、脑组织损伤或内分泌失调等疾病造成心理变异的分析等。而护理心理学的一些研究方向有心理护理在护理过程中的渗透、各个年龄阶段的心理卫生推广、加强医护人员的心理素质水平等。可以看出二者的研究内容和侧重方向有比较大的差异，属于平行发展、相互促进的一种关系。

在护理工作中，护士对医学心理学内容的学习与掌握，如人格特征在患各种疾病及康复过程中的作用、心理护理方法和心理咨询中的实施等内容的掌握，学习患者心理问题的干预理论与技术、有效的交往和心理评估技术，心理护理与整体护理的关系等都在逐步推动护理心理学这一学科的发展，都更有利于护理质量的提升。

## 四、健康心理学

健康心理学是运用心理学相关理论和技术探讨和解决有关维持或促进人类健康、预防和治疗躯体疾病的心理学分支。它主要探讨如何利用心理学知识影响与人类健康相关或矫正导致疾病的某些不良行为，在预防各种疾病发生与矫正不良行为中发挥着特殊功能；积极运用心理学知识促进医疗与护理制度改革，建立科学合理的保健措施，节省医疗保健费用，并对相关的卫生决策提出相应建议。在护理工作中，将健康心理学知识与护理工作相结合，更有助于疾病的治疗与康复。

## 五、行为医学

行为医学是综合行为科学和医学科学知识的一门新兴的多学科交叉性学科，它主要研究有关健康和疾病的行为科学和生物医学科学的知识与技术，研究行为与疾病关系，研究行为障碍与行为有关疾病的预防、诊断、治疗和康复。人类的行为是心理活动的外在表现，是适应社会环境的一切活动过程。在护理工作中，护士要通过观察患者的行为表现，了解其心理活动，理解其行为的发生机制，并用社会学理论、认知理论等解释各种正常及异常行为的发生和对其进行治疗护理。为了更好地维护与患者的关系,护士应在掌握行为医学的基础知识的同时,培养人际交往能力和沟通技巧等,缩短护患之间的心理距离。

## 六、社会心理学

社会心理学是研究个体和群体的社会心理现象的一门科学。个体社会心理现象指受他人和群体制约的个人的思想、感情和行为,如人际知觉、人际吸引、社会促进和社会抑制、顺从等。群体的社会心理包括社会交换与社会影响,阶级与种族心理和人际关系等,还研究团体心理如组织内的人际关系、心理相容、团体氛围、领导与被领导、团体的团结与价值定向等。而社会心理学中的人际关系和人际沟通的理论,则有助于护理心理学中的护患关系的沟通、社会因素对患者心理的影响等。

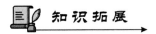
**知识拓展**

### 积极心理学

积极心理学是对积极情绪、积极人格特质、人性优点和价值的研究及对积极社会环境的研究。20世纪末西方心理学界兴起了积极心理学的研究热潮,致力于研究普通人的活力与美德。对心理疾患的预防,积极心理学认为主要应提升个体内部系统的塑造能力,而不是修正其缺陷,探究如何在个体上培养积极品质,通过挖掘困境中个体的积极力量,做到有效预防。在研究范围上,积极心理学在关注个体心理研究的同时,强调对群体和社会心理的探讨。主张个体的意识和经验既可以在环境中得到体现,也在很大程度上受环境的影响;强调环境在塑造人类积极与自然界相互作用的经验方面有重要意义,因而对群体心理与行为的研究,在积极心理学中占有重要地位。

### ◢ 本章小结 ◤

护理心理学是护理学与心理学相结合的学科,是将研究心理活动的理论和技术应用于护理领域,研究护士和护理对象的心理现象及其心理活动规律和特点,以实施最佳护理的一门应用型学科。护理心理学的研究对象包括护士和护理服务对象两大部分。护理心理学的常用研究方法有观察法、调查法、实验法及个案研究等。除了医学心理学和临床心理学,护理心理学还与现代护理学、基础心理学、医学心理学、健康心理学、行为医学、社会心理学以及积极心理学等学科相关。

## 练习题

**一、单项选择题**

1. 中国心理学会护理心理学专业委员会正式成立的时间是(　　　)
   A. 1993年12月　　　　　B. 1994年11月　　　　　C. 1995年11月
   D. 2013年12月　　　　　E. 2015年1月

2. 抽样研究的关键是取样的(　　　)
   A. 数量　　　　　　　　B. 代表性　　　　　　　C. 质量
   D. 科学性　　　　　　　E. 全面性

3. 下列哪项不是护理心理研究中的伦理性原则(　　)
　　A. 伤害原则　　　　　　　　B. 尊重原则　　　　　　　　C. 保密原则
　　D. 有利原则　　　　　　　　E. 公平原则

4. 被公认为科学研究中最严谨的方法是(　　)
　　A. 实验法　　　　　　　　　B. 测量法　　　　　　　　　C. 调查法
　　D. 观察法　　　　　　　　　E. 比较法

5. 护理心理学学科框架的创立,首先应归功于(　　)
　　A. 希波克拉底　　　　　　　B. 南丁格尔　　　　　　　　C. 班杜拉
　　D. 荣格　　　　　　　　　　E. 弗洛伊德

**二、简答题**

1. 什么是护理心理学?

2. 护理心理学的研究对象与任务有哪些?

3. 试述护理心理学常用的研究方法。

4. 调查研究中资料收集的方法有哪些?

（罗艳艳　朱　博）

参考答案

# 第二章　心理学基础

知识归纳

░░░░░░░ 学习目标 ░░░░░░░

【知识目标】

1.掌握心理学、心理过程、认知过程、感觉、知觉、错觉、注意、记忆、思维、情绪、意志、人格、动机、需要、能力、气质的概念。

2.举例说明心理现象的实质,比较感觉与知觉、情绪与情感、个性倾向性与个性心理特征的区别与联系。

3.解释情绪的分类及情绪理论。

4.分析心理学主要理论流派的主要内涵及其优缺点。

【能力目标】

1.能够运用心理现象去分析患者和护生自身的心理状态。

2.能够运用心理学基础知识指导自己的护理实践。

【素质目标】

1.帮助自己养成更好的意志品质并促进自身的人格发展。

2.透过心理的本质,进一步加深对生物-心理-社会医学模式的认识。

## 综合案例

小苏,护理学专业大三学生。高考时,她因为成绩不够理想没有被心仪的专业录取,被调剂到了护理学专业。小苏认为护理学专业学生未来从事的工作就是伺候人,比较累,不容易体现自身价值,并计划好好学习,争取转专业。随着学习的深入和对护理学专业认识的增强,她逐渐认识到护理工作的神圣性和护理学专业在维护人民群众生命健康中的重要性,随后逐渐放弃了转专业的想法,立志学习好护理学专业知识,未来做一名合格的护理工作者。三年来,她学习成绩优异,积极参与各种社会服务和社会实践活动。为拓宽自己的知识面,她还修读了相关专业的双学士学位。请思考:

1.小苏在此期间的心理转变过程。

2.试推断小苏最可能的高级神经活动类型并分析其意志品质。

3.小苏目前的做法是否有助于其成为一名合格的护理工作者?为什么?

案例解析

# 第一节 心理学与心理现象

## 一、心理学的基本含义

心理学(psychology)一词源自 psyche("灵魂"或"心智")和 logos(对事物的研究),意思是关于灵魂的科学。概括来说,心理学是一门研究心理现象(包括心理过程和个性心理)及其对行为的影响的科学。心理学的研究对象主要是人类,也有部分心理学家以动物作为研究对象。现代心理学主要研究的是心理与大脑是如何相互影响的,多采取实证科学的研究方法,透过实验和观察来检验假设。心理学主要研究的是个人,也与各种社会科学有关。在研究个体的同时,心理学也会考虑到这些个体所处的社会环境;同时它也与神经科学、信息科学、医学、生物学等学科有关,这些学科所探讨的生理作用和信息加工方式有助于更好地认识心理现象的脑机制。作为源于哲学的一门学科,心理学还与哲学有着千丝万缕的联系。

心理学是一门介于自然科学和社会科学之间的学科,其作用主要有两个方面。一方面是通过对心理现象的研究,不断深入地揭示心理、意识与外部世界和脑的关系及其起源的奥秘,尝试通过大脑的功能来解释个体心理与行为的产生机制,这也属于基础心理学的研究范畴;另一方面是揭示各个实践领域中心理现象的特殊规律,并根据心理现象的一般规律与特殊规律来解决具体的心理问题,为社会实践服务,这方面则属于应用心理学的研究领域,如医学心理学、临床心理学、护理心理学等。学习人的心理现象和心理活动规律,有助于更好地了解在护理情境这个特定的社会条件下个体心理活动发生、发展及其变化规律,以更好地发挥心理学知识在临床护理工作中的实践作用。

## 二、心理现象

心理现象为心理过程的表现形式,是指个体在生活中由切身经历和体验而表现出的情感和意志等活动。一般从形式上把心理现象分为两部分,即心理过程和个性心理(图2-1)。

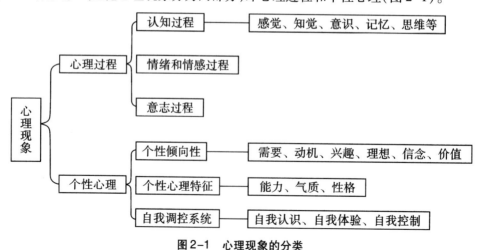

图2-1 心理现象的分类

## (一)心理过程

人的心理现象的产生具有鲜明的动态特征。所谓心理过程,是人脑对客观事物的动态反映过程,即心理现象发生、发展或变化乃至结束的过程。根据心理过程的性质和形态的不同,可把其分为认知过程、情绪过程和意志过程。

1. 认知过程  是人在认识、反映客观事物本身特性时的心理活动过程,即对信息进行加工处理的过程,是人由表及里,由现象到本质的反映客观事物特征与内在联系的心理活动。它由感觉、知觉、意识、记忆、思维等认知要素组成,注意是伴随在心理活动中的心理特征。

2. 情绪和情感过程  是人反映事物与自身需要之间关系的心理过程,表现为个体对客观事物的认知过程中的态度体验,如愉快、悲伤、愤怒等。情绪过程总是和一定的行为表现相联系。情感过程是心理过程的一个重要内容,根据情感色彩的程度可将情感过程分为情绪和情感两个层次。

3. 意志过程  是指人在改造客观事物时,有意识地提出目标、制订计划、选择方式方法、克服困难,以达到预期目的的内在心理活动过程。意志过程是人的意识能动性的体现,即人不仅能认识客观事物,而且还能根据对客观事物及其规律的认识自觉地改造世界,也是人与动物的本质区别之一。

人的认知过程、情绪和情感过程、意志过程统称为心理过程,它们之间既有区别又有联系。认知过程和意志过程往往伴随着一定的情绪、情感活动;意志过程又总是以一定的认识活动为前提;而情绪、情感和意志活动又促进了认识的发展,三者之间相互影响。

## (二)个性心理

心理过程是人们共同具有的心理活动。由于每个人的先天素质和后天环境不同,心理过程在产生时又总是带有个人的特征,从而形成了不同的个性心理。个性心理是人稳定而独特的整体心理面貌,包括个性倾向性、个性心理特征和自我调控系统三部分。

心理过程和个性心理是相互密切联系的,主要表现在:①心理过程与个性心理是个体心理现象的两个方面,都是心理学研究的具体内容。②个性是通过心理过程形成的,如果没有对客观事物的认识,没有对客观事物产生的情绪和情感,没有对客观事物积极作用的意志过程,个性是无法形成的。③已经形成的个性又会制约心理过程的进行,并在心理活动过程中得到表现,从而对心理过程产生重要影响,使之带有个人色彩。

## 三、心理现象的产生与发展

从进化的角度来看,人与动物在种系发展上有连续性,人的心理与动物的心理也有连续性,但人的心理与动物的心理又有着本质的区别。在心理学的发展历史上,曾出现过各种唯心主义和庸俗唯物主义的心理观,要客观科学地研究人的心理的产生与发展,必须用辩证唯物论观点从社会制约性方面进行探讨。

### (一)心理的发生

心理活动不是孤立存在的,它会与外界互通信息,心理的发生与环境刺激密不可分。心理产生的标志是生物具有信号性反应,也即建立条件反射。当一种动物能把一个刺激变成另一个刺激的信号,就说明它不仅有了生命,还具有了心理。只具有网状神经系统的生物,不能形成条件反射,没有心理;而具有节状神经系统的动物,都能建立条件反射,具有心理。因此,心理是在生物发展到一定水平上才有的,即出现了高级的神经系统(脑)后才发生的。

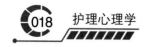
### （二）心理的发展

从动物心理的发展到人的心理的产生与发展是一个连续的过程。概括来说,动物心理的发展可分为3个阶段:感觉阶段、知觉阶段和思维的萌芽阶段。

动物心理发展的感觉阶段开始于无脊椎动物,该阶段的动物只能对单一的刺激形成条件反射,即只能把单一的刺激作为信号。知觉阶段见于具有较高发展水平的动物——低等脊椎动物,如鱼类、两栖类、爬行类、鸟类等。这类动物能对多种刺激形成反射,能反映刺激物的多个属性,特别是到哺乳动物阶段,它们已能把复合刺激当作信号建立条件反射。动物心理发展的第三阶段是思维的萌芽阶段,主要见于灵长类。此阶段的动物能概括性地认识事物,已处在语言萌芽思维萌芽阶段。如苛勒的顿悟实验中,猩猩可以搬动木箱并站上去抓挂在高处的香蕉。可见,猩猩已"聪明"到能够"知道"目前尚未出现但将来可能出现的事件。

在人的心理发展方面,从整个人类的发展来说,是劳动使类人猿变成了人,劳动使人的心理上升为意识。劳动从一开始就是集体的,集体劳动必须协作才能形成社会,所以说人的心理是在社会活动中发展起来的。当类人猿经历直立人到智人,发展到能够制造工具和使用工具阶段就变成了人,也就产生了人的心理,并在后续的社会发展与变革中不断得以发展。

## 四、心理的本质

作为研究心理现象发生、发展规律的科学,心理学的重要任务之一就是研究清楚心理现象的本质。尽管心理现象已为人们所熟悉,但要解释清楚其本质并非易事。《孟子·告子上》中讲"心之官则思",受此类思想的影响,我国古代的哲学家、思想家都一度认为心理活动是由心脏产生的。随着自然科学的发展,大量的研究事实证明:心理是脑的功能,是人脑对客观现实主观能动的反映。这一论断科学地阐释了心理现象的本质属性。

### （一）心理是脑的功能

现代科学研究表明,神经系统与脑是心理产生的器官,心理是脑的产物。心理是物质发展到一定阶段才产生的。只有物质发展到生命阶段,尤其是生物出现了神经系统才使心理的产生具备了物质基础,并在进化的不同阶段,发生相应的、不同水平的心理现象。一般来说,无脊椎动物只有感觉,脊椎动物发展出了知觉,哺乳动物的灵长类开始具有思维的萌芽。

脑的出现使心理的产生具备了器官基础。人脑是一个由神经元纵横交织组成的巨大神经网络,可在多层面、多水平上进行信息的处理与加工。人的心理就是人脑对内外信息不断接受、加工、储存和提取过程中发生、发展和变化的。现代研究证明,脑产生心理现象的方式是反射,也即是借助神经系统对内外刺激的有规律反应的过程。反射形成的一般过程为:内外刺激作用于感觉器官(感受器)→产生神经兴奋→经传入神经向上传导→脑中枢(神经中枢)对信息进行加工处理并产生反应(心理现象)→反应信息经传出神经下行传导至效应器官(效应器)→引发或调节机体的动作言语等行为反应。因此,整个反射的组成包括5个部分,即感受器、传入神经、神经中枢、传出神经和效应器。

可见,心理是在反射活动中实现的,反射是有机体与环境相互作用的基本形式。脑在反射中起着异常复杂的联系转换功能,即整合作用。脑既可同时接受各种刺激,还受过去刺激的影响,加之反馈的作用,就使得在反射的中间环节产生的心理变得极为复杂。了解心理产生的物质过程,掌握神经系统和脑的组织与功能,以及内分泌系统对人的心理和行为的调节,是学习心理学相关课程重要且必要的一环。

### (二)心理与客观现实

人脑作为心理的器官,仅是产生心理的"加工厂",要想产生心理,还离不开"原材料"——客观现实。无论是简单还是复杂的心理现象,都是客观现实在人脑中的反映。心理对客观现实的反映有以下重要特点。

1. 内容来自客观现实　人脑对客观现实的反映并不局限于现在的事物,还涉及过去经历过的事物,且后者还可能会影响前者。心理反映的内容既可以超过当前面临的客观现实,也会受到所处时代背景的局限。总的来说,心理不能脱离客观现实,客观现实是心理活动的源泉。

2. 反映的主观能动性　所谓反映的能动性,是指人对客观现实的反映不是消极、被动的,而是积极、主动的。在心理现象产生的过程中,人不是像照镜子那样完全被动地反映客观现实,而是会根据自己的需要、兴趣、爱好等有选择地反映事物的某些特征,即表现出选择性。可以说,心理主观能动性的最基本表现是反映的选择性,包括人和动物。其中,动物的选择性是由它的生物性决定其需要;人的选择性不只取决于生物性,还取决于其社会需要。

3. 心理是观念的反映　反映性是物质的普遍特性,物质世界的反映形式有物理的、化学的、生物的,都是物质的相互作用和影响。唯有心理的反映形式是非物质的、观念的反映。心理在反射中的作用就在于它能反映客观事物的特征,并支配身体某些部分去做出适当的反应。在人身上,这种观念反映可为主体所知觉,并成为人的意识。观念的反映构成了人的精神世界,使人能够认识外界,存储知识,制订计划,调节行为。

4. 社会制约性　人反映的选择性虽然也取决于其生物性,即特定的生物学需要,但这往往比较次要。更能引起个体的注意、深思的通常是由人所处的社会关系中的地位所决定的,也即人的心理社会制约性。再者,尽管人高度复杂的需要使人的心理有了高度复杂的主观能动性,但也不是可以主观任意的,还是与其所处的社会背景息息相关的。因此,归根到底来说,人的需要本身还是由社会存在决定的。

综上,人的感觉、记忆、思维、情感和意志等心理现象,都是人脑这个高度发展的特殊物质对客观世界的能动性反映。

## 第二节　心理过程

### 一、认知过程

认知过程是人最基本的心理过程,它包括感觉、知觉、意识、记忆、思维等。

### (一)感觉

感觉是指人脑对直接作用于感觉器官的客观事物的个别属性的反映,如大小、形状、颜色、质地、温度、气味等。这些属性直接作用于个体的各种感觉器官,通过传入神经传入,经过人脑的信息加工而产生多种感觉。除此之外,人们还能通过内部感受器感受到有机体自身的活动情况,如自身的姿势和运动、躯体内部各器官的变化等。

感觉在人们的工作和生活中具有重要的意义。首先,感觉可使人觉察到刺激的存在,分辨出内外环境刺激的个别属性,并根据感觉提供的信息调整自己的行为。其次,感觉保证了机体和外界环境的信息平衡,人们从内外界环境中获得各种必要的信息是保证机体正常生活的必要条件。如果获得信息不足或过多,机体内外部平衡被打破,就可能会给机体带来不良影响。最后,感觉是一切高级、复杂心理现象的基础,只有在通过感觉获得事物个别属性信息的基础上,才能产生复杂的认知活动,知觉、意识、记忆、思维、想象等认知活动都离不开感觉提供的最基本的原始材料。

1.感觉的分类　感觉的种类较多,通常根据刺激物的性质及其作用的感受器所在部位,可将感觉分为外部感觉和内部感觉。

(1)外部感觉:主要指由外感受器接受机体外部的刺激引起的感觉。外部感受器位于身体表面并感受外在环境刺激变化,包括眼、耳、鼻、舌、身,分别感受视觉、听觉、嗅觉、味觉、肤觉(触、压、温、痛、震动觉)。

(2)内部感觉:是指由内感受器接受机体内部的刺激引起的感觉。内部感受器位于身体内部(血管、内脏、骨骼肌、肌腱)并感受内环境刺激变化。它能分别感受机体运动、平衡及内脏感觉等。

2.常见的感觉现象及规律

(1)适应:适应是指刺激物持续作用于同一感受器,引起感受性改变的现象。"入芝兰之室久而不闻其香,人鲍鱼之肆久而不闻其臭"就是一种感觉适应。感觉适应的一般规律是强刺激持续作用时会使感受性降低,而弱刺激持续作用时会使感受性增高。适应可以提高人们对弱刺激的感觉能力,并能防止超强刺激对感受器的伤害,使人更好地适应环境。

(2)对比:感觉对比或对比效应是指某一感受器同时或先后接收到不同的刺激时,由于不同刺激在性质和强度上的对比作用,个体对这些刺激的感受性发生一定的变化。对比对感受新的刺激的影响有同时对比和继时对比两种。同时对比指某感受器同时接收到不同刺激而产生的对比现象,如同一种颜色把它放在较暗的背景上看起来明亮些,放在较亮的背景上看起来暗些(图2-2)。继时对比是指某感受器先后接受不同刺激而产生的对比现象,比如吃过甜食之后再吃酸的橘子的话,会感觉橘子的味道与以前相比明显变酸了。

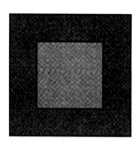

图2-2　视觉明度的同时对比

(3)后像:后像是指刺激物对感受器的作用停止以后,感觉并不立即消失,并能短时间保留的现象。后像可使原本断续的刺激在人的心理上产生连续的感受,如人们看胶片电影时并没有断续的感觉。后像根据性质不同可分为正后像和负后像,后像的品质与刺激物相同的为正后像,如注视日光灯一段时间,闭上眼后仍会感觉有日光灯的光亮形象;后像的品质与刺激物相反的为负后像,如注视一个红色正方形约1 min,然后将视线转向身边的白墙,那么在白墙上将看到一个绿色正方形后像。

(4)联觉:联觉是一种特殊的不同感觉之间相互作用的现象,指一种感觉器官受到刺激时同时引起另一种感觉的心理现象。生活中联觉的现象相当多见,尤其是颜色刺激。例如红、橙、黄3种颜色,由于与太阳和火焰的颜色相近,因此往往使人们产生温暖的感觉,被称为暖色调;更深一些的颜色如深蓝、青色、紫色等,这些色彩使人感到凉爽甚至寒冷,被称为冷色调。

(5)补偿:感觉补偿是指当某种感觉受损或缺失后,其他感觉的感受性提高以进行补偿的现象。例如,盲人丧失视觉,但其听、触、嗅觉会得到特别发展。这种补偿体现了感受性不仅能因一时的环境条件变化而变化,而且能在实践活动中不断地提高和发展。

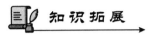
**知识拓展**

### 手术室的颜色

医院手术室墙面和手术服的颜色多以绿色、蓝色居多,为什么要这样呢?这是因为,在手术过程中,当外科医生需要长时间观察红色的血液和内脏时容易对红色疲倦。根据互补色的关系,眼睛长时间盯着红色后,人的大脑会对绿色表现得非常敏感。所以当手术医生紧盯红色器官时,如果突然把视线转移到白衣背景上,就会看到背景上有一堆蓝绿色的脏器,也就是颜色残像,这很容易造成不必要的失误。而且,当血渍不小心溅到衣服上时,蓝绿色衣服会呈现褐色,比起白色衣服的鲜红色,更不会让医生产生强烈的视觉冲击感。

请根据感觉的知识思考,除了上述方法,你还有解决这一问题的其他方案吗?

## (二)知觉

知觉是指人脑对直接作用于感觉器官的客观事物的整体属性的反映。当客观事物作用于人的感觉器官时,人不仅能够反映事物的个别属性,而且可以通过各种感受器的协同活动,在大脑中将事物的各种属性联系起来,整合为一个整体,形成对事物的完整映像,这就是知觉。根据不同的标准,可以对知觉进行不同的分类。根据知觉是否正确,可将知觉分为正确的知觉和错误的知觉(简称错觉)。根据知觉活动中占主导地位的感受器的不同,可将知觉分为视知觉、听知觉、嗅知觉、味知觉等。根据知觉对象的不同,可将知觉分为物体知觉和社会知觉。

1.知觉的基本特性

(1)知觉的选择性:自然界中的客观事物是纷繁复杂、千变万化的,人通过感觉器官接受信息时,并不能对接触到的一切刺激信息都全部接受,而是根据个体需要或主客观情况,选择其中的一部分作为知觉的对象,而把其他事物作为知觉的背景,知觉的这一特性称为知觉的选择性,也称为知觉的对象性。心理学中常用一些"双关图形"来说明知觉的选择性(图2-3)。

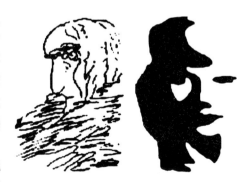

图2-3　双关图形

(2)知觉的整体性:人们在知觉过程中,不是孤立地反映刺激物的个别特性和属性,而是在过去经验的基础上反映事物的整体和关系的特性,这是知觉的整体性。人们对事物的整体知觉依赖于部分之间的结构关系,通常具有一定的规则,即空间、时间上接近的客体易被知觉为一个整体;具有相似物理属性的客体易被知觉为一个整体;具有连续性或共同运动方向等特点的客体易被知觉为一个整体(图2-4)。知觉的整体性是知觉的积极性和主动性的重要方面,它不仅依赖于刺激物的结构(空间分布和时间分布），而且依赖于个体的知识经验。

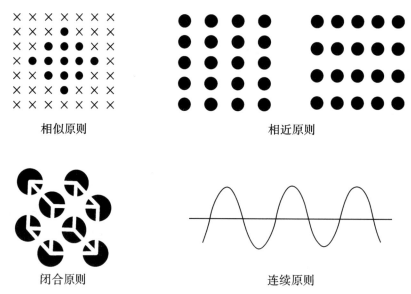

图2-4 知觉整体性的组织原则

（3）知觉的理解性：人们在知觉过程中，以过去的知识经验为依据去理解和解释事物，对感知对象进行加工理解，并以概念的形式标示出来，使其具有一定意义的特性，这是知觉的理解性。理解可以使知觉更深刻、更精确，并且可以提高知觉的速度。其实质是旧的知识经验与新刺激建立多维度、多层次的联系，以保证理解的全面和深刻。在理解过程中，已有的知识经验是关键。例如，面对一张磁共振胶片，不懂医学和影像学知识的人很难知觉到有用的信息，而影像科的医师却能获知病变与否。所以，理解有助于知觉的整体性，人们对于自己理解和熟悉的东西，容易当成一个整体来知觉；相反，在不理解的情况下，知觉的整体常受到破坏。在观看某些不完整图形时，正是理解帮助人们把缺少的部分补充起来，进而对图形形成概念性解释（图2-5）。另外，语言指导、知觉任务、实践活动及个人兴趣爱好等都会影响对知觉对象的理解。

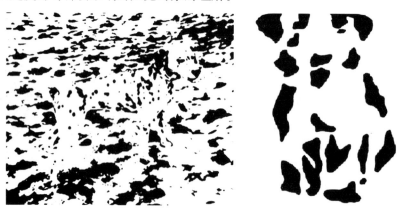

图2-5 不完整图形

（4）知觉的恒常性：当知觉条件发生变化时，知觉的印象仍然保持相对不变，这就是知觉的恒常性。在视知觉中，知觉的恒常性十分明显。知觉的恒常性包括大小恒常性、形状恒常性（图2-6）、明度恒常性和颜色恒常性。知觉的恒常性对于人类来说具有重要意义。它有利于人们准确地适应环境,即使知觉的环境条件发生变化,仍能对知觉的对象保持稳定的印象。

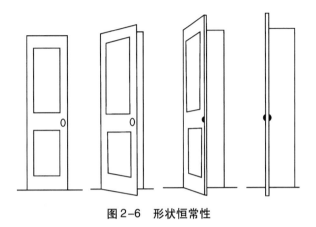

**图2-6　形状恒常性**

2. 错觉　错觉是指人们在观察物体时,由于物体受到形、光、色的干扰,加上人们的生理、心理原因而误认物象,产生与实际不相符的错误知觉。错觉是知觉的一种特殊形式,它是人在特定的条件下对客观事物的扭曲的知觉,也就是把实际存在的事物扭曲的感知为与实际事物完全不相符的事物。错觉现象十分普遍,在几乎各种知觉中都可以发生,其中视错觉在各类错觉中表现得最为明显,常见的有图形错觉、大小错觉、形重错觉和方向错觉等(图2-7)。

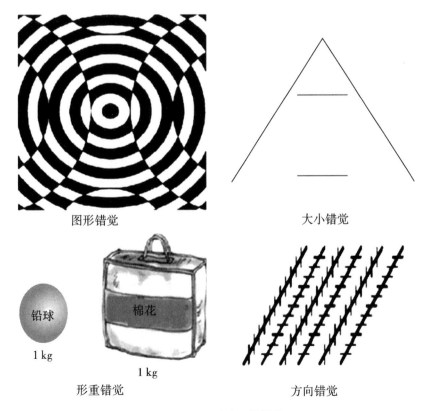

**图2-7　几种常见的错觉**

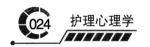

关于错觉产生的原因,研究人员做过各种各样的解释,但迄今为止,还没有一种理论能解释所有的错觉现象。下面是一些常见的理论解释。

眼动理论认为,人们在知觉几何图形时,眼睛总会沿着图形的轮廓或线条扫描。由于眼球垂直运动较水平运动更加费力,同等长度的垂直线段就比水平线段感觉长。而当人们扫描图形的特定部分时,由于周围背景的影响,改变了眼动的方向与范围,进而造成了取样上的误差,导致了各种知觉错误的产生。

神经抑制作用理论则是从神经生理水平解释错觉的一种尝试。该理论认为,当认知两个彼此接近的图形轮廓时,由轮廓所刺激的细胞活动被视网膜的侧抑制改变,使大脑兴奋中心产生了变化,于是产生了视轮廓发生位移的感觉。

深度加工与常性误用理论认为,错觉具有认知方面的根源。人们在知觉立体对象时,总是把距离估计在内,从而保持物体的大小恒常。而当人再注视平面对象时,会习惯性地运用原来的透视经验,从而引起了错觉。从这一层面来说,错觉是知觉恒常性的一种例外,是误用了知觉恒常性的结果。

### (三)意识

意识是人脑对于客观物质世界的反映,也是感觉、思维等各种心理过程的总和。意识是以人的感觉、知觉、记忆、思维等心理过程为基础,从而对自己身心状态和外界环境变化产生觉知和认识。从这一意义来说,意识是一种高级的心理过程,一种觉知,同时又是一种心理状态。意识对个体的身心系统起统合、管理和调控的作用。

1. 意识的功能

(1)觉知功能:意识的觉知功能是指人对自身内部状态和外部环境刺激信息的觉知和了解,表现为既能意识到客观事物的存在,如自然界和社会生活中的各种现象,也能意识到自身的状态,如自身的心理活动与行为表现是否和谐,自身与外部客观事物之间的关系等。

(2)计划功能:人的各种行为活动总是具有某种目的和动机,这种目的和动机会以观念形式存在于人脑中。在具体的活动之前,通常会制订有助于达到目的和实现愿望的行动计划、策略、方案与步骤,并采取一定的程序,并会根据具体的活动进程,针对性地对原计划做出必要的调整,以达到预期目的。

(3)选择功能:意识的选择功能是指意识能够使人在环境中接受最为适宜和有效的刺激信息,限制并过滤与目标和目的无关的信息,能够有选择地存储与自己需要相关的信息。

(4)监控功能:意识的监控功能体现在两个方面,首先可以监视自身内部心理活动和外部环境的刺激信息,其次可以调节和控制自身状态与外在环境之间的关系,以便能够根据监控的信息调节自己的行为与认知活动,从而更好地实现自身的目标。

2. 几种不同的意识状态

(1)睡眠:是一种与觉醒对立的意识状态,是高等脊椎动物周期出现的一种自发的和可逆的静息状态,表现为机体对外界刺激的反应性降低和意识的暂时中断。正常人脑的活动和所有高等脊椎动物的脑一样,始终处在觉醒和睡眠两者交替出现的状态。这种交替是生物节律现象之一。觉醒时,机体对内、外环境刺激的敏感性增高,并能做出有目的和有效的反应。睡眠时则相反,机体对刺激的敏感性降低,肌张力下降,反射阈值增高,虽然还保持着自主神经系统的功能调节,可是一切复杂的高级神经活动,如学习、记忆、逻辑思维等活动均不能进行,而仅保留少量具有特殊意义的活动。睡眠由两个交替出现的不同时相所组成,一个是慢波相,又称非快速眼动睡眠,另一个则是异相睡眠,又称快速眼动睡眠,此时相中出现眼球快速运动,并经常做梦。

（2）梦：人在睡眠过程中会周期性地出现梦，并伴有独特的生理表征，有学者认为梦是独立于觉醒和睡眠之外的第3种意识状态。梦是一种主体经验，是人在睡眠时产生想象的影像、声音、思考或感觉，通常是非自愿的。梦是睡眠中最生动有趣又不可思议的环节，经常发生于快速眼动睡眠阶段。长期以来，对于梦的解释有以下几种观点：精神分析学家弗洛伊德和荣格等人认为，梦是潜意识过程的体现，是通向潜意识的可靠途径。持生理学观点的学者霍布森认为，梦的本质是人对脑的随机神经活动的主观体验。梦的认知观点则认为在睡眠中，认知系统依然对存储的知识进行检索、排序、整合、巩固等，这些活动一部分会进入意识，成为梦境。

### （四）记忆

记忆是指人脑对经历的事物识记、储存、再认和再现的心理过程。从信息加工观点来看，记忆就是对输入信息的编码、储存和提取过程。编码相当于识记阶段，储存相当于保持阶段，再认和回忆相当于提取过程。

记忆作为一种重要的心理过程，贯穿在人们的各种心理活动中，它对保证个体的正常生活起着重要的作用。记忆不仅可使个体积累经验，学习新知识以适应不断变化的环境，而且在个体的发展以及个性特征的形成中也起着决定性的作用，记忆可使个体的心理活动的过去和现在连成一个整体。如果没有记忆，一切心理发展、一切智慧活动都是不可能的。

1. 记忆的种类

（1）按记忆保留的时间长短和编码方式分类：可分为瞬时记忆（0.25～2.00 s）、短时记忆（5～20 s，最长不超过 1 min）、长时记忆（1 min 以上）。

（2）按记忆的内容进行分类：可以分为形象记忆（以感知过的事物形象为内容的记忆）、运动记忆（以过去做过的运动或动作为内容的记忆）、逻辑记忆（以语词、概念、原理为内容的记忆）和情绪记忆（以体验过的某种情绪和情感为内容的记忆）。

2. 记忆的信息加工过程　记忆的信息加工过程一直是现代记忆研究的中心问题，记忆的认知加工理论认为，当外界信息作用于感官时，首先进行感觉登记，即产生对信息的瞬时记忆（图 2-8）。当对瞬时记忆的内容加以注意时便可使信息进入短时记忆系统。短时记忆系统的内容再经过复述和编码等进一步加工，即可转入长时记忆系统。长时记忆可以对信息做出最高水平的编码、加工和储存，如解决当前问题需要时，可随时从长时记忆中提取有用的信息。3 个记忆阶段或 3 种记忆系统之间是相互联系、相互影响、协同活动的。

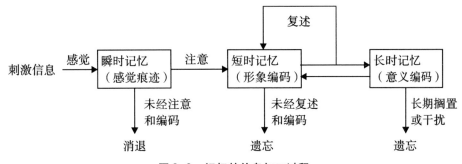

图 2-8　记忆的信息加工过程

3. 记忆的基本过程

（1）识记：识记是反复感知事物，在大脑中留下印象的过程，也即人们识别并记住事物的过程。

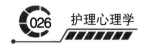 

识记是记忆的第一步,是记忆过程的开始和前提。人们识记事物具有选择性,根据人在识记时有无明确目的性,识记可分为无意识记和有意识记。①无意识记也称不随意识记,是指人们事先没有识记的目的和意图,无需付出意志努力的识记。这种识记常与人们的职业、兴趣、动机及需要有密切关系。②有意识记也叫随意识记,是指有预定识记目的,运用一定的策略和方法,经过特殊的努力而进行的识记。人们主要靠有意识记来掌握系统的、复杂的知识和技能。

(2)保持:保持是指过去经历过的事物在脑中得到巩固的过程,是一种内部潜在的动态过程。随着时间的推移以及后来经验的影响,保持的内容会在质和量上发生明显的变化。其质的变化有两种倾向:一种是原来识记内容中的细节趋于消失,主要、显著的特征得以保持,记忆的内容变得简略、概括与合理;另一种是增添了原来没有的细节,内容更加详细、具体,或者突出夸大某些特点,使其更具特色。其量的变化也有两种倾向:第一种是记忆回溯现象,是指延缓回忆比识记后立即回忆在内容上更为完全的记忆现象,即在短时间内延迟回忆的数量超过直接回忆的数量,也有人称为记忆恢复现象。第二种倾向是识记的保持量随时间的推移而日趋减少,有部分内容不能回忆或发生错误,这种现象叫遗忘。

(3)再认和回忆:再认和回忆都是对长时记忆所储存的信息进行提取的过程。再认是指过去经历过的事物重新出现时能够识别出来的心理过程。回忆是指过去经历过事物的形象或概念在人们头脑中重新出现的过程。例如,考试过程中试卷中的选择题就属于再认,而问答题则属于回忆。通常是能够回忆的内容都可以再认,而能够再认的内容不一定能够回忆。再认和回忆的正确程度通常受两方面因素的影响,一方面是对原识记材料的巩固程度,巩固程度越强就越容易回忆或再认;另一方面是积极的思维活动,在回忆或再认时的思维活动越积极,回忆或再认的效果就越好。

(4)遗忘:遗忘是对识记过的事物不能再认或回忆,或者再认或回忆时出现错误。遗忘分为两种:一种是永久性遗忘,即不重新学习,永远不能再认或回忆;另一种是暂时遗忘,即一时不能再认或回忆,但在适当条件下记忆还可能恢复。德国心理学家艾宾浩斯(Ebbinghaus H.)最早研究了遗忘的发展过程。他利用无意义音节为材料,以重学法为方法,得到了著名的艾宾浩斯遗忘曲线(the Ebbinghaus forgetting curve)。这条曲线表明,遗忘在学习之后立即开始,而且遗忘的进程并不是均匀的,其趋势是先快后慢、先多后少,呈负加速,并且到一定的程度就不再遗忘了(图2-9)。

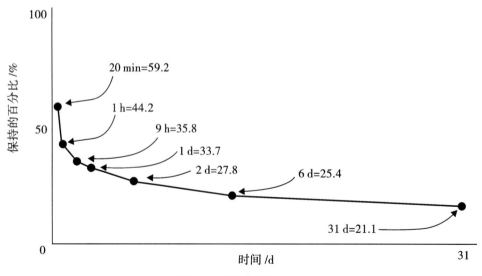

图2-9　艾宾浩斯遗忘曲线

### (五)思维

思维是人脑借助于语言,以已有的知识为中介,对客观现实中的对象和现象概括、间接的反映。思维是认知的高级形式,它揭示了事物的本质特征和内部联系,并以概念的形式进行判断、推理,解决人们面临的各种问题,主要表现在概念形成、问题解决等活动中。尽管是高级的认知活动,但思维却离不开感知觉,只有在大量感性认识的基础上,才能揭示出事物的本质特征和规律。

1. 思维的特征

(1)思维的间接性:是指人们借助于一定的媒介和知识经验对客观事物进行间接反映。正是由于思维的间接性,人才能超越感知觉提供的信息,去认识没有或者不能直接作用于人的各种事物和特性,从而揭示事物的本质和规律,预见事物的发展。

(2)思维的概括性:是指在大量感性材料的基础上,人们把一类事物共同的特征和规律抽取出来,加以概括。概括性在人的思维活动中具有重要的作用,它使人可以脱离具体的事物进行抽象思维,并使思维活动在一定条件下进行迁移。

2. 思维的基本过程　思维是人类所具有的一种高级心理现象,思维的过程是人们运用概念、判断、推理的形式对外界信息不断进行分析与综合、比较、抽象与概括的过程。

(1)分析与综合:分析与综合是思维的最基本过程,分析是指在头脑中把事物的整体分解为各个部分或各种属性,如把人体分解为各个系统来学习;而综合则是在头脑中把事物的各个部分、各种特征和属性结合起来,即把分析的结果加以整合,形成对事物的整体认识,如综合患者的病史、症状、体征而做出临床诊断。分析与综合是同一思维过程中不可分割的两部分。

(2)比较:是把各种事物和现象加以对比,确定其异同,发现其关系的思维过程。比较是以分析为前提的,只有在思想上把不同对象的各个部分或特征区别开来,才能进行比较,而比较的结果又是一个综合过程。

(3)抽象与概括:抽象是在思想上提取出各种事物与现象的共同特征与属性,舍弃其个别特征和属性的过程。概括是形成概念的一种思维过程和方法,即把某些具有一些相同属性的事物中抽取出来的本质属性,推广到具有这些属性的一切事物,从而形成关于这类事物的普遍概念。概括是在抽象的基础上形成的。概念在心理学上是指反映客观事物共同特点与本质属性的思维形式,是经过抽象和概括等思维活动得到的。

上述过程相互联系,任何思维活动都是分析与综合、比较、抽象与概括这些过程协同活动的结果。

### (六)想象

想象是对头脑中已有的形象进行加工改造,形成新形象的过程。如作家在写作时所需塑造的人物形象,就是作家在已经积累的知觉材料的基础上经过加工改造而成的。想象是人的高级的、复杂的认知活动。想象与思维有着密切的联系,都属于高级的认知过程,它们都产生于问题的情景,由个体的需要所推动,并能在一定程度上预见事物的发展可能。

1. 想象的作用　想象在人类的生活中有着重要的作用,主要表现为以下3个方面。

(1)补充作用:人类感知活动的局限性可以由想象得到补充。例如我们没有去过空间站,但是通过宇航员的介绍,可以在头脑中产生空间站内部的形象。

(2)预见作用:人类活动的一个重要特点,是它具有预见性和计划性,在这方面,想象有着巨大的作用。人类的任何劳动,从制造简单工具到艺术创作和科学发明都离不开想象。

(3)代替作用:当人们的需要在实际中不能得到满足,或者人的某些活动不能实际得到实现时,

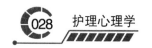

人们可以借助于想象得到满足和实现,以此来保持心理上的平衡。

2.**想象的分类** 根据想象时的有无目的性,想象可分为无意想象和有意想象。

(1)无意想象:是指顺其自然地进行的想象,是没有预定目的、不自觉的想象。无意想象是在外界刺激的作用下,不由自主地产生的。例如梦就是一种无意想象。

(2)有意想象:是指有预定目的的、自觉的想象。有意想象中,根据观察内容的新颖性、独立性和创造程度,又可分为再造想象、创造想象、幻想等。

### (七)注意

注意是心理活动或意识对一定对象的指向与集中。注意的指向性指人在某一瞬间,心理活动或意识选择了某个对象,而忽略了另外一些对象,指向不同,人接收的信息也不相同。注意的集中性指心理活动或意识在一定方向上活动的强度或紧张度,心理活动或意识的强度越大,紧张度越高,注意也就越集中。

1.**注意的品质**

(1)注意广度:指同一时间内,一个人能清楚地觉察到或认识到客体的数量,也称为注意范围。注意广度也表明知觉的范围。在同一时间内知觉的对象越多,注意广度越大,知觉的对象越少,注意广度越小。注意的广度受注意对象的特点、活动的性质和任务、个体的知识经验、把握注意对象的方法等因素的影响。

(2)注意稳定性:指注意能较长时间保持在某种事物上的一种品质,其标志是在一段时间内保持注意的高度集中,也称为注意持久性。注意稳定性是注意在时间上的特征,医院手术室的外科医生和护士在进行手术时常常要连续几个小时高度紧张地工作,将注意力集中在手术部位及全身生命指征的观察上,这就是注意稳定性的表现。知觉对象本身的特点、活动的内容及方式、主体状态可对注意的稳定性产生影响。

(3)注意分配:指在同一时间内,注意指向两种或两种以上的对象。生活中的注意分配是比较常见的,如教师一边讲课,一边板书,还能观察学生的听课情况;汽车驾驶员在驾驶汽车时,除了要注意汽车上的仪表盘外,还要注意交通信号、会车、行人、转弯等信息。注意分配虽然是困难的,但是在一定条件下又是可能的。

注意分配需要的基本条件:①同时进行的两种或几种活动,只能有一种活动是生疏的,其余的活动必须是熟练的。②同时进行的几种活动之间必须有一定的联系且已形成了动作系统。

(4)注意转移:指人能根据新的任务,主动把注意从一个对象转移到另一个对象上。注意转移与注意分散有着本质的区别。注意转移是根据新任务的需要,主动把注意转移到新的对象上,使一种活动合理地代替另一种活动,是一个人注意灵活性的表现。注意分散是由于受到无关刺激的干扰,使自己的注意离开了需要注意的对象,而不自觉地转移到无关活动上。注意转移有一个过程,这正是开始做一件事情时觉得有些困难的原因,也就是所说的"万事开头难"。

2.**注意的功能**

(1)选择功能:注意使得人们在某一时刻选择有意义的、符合当前活动需要和任务要求的刺激信息,同时避开或抑制无关刺激的作用。这是注意的首要功能,它确定了心理活动的方向,保证人们的生活和学习能够次序分明、有条不紊地进行。

(2)保持功能:注意可以将选取的刺激信息在意识中加以保持,以便心理活动对其进行加工,完成相应的任务。如果选择的注意对象转瞬即逝,心理活动无法展开,也就无法进行正常的学习和工作。

(3)调节和监督功能:注意能使人随时调节和监督自己的心理活动,使之向着特定的方向和对象进行。注意的这一功能可提高活动的效率,在注意集中的情况下,会减少错误,提高准确性和速度。另外,注意的分配和转移保证活动的顺利进行,并适应变化多端的环境。

3.注意的种类　根据注意过程中有无预定目标,是否需要意志努力的参与,可以把注意分为无意注意、有意注意和有意后注意。

(1)无意注意:无意注意指没有预定目的,不需要意志努力的注意。无意注意一般是在外部刺激物的直接刺激作用下,个体不由自主地给予关注。例如,上课的过程中有人推门而入,大家会不自觉地向门口注视;大街上听到一声巨响,行人会不由自主地注意巨响产生的方向。无意注意更多地被认为是由外部刺激物引起的一种消极被动的注意,是注意的初级形式。人和动物都存在无意注意。虽然无意注意缺乏目的性,但因为不需要意志努力,所以个体在注意过程中不易产生疲劳。

(2)有意注意:有意注意是指有预定目的,也需要作意志努力的注意。人们工作和学习中的大多数心理活动都需要有意注意。医生做手术上班,护士测血压,学生课堂听讲,都是有意注意在发挥作用。有意注意是一种积极主动、服从于当前活动任务需要的注意,属于注意的高级形式。它受人的意识的调节和控制,是人类所特有的一种注意。有意注意虽然目的性明确,但在实现过程中需要有持久的意志努力,这容易使个体产生疲劳。

(3)有意后注意:有意后注意是指有预定目的,但不需要意志努力的注意。有意后注意是在有意注意的基础上,经过学习、训练或培养个人对事物的直接兴趣达到的。在有意注意阶段,主体从事一项活动需要有意志努力,但随着活动的深入,个体由于兴趣的提高或操作的熟练,不用意志努力就能够在这项活动上保持注意。例如初学护理学知识,学习者可能对此不感兴趣,只是为了完成任务,这时候是有意注意,很容易感到疲倦;此后,随着对基础知识的掌握,学习者对护理学产生兴趣,凭兴趣可自然地将注意力集中到学习上,这时的注意就是有意后注意。有意后注意是一种更高级的注意。它既有一定的目的性,又因为不需要意志努力,在活动进行中不容易感到疲倦,这对完成长期性和连续性的工作具有重要意义。但有意后注意的形成需要付出一定的时间和精力。

## 二、情绪和情感过程

人在认识和改造客观世界以及在人与人的交往过程中,必然接触到自然界和社会中的各种刺激和现象,也不可避免地会遇到荣辱、美丑、顺逆、得失等各种情境,从而产生喜、怒、哀、乐、爱、恨等各种情绪和情感体验。

情绪是人们对客观事物是否满足自身需要的一种整合性心理过程,这一过程包括主观体验、生理唤醒和外显表情。主观体验是个体对不同情绪和情感状态的自我感受。生理唤醒是指情绪与情感产生的生理反应。外显表情是在情绪和情感状态发生时身体各部分的动作量化形式,包括面部表情、姿态表情和语调表情。客观事物是产生情绪、情感的来源,离开了客观事物,情绪、情感就成了无源之水,无本之木。当客观事物满足了人的需要和愿望时,就会引起愉快、满意、爱慕等积极肯定的情绪和情感,反之则会引起不满、苦闷、憎恨等消极否定的情绪和情感。

### (一)情绪和情感的关系

在日常生活和心理学的研究历史中,情绪和情感这两个概念常常被混用或相互替代。不可否认,情绪和情感都指的是同种性质的心理现象,但在现代科学的情绪心理学领域,二者还是有着严格的区别的。尽管情绪和情感都是个体对客观事物与个人需要之间关系的体验过程,是人对客观事物是否符合自身需要而产生的态度体验,但情绪侧重指受外界干扰而产生的心理活动,而情感则侧重指由内心自发引起的心理活动,如道德感、理智感、美感等。因此,二者既有联系又有区别。二

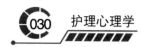 

者的联系体现在情感是在多次情绪体验的基础上形成的,并通过情绪表现出来;反过来,情绪的表现和变化又受已形成的情感的制约。换句话说,情绪包容情感,情感是情绪的一个成分或方面,即情绪感受或情绪体验。二者的区别体现在3个方面:①情绪出现较早,多与机体的生理性需要相联系,可用于动物和人;情感出现较晚,多与人的社会性需要相联系,是人才具有的高级心理现象。②情绪具有情境性和暂时性;情感则具有深刻性和稳定性。③情绪具有冲动性和明显的外部表现,情感则比较内隐。

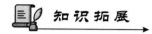 知识拓展

### 爱国主义情感

爱国主义情感是人们对于祖国所持的主人翁态度的体验。其表现为对符合国家、民族利益的事产生肯定、忠诚、热爱、自豪的体验;对损害国家和民族利益的事和人产生否定、憎恶、仇恨、义愤的情感。它总是与一定的具体事物相联系,如热爱和思念故乡,热爱祖国的河山,珍视祖国的荣誉。爱国主义情感属于积极性情感,是一种深厚有力的情感,无论是肯定性或否定性的,都能提高和增强人们的体力和精力,成为爱国主义行动的积极推动力量。只有在具备了爱国主义情感的基础上,才可能做出爱国行动。爱国主义情感是促进爱国主义行动、推动人们保卫和建设祖国的一种强大动力。

### (二)情绪的分类

情绪的分类是揭示情绪的性质、结构和不同情绪之间相互关系的重要方法,在情绪的研究过程中,心理学家们提出过不少的情绪分类体系。

1. **从进化的角度分类** 从生物进化的角度来看,人的情绪可分为基本情绪和复合情绪。基本情绪是人与动物共有的、先天的、不用学习就能掌握的。每一种基本情绪都具有独立的神经生理机制、内部体验和外部表现,并有不同的适应功能,如快乐、愤怒、悲哀等。复合情绪则是由基本情绪的不同组合派生出来的,如爱、恨、嫉妒等。

20世纪70年代初,美国心理学家伊扎德(Izard C. E.)用因素分析的方法提出人类的基本情绪有11种,即兴趣、惊奇、痛苦、厌恶、愉快、愤怒、恐惧、悲伤、害羞、轻蔑和自罪感等。由此产生的复合情绪有三类:第一类是基本情绪的混合,如兴趣-愉快、恐惧-害羞等;第二类是基本情绪与内驱力的结合,如疼痛-恐惧-怒等;第三类是基本情绪与认知的结合,如多疑-恐惧-内疚等。

2. **根据情绪体验的性质和对人活动的影响分类** 在此维度上,情绪可分为积极情绪与消极情绪两大类。积极情绪是指当客观事物作用于人时,由于符合主体的主观需要,主体采取积极肯定的态度而产生的一种内心体验,如高兴、愉快、尊敬佩服等。消极情绪是指当事物作用于人时,由于不符合主体的客观需要,主体采取否定态度而产生的一种内心体验,像忧虑、恐惧、悲伤等。在日常生活中,人们常常认为积极情绪是好的,消极情绪是坏的。实际上这种认识是片面和不恰当的。首先,积极情绪和消极情绪两个概念本身并不存在价值判断的成分,只是对情绪所做的分类,本身无好坏之分。其次,具体判断人的情绪好坏需要与当时的情况相联系,是根据它是否符合"当喜则喜、当怒则怒,喜怒有度"标准。比如,同样是怒,为人民利益受害的怒,与因个人不合理私欲得不到满足而怒,反映的是完全不同的道德水平。最后,从有利于身心健康的角度说,应该尽可能多一些积极情绪,少一些消极情绪,这是很有必要的,但这并不意味着两类情绪有好坏之分。

### 知识拓展

#### 消极情绪的积极方面——愿意表达消极情绪能促进人际关系

通过4项研究,研究人员发现,表达消极情绪在促进人际关系方面带来积极的影响,包括获得支持、建立新的亲密关系以及提高亲密关系的亲密度。研究1发现,如果个体愿意表达自己的消极情绪,个体会得到更多的帮助。研究2发现,个体在准备演讲时把自己的紧张情绪表达出来会得到更多的帮助。研究3发现,自我报告表达消极情绪意愿的被试会交到更多的朋友。研究4发现,在进入大学之前报告表达消极情绪意愿的被试在大学的第一个学期中建立了更多的人际关系和更亲密的关系,并从其室友那里得到了更多的支持。

思考:这些研究发现给了我们什么启示?在护理工作中,应如何处理患者的消极情绪?

3. 根据情绪状态的分类 情绪状态是指在某种事件或情境的影响下,在一定时间内所产生的某种情绪,其中较典型的情绪状态有心境、激情和应激3种。

(1)心境:是指微弱、持久、带有渲染性的情绪状态。心境不是对于某一事物的特定体验,而是以同样的态度体验对待一切事物。

(2)激情:是一种迅猛爆发、激动短暂的情绪状态。这种情绪状态通常是由对个人有重大意义的事件引起的,例如重大成功之后的狂喜、惨遭失败后的绝望。在激情状态下人往往出现"意识狭窄"现象,即认知活动的范围缩小,理智分析能力受到抑制,自我控制能力减弱,进而使人的行为失去控制。

(3)应激:是指人对某种意外的环境刺激所做出的适应性反应。例如人们遇到某种意外危险或面临某种突然事变时,身心处于高度紧张状态,即为应激状态。应激状态会伴随全身性的能量消耗,因此,如长时间处于应激状态会降低和损害人的免疫能力,导致某些疾病的易感性增加。

#### (三)情绪的功能

1. 适应功能 情绪是进化的产物。当特定的行为模式、生理唤醒及相应的感受状态3种成分出现后,就具备了情绪的适应性,其作用在于发动机体能量使机体处于适宜的活动状态。所以,情绪自产生之日起便成为适应生存的工具。情绪适应功能的根本在于改善和完善人的生存和生活条件。人们常通过快乐表示情况良好,通过痛苦表示急需改善不良处境。

2. 动机功能 情绪构成一个基本的动机系统,它能够驱策有机体发生反应、从事活动,在最广泛的领域里为人类的各种活动提供动机。情绪的这一动机功能既体现在生理活动中,也体现在人的认知活动中。

3. 组织功能 作为脑内的一个监测系统,情绪对其他心理活动具有组织作用。情绪的组织作用包括对活动的促进或瓦解两方面,正性情绪起协调、组织作用,负性情绪起破坏、瓦解或阻断作用。

研究证明,情绪能影响认知操作的效果,影响效应取决于情绪的性质和强度。愉快强度与操作效果呈倒"U"型,即中等唤醒水平的愉快为认知活动提供最佳的情绪背景,过低或过高的愉快唤醒均不利于认知操作(图2-10)。

4. 信号功能 情绪和语言一样,具有服务于人际沟通的功能。情绪通过独特的无词沟通手段,即由面部肌肉运动、声调和身体姿态来实现信号传递和人际间的相互了解。其中,面部表情是最重要的情绪信息媒介。表情信号的传递不仅服务于人际交往,而且常常成为人们认识事物的媒介。

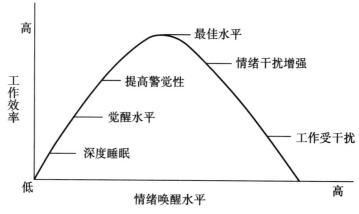

图2-10 情绪与工作效率的关系

当面临陌生的不确定情景时,人们常从他人面孔上搜寻表情信息,然后才采取行动,这种现象称作情绪的社会性参照作用。

### (四)情绪的维度与两极性

情绪的维度是指情绪所固有的某些特征,主要指情绪的动力性、激动性、强度和紧张度等方面。这些特征的变化幅度又具有两极性,即每个特征都存在两种对立的状态。

1. 情绪的动力性 有增力和减力两极。一般来说,需要得到满足时产生的肯定情绪是积极的、增力的,可提高人的活动能力,对活动起促进作用;需要得不到满足时产生的否定情绪是消极的、减力的,会降低人的活动能力,对活动起瓦解作用。

2. 情绪的激动性 有激动与平静两极。激动是由一些重要的刺激引起的一种强烈、外显的情绪状态,如激怒、狂喜、极度恐惧等;平静的情绪是指一种平稳安静的情绪状态,它是人们正常生活、学习和工作时的基本情绪状态,也是基本的工作条件。

3. 情绪的强度 有强、弱两极。在情绪的强弱之间有各种不同的强度,如从愉快到狂喜,从微愠到狂怒,在微愠到狂怒之间还有愤怒、大怒、暴躁等不同程度的怒。情绪强度的大小决定于情绪事件对个体意义的大小,较重大的情绪反应强烈,较小的情绪则反应弱。

4. 情绪的紧张度 有紧张和轻松两极。人们情绪的紧张程度决定于面对情境的紧迫性、个体心理的准备状态以及应变能力。如果情境比较复杂,个体心理准备不足而且应变能力比较差,人们往往容易紧张,甚至不知所措。如果情境不太紧急,个体心理准备比较充分,应变能力比较强,人就不会紧张,而会觉得比较轻松自如。

### (五)表情

情绪和情感本是一种内部的主观体验,当这种体验发生时,又总是伴随着某些外部表现,并可观察到。人的外显行为主要指面部可动部位的变化、身体的姿态和手势,以及言语器官的活动等。这些与情绪、情感有关联的行为特征称为表情,它包括面部表情、身段表情和言语表情。

1. 面部表情 是指通过眼部肌肉、颜面肌肉和口部肌肉的变化来表现各种情绪状态。人的表情具有原始的生物学根源,所以,许多最基本的情绪,如喜、怒、悲、惧的原始表现是通见于全人类的。美国心理学家艾克曼(Ekman)博士等人对人脸表情进行了深入的研究,通过对西方人和新几内亚原始部落居民的表情研究,提出了在不同民族、不同文化背景的人类群体中表情具有很高的一致性,同时通过大量的观察和生物反馈定义了愤怒、高兴、悲伤、惊讶、厌恶和恐惧6种基本表情并开发了面部肌肉运动单元编码系统,该系统可以有效地检测出人脸表情。

2. **体态表情** 是指情绪发生时身体各部分呈现的姿态。例如,抑郁时弯腰驼背、兴奋时手舞足蹈、悔恨时捶胸顿足、愤怒时摩拳擦掌等身体姿势都可以表达个人的某种情绪。体态表情虽然是一种无声语言,但它同有声语言一样也具有明确的含义和表达功能,有时连有声语言也达不到其效果,即所谓的"此时无声胜有声"。

手势是一种重要的身段表情,它通常和言语一起使用来表达人的某种思想感情。在一些情况下,手势也可以单独使用,如人们在无法用言语进行沟通时,往往是通过手势等肢体语言进行交流,表达个人的情感,传递个人信息,它为人们提供了非言语信息和感觉反馈。但需要注意的是,在日常生活中,手势的表现方式十分丰富,且在不同的文化背景下可能会存在差异。

3. **言语表情** 是指情绪发生时在语调、节奏和速度等方面的变化,是人类特有的表达情绪的手段。言语中音调的高低、强弱,节奏的快慢等所表达的情绪是言语交际的重要辅助手段。例如喜悦时语调高昂,语速较快;悲哀时语调低沉,语速缓慢;此外,感叹、激愤、讥讽、鄙视等也都有一定的语调变化。

总之,面部表情、体态表情和言语表情构成了人类的非言语交往形式,是人们表达情绪、情感的重要外部方式,是伴随言语沟通的"言外之意",故亦称为副语言。但由于这些外部表达方式具有习得性,人们往往为达到某种目的而故意隐瞒或装扮出某种情绪表现,情绪的外部表达常常带有掩饰性和社会称许性。所以在观察个体的情绪变化时,不能只观察其外在表现,还需要观察个体的一些生理变化指标。

### (六)情绪理论

在情绪理论的研究方面,不同学派的理论观点不同,采取的研究方法也不同,因此,其得出的结论也各不相同,主要的情绪理论有以下几种。

1. **詹姆斯-兰格理论** 詹姆斯-兰格情绪理论是有关情绪的生理机制方面的第一个学说。19世纪的美国心理学家威廉·詹姆斯(W. James)和丹麦生理学家卡尔·兰格(C. Lange),分别于1884年和1885年不约而同地提出了同一种关于情绪的生理机制的观点。詹姆斯认为情绪是由内脏器官和骨骼肌肉活动在脑内引起的感觉,情绪是对身体变化的知觉。在他看来,悲伤是由哭泣引起,而愤怒是由打斗而致。兰格则特别强调情绪与血管变化的关系,例如心跳等。这一理论认为情绪产生的方式首先是外部的刺激引发个体的生理变化,接着导致直接的行为反应,最后个体对身体反应的知觉产生情绪。詹姆斯-兰格理论提出了机体生理变化与情绪发生的直接联系,强调了自主神经系统在情绪产生中的作用,因此也称为情绪的外周学说。

2. **坎农-巴德学说** 坎农(W. B. Cannon)对詹姆斯-兰格理论提出了3点质疑:①机体生理变化的速度相对缓慢,不能够解释情绪迅速发生、瞬息变化的事实。②各种情绪状态下的生理变化并没有很大的差异,因此通过机体变化难以分辨感觉到的不同情绪。③机体的某些生理变化可以通过药物引起,但是药物只能激活某种生理状态,而不能造成某种情绪。坎农认为情绪产生的中心不是外周系统,而是中枢神经系统的丘脑。坎农和巴德于20世纪20—30年代提出了情绪的丘脑学说,该学说认为由外界刺激引起感官的神经冲动,通过传入神经传至丘脑,再由丘脑同时向上、向下发出神经冲动,向上传到大脑产生情绪的主观体验,向下传至交感神经引起机体的生理变化。

3. **阿诺德的评定-兴奋说** 美国心理学家阿诺德(M. B. Arnold)于20世纪50年代提出了情绪的"评定-兴奋说",强调情绪的来源是大脑皮质对刺激情境的评估,大脑皮质的兴奋是情绪产生最重要的条件。刺激情境并不能直接决定情绪的性质,对于同一刺激情境,人对它的认知和评估不同,就会产生不同的情绪。例如人们在森林里看到老虎会产生恐惧,而在动物园里看到关在笼子里

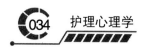 

的老虎却不产生恐惧。阿诺德认为情绪产生的具体模式是:外界刺激作用于感受器,产生神经冲动,通过传入神经上传至丘脑,进而传至大脑皮质,在大脑皮质刺激得到评估,形成一种特殊的态度,这种态度通过外导神经将皮质的冲动传至丘脑的交感和副交感神经,并进而将冲动下行传至血管和内脏组织,引起血管和内脏反应。血管和内脏的反应进一步反馈到大脑皮质,大脑皮质再次进行评估,使纯粹的认知经验转化为被感受到的情绪体验。

阿诺德的评定-兴奋说同时看到了大脑中枢神经系统以及外周生理变化在情绪产生中的重要作用,强调情绪的产生是大脑皮质和皮层下组织协同活动的结果,在认识情绪的产生机制方面具有一定的进步。

4. 沙赫特-辛格的情绪归因论　20 世纪 60 年代美国心理学家沙赫特(S. Schachter)提出情绪的产生是受认知过程、环境刺激、生理反应 3 种因素所制约,其中认知因素对情绪的产生起关键作用。沙赫特和心理学家辛格(J. Singer)1962 年用实验来验证他们的理论,证明情绪状态是由认知过程、环境刺激、生理反应在大脑皮质中整合的结果,即环境中的刺激因素通过感受器向大脑皮质输入外界信息;同时生理因素通过内部器官、骨骼肌的活动也向大脑输入生理变化的信息;认知过程是对过去经验的回忆和对当前情境的评估,来自这三方面的信息经过大脑皮质的整合作用之后,才产生某种情绪体验。沙赫特认为,脑可能以几种方式解释同一生理反馈模式,给予不同的标记。生理唤醒本来是一种未分化的模式,正是认知过程才将它标记为一种特定的情绪。标记过程取决于归因,即对事件原因的鉴别。人们对同一生理唤醒可以做出不同的归因,产生不同的情绪,这取决于可能得到的有关情境的信息。该理论认为认知评价在情绪产生中起着关键的归因作用,故亦称为归因论或认知学说。

5. 拉扎勒斯的认知-评价理论　拉扎勒斯(R. S. Lazarus)认为情绪是人与环境相互作用的产物。在情绪活动中,人不仅反映环境中的刺激事件对自己的影响,同时要调节自己对于刺激的反应。按照他的观点,情绪是个体对环境事件知觉到有害或有益的反应。因此,在情绪活动中,人们需要不断地评价刺激事件与自身的关系。具体来讲有 3 个层次的评价,包括:①初级评价,是指人确认刺激事件与自己是否有利害关系,以及这种关系的程度;②次级评价,是指人对自己反应行为的调节和控制,它主要涉及人们能否控制刺激事件以及控制的程度;③再评价,是指人对自己的情绪和行为反应的有效性和适宜性的评价。

6. 情绪智力理论　20 世纪 90 年代,美国耶鲁大学心理学家萨洛维(P. Salovey)和新罕布什尔大学的梅耶(J. Mayer)提出了一个新的概念——情绪商数(emotional quotient,EQ),简称"情商"。戈尔曼(D. Goleman)在其《情绪智力》著作中推广了这一概念而使其流行起来。情商概念的提出使人们意识到影响学业成绩和工作绩效的心理变量中,除了智力因素外,还有一些非智力因素在起作用。诸如情绪的表达方式、个性品质、自我意识的特点、成就动机和合作性等。情商并不是指具体的情绪商数,而是评价"情绪智力"(emotional intelligence,EI),通常 EQ 是 EI 的代名词。情商是指个体识别、控制和调节自身情绪体验的能力。情商包括 4 个方面的内容:①情绪的知觉、评价与表达能力;②思维过程中的情绪促进能力;③理解与分析情绪的能力;④对情绪进行调节的能力。

## 三、意志过程

### (一)意志与其特征

意志是人自觉地确定目标,有意识地支配、调节行为,通过克服困难以实现预定目标的心理过程,也是人类所特有的一种极其复杂的心理过程。意志使人的内部意识转化为外部的动作,充分体现了意识的能动性。意志具有引发行为的动机作用,但比一般动机更具选择性和坚持性,因而可以看成是人类特有的高层次动机。意志的特征如下。

1.目的性　自觉地确立行动目的,是意志的首要特征,是意志活动的前提,也是体现人和动物根本区别的特征之一。人为了满足某种需要而预先确定目的,并有计划地组织行动来实现这一目的。人在从事活动之前,活动的结果已经把行动的目的以观念的形式存在于头脑中,并用这个观念来指导自己的行动。一般来说,一个人行动的目的性越明确、目的的社会价值越大,意志水平就越高,行动的盲目性和冲动性就越少。

2.排难性　这是意志的第二个特征,是意识活动的核心。意志是在人们克服困难中集中表现出来的,困难的强弱反映了意志的强弱;坚强的意志正是在不断地克服困难中培育发展起来的,没有困难、就谈不上意志。这种困难包括内部困难和外部困难,内部困难如目的不足、缺乏信心、经验不足,外部困难包括环境艰苦、工具简陋、外界干扰等。所以,个体的行动需要克服的困难越大,意志的特征就显得越充分、越鲜明。

3.以随意运动为基础　这是意志的第三个特征。人的活动可分为随意活动和不随意活动两种。随意活动是指受意识控制的、后天习得的、有目的动作。不随意活动是指无预定目的、不需要努力的不自主动作,主要指由自主神经支配的内脏运动,如吞咽、睡眠、眨眼等。随意动作是意志活动的基础,意志行动是有目的的行动,这就决定了意志行动是受人的主观意识调节和控制的。

### (二)意志与认知、情绪的关系

1.意志与认知的关系

(1)认知是意志活动的前提和基础:人的意志活动受目的的支配,这种目的不是与生俱来的,也不是凭空想象出来的,意志过程与其他心理现象一样是反映外界客观事实的,是人的认知活动的结果。人对外界客观存在的认识越丰富和(或)越深刻,其意志活动和目的也就越有意义和有价值,越有可能提出实现这一目标的策略、方法和手段,并坚持实现这一目的。相反,一个人对外界客观存在的认识不足,就很难制定出切合实际的目标,对自己确定的目标也会缺乏深刻的认识,也就难以提出适当的策略和措施来实现自己的目的。

(2)意志可对认知活动产生巨大的影响:意志对认知也有很大的影响,因为认知是有目的和有计划的,而且事物总是在变化中的,认知事物的过程中难免会遇到这样或那样的困难和挫折,所以需要意志的参与。一切随意的、有目的的认知过程,如学习一种新技术、观察一个事物、了解一个事件等,都要求人的意志努力,也都是意志活动的过程。可以说,没有意志活动,就不会有深入完全的认知过程。

2.意志与情绪的关系

(1)意志受到情绪的影响:情绪渗透在人的意志行动的全过程,人总是在对事物持有一定的态度、抱有某种倾向的情况下进行意志行动的。人的情绪过程是人活动的内部动力之一,它既能鼓舞意志行动,也能阻碍意志行动。当某种情绪对人的行动有激励和支持作用时,这种情绪就成为意志行动的动力。热情、兴奋、激动、愉快等积极情绪都能增强一个人的意志。相反,冷漠、困惑、忧郁、悲观等消极情绪,则会成为意志行动的阻力,甚至可能会动摇和销蚀一个人的意志,使人的意志行动最终不能实现。

(2)意志对情绪有调节和控制的作用:意志坚强的人,能够控制和驾驭自己的情绪,能够化悲痛为力量,把困难转化为动力,把消极情绪转变为积极情绪,做自己情绪的主人。相反,意志薄弱的人,不能调节和控制自己的情绪而成为情绪的奴隶,使行动背离了目的,而达不到预定的目标。"理智战胜情感"其实是意志努力来克服消极的情感。因此,只有锻炼出坚强的意志,才能调节和控制

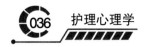 

自己的情绪,克服困难,朝着预定的目标不断前进。

日常生活中的活动往往是意志、情感和认知的共同参与。意志、认知、情感是密切联系彼此渗透的,不存在纯粹的不以认知和情感伴随的意志过程。

### (三)意志行动过程

人的意志是通过行为表现出来的,受意志支配的行为称为意志行动。意志行动的基本过程包括采取决定阶段和执行决定阶段。采取决定阶段是意志行动的初始阶段,它包括确定行动的目标,选择行动的方法并做出行动的决定;执行阶段是意志行动的完成阶段,一方面,它要求个体坚持执行预定的目标和计划好的行为程序,另一方面,制止和修正那些不利于达到预定目标的行动。执行决定阶段是意志活动重要的阶段,要求具有强大的意志力。因为执行决定需要强大的智力和体力支撑,需要忍受行动和行动环境带来的种种不愉快的体验,需要克服个性中许多消极的品质(懈怠、保守、不良习惯等);执行过程中,各种与既定目的不相符的动机还会出现,需要意志去克服;活动中的意外情况,需要意志去处理。总之,妨碍意志行动贯彻到底的所有困难,都需要意志去努力战胜。只有通过这两个阶段,人的主观目的才能转化为客观结果,主观决定才能转化为实际行动,实现意志行动。

### (四)意志品质

意志品质是指构成人意志的某些比较稳定的心理特征。意志品质是人格的一个组成部分,它具有明显的个体差异。良好的意志品质是在人生中逐渐形成的,需要从小进行培养和自我锻炼。

1. 自觉性　是指能主动地支配自己的行动,使其能达到既定目标的心理过程。个体具有明确的行动目的,并能充分认识行动效果的社会意义,使自己的行动符合社会、集体的利益,不屈从于周围人的压力,按照自己的信念、知识和行动方式进行行动的品质。与自觉性相反的有意志的动摇性、受暗示性、盲从、随波逐流、刚愎自用和独断性等。

2. 坚韧性　是指在意志行动中能否坚持决定,百折不挠地克服困难和障碍,完成既定目的的意志品质。这是最能体现人的意志的一种品质。坚韧性强的人能根据目的要求,在长时间内毫不松懈地保持身心的紧张状态,在任何情况下,都坚持不变,直至达到目的。在遇到困难时,它能激励自己树立起克服困难的信心,始终如一地完成意志行动。所谓"只要功夫深,铁杵磨成针",就是意志坚韧性的表现。与坚韧性相悖的是做事虎头蛇尾、见异思迁、浮于表面和执拗等。

3. 果断性　是指人善于明辨是非,迅速而合理地采取决断,并实现目的的品质。这种品质以深思熟虑和大胆勇敢为前提。果断性强的人,当需要立即行动时,能迅速做出决断对策,使意志行动顺利进行;而当情况发生新的变化,需要改变行动时,能够随机应变,毫不犹豫地做出新的决定,以便更加有效地执行决定,完成意志行动。与果断性对立的是优柔寡断、患得患失和草率从事。

4. 自制性　是指能够自觉、灵活地控制自己的情绪和动机,约束自己的行动和语言的品质。这种人能够克服懒惰、恐惧、愤怒和失望等内、外诱因的干扰,善于使自己做与自己愿望相符合的事情,执行既定的目的和计划。与自制性相反的意志品质是任性和怯懦。任性的人自我约束力差,不能有效地调节自己的言论和行动,不能控制自己的情绪,行为常常为情绪所支配。怯懦的人胆小怕事,遇到困难或情况突变时惊慌失措,畏缩不前。

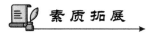 素 质 拓 展

**毛泽东的读书故事**

毛泽东从青少年到老年,都把读书看成第一生命。他有一句名言:"饭可以一日不吃,觉可以一

日不睡,书不可一日不读。"毛泽东的读书故事很多。他在长沙读书时,是湖南图书馆的常客,每天早上5点第一个到图书馆,天天如此,风雨无阻。在北大图书馆工作时,他晚上偷偷进入图书馆夜读,直至深夜。长征时,生活十分艰苦,他却带着一箱书随行。他病了骑在马上,稍清醒就在马背上读书,《国家与革命》就是在马背上读完的。更感人至深的是,毛泽东在逝世前一天仍然在读书。

思考:你从毛泽东身上看到了哪些意志品质? 这对于自身的学习有何启示?

# 第三节　个性心理

## 一、概述

个性作为人稳定而独特的心理面貌,一直是众多学者研究的对象。受苏联心理学家从人的精神面貌方面考察个性的观点的影响,目前,我国多数心理学教材将个性定义为一个人整个的精神面貌,即具有一定倾向性的、稳定的心理特征的总和,即广义的人格。这一定义认为人的许多心理特征不是孤立存在的,而是由个性倾向性、个性心理特征和自我调控系统3个相互联系的部分构成。

### (一)个性的心理结构

个性是多层次、多维度、多侧面的复杂体系。它主要由个性倾向性、个性心理特征和自我调控系统三部分构成。

1. 个性倾向性　人对事物稳定的心理倾向和行为趋向的个性成分,也就是人对客观事物的稳定的态度,是人进行活动的基本动力,是个性中最活跃的因素。它以积极性和选择性为特征,制约着人的全部心理活动。个性倾向性主要包括需要、动机、兴趣、理想、信念和世界观等。这些成分并不是孤立的,而是相互联系、相互影响和相互制约的。其中需要是个性倾向性的源泉,只有在需要的推动下,个性才能形成和发展。

2. 个性心理特征　是指在心理活动过程中表现出来的本质的、比较稳定的成分,它包括能力、气质和性格三方面。这3个成分之间的关系错综复杂,相互影响、相互牵制,形成一种环形结构。这三种特征的独特结合,形成了个体不同的稳定的独特特征,决定着人与人在个性心理特征方面的差异。

3. 自我调控系统　自我意识是自我调控系统的核心,它是指个体对自己作为客体存在的各方面的意识,具有自我认知、自我体验和自我控制3个子系统。上述三个方面不是截然分开的,而是紧密联系构成了个性结构中的自我调控系统,对个性中的各种心理成分进行调节和控制,以保证个性的和谐、完整和统一。

### (二)个性的特征

个性是一个具有丰富内涵的概念,它反映了一个人的多种心理品质特征。

1. 整体性　虽然个性是由许多心理特征组成的,但它并不是几种要素的简单组合,而是各种稳定的心理倾向、心理特征构成的有机整体。个性具有多层次性、多维度性、多侧面性,并有低级与高级、主要与次要、主导与从属之分,其特征是错综复杂地交互联系、交互制约在一起的,是一个复杂的系统。

2. **稳定性** 个性不是指一时表现出来的特点,而是指人在较长时间的社会实践活动中经常表现出来的个性心理特征。正是个性的这种稳定性特点,才能把一个人与另一个人从心理面貌上区别开来。个性具有稳定性的特点,并不排斥个性的可变性,因为个性的稳定性并不是一成不变的,只是改变它是较为困难的。

3. **独特性** 个性是在遗传、环境和教育等先天和后天的因素交互作用下形成的,不同的遗传和环境因素塑造了各自独特的个性特征,正所谓"人心不同,各如其面"。个性的独特性并不排斥人与人之间心理上的共同性,即个性中还存在着共性,一些家庭、民族、年龄、职业、文化背景等社会生活环境相同或相似的个体在个性中会有许多相同或相似的特征。

4. **生物性与社会性** 人既有生物属性,也有社会属性。人的生物属性是个性形成的基础,影响着个性发展的道路和方式,影响着个性行为形成的难易。但也不能把个性完全归结为先天的或遗传的。每个人都是社会的一员,都处于一定的社会关系之中,逐渐掌握了社会的风俗习惯和道德准则,形成相应的世界观、价值观、兴趣和性格等。可以说,遗传素质只为个性的形成和发展提供了可能性,社会生活和实践则为个性的形成和发展提供了现实性。

### (三)影响个性发展的因素

一般认为,个性的形成和发展是遗传因素和环境因素相互作用的结果。遗传因素是个性形成和发展的生物学基础,为其发展提供了可能性和发展方向。在遗传和环境的相互作用过程中,环境因素则把遗传因素影响的可能性转化为现实。

1. **遗传因素** 是指通过受精作用,父母的特征传递给子女的一种生理变化过程。个体的形成是父亲的遗传信息和母亲的遗传信息结合的结果,因此父亲或母亲个性上的某些特点就有可能遗传给子女。

2. **社会文化因素** 社会文化是一个广泛的范畴,它包括政治、法律、道德、风俗习惯以及衣食住行的方式等。不同的国家和民族,不同的地区,在长期的历史发展中形成了自己特定的文化模式和传统。人们的生活都是按照一定的文化模式来进行的,这种不同的文化模式对个性的塑造起着重大作用。

3. **家庭因素** 家庭是人生活中最主要的环境,大多数儿童是在家庭中生活,在父母的养育中长大的。精神分析学家认为,从出生到五六岁是人格形成的最主要阶段。一个人的个性在这个时期就基本上形成了,可见家庭对个体人格的形成影响之大。

4. **学校因素** 在人的一生中,学校生活是一个非常重要的阶段。学校不仅是一个学习文化知识和道德修养的场所,同时也是一个锻炼自我更好地适应社会的环境。学校对于学生性格的影响也是巨大的。

5. **自我调控因素** 上述各因素体现的是个性形成的外因,而外因是通过内因起作用的。自我调控系统就是个性发展的内部因素。调控系统是以自我意识为核心的。自我意识是人对自身以及对自己同客观世界的关系的意识,其主要作用是对个性的各个成分进行调控,保证其完整、统一、和谐。它属于个性中的内控系统或自控系统。

## 二、个性倾向性

### (一)需要

需要是指个体在适应社会生活的过程中,当出现某种生理或心理不平衡时,为了恢复平衡或达到某种新的平衡而产生的一种心理状态或倾向。可以表现为个体的内趋力、对某种目标(如自身生存和发展所必备的条件)的渴求和欲望,它反映了个体对内部环境或外部条件比较稳定的要求。需要也是对客观现实的反映。

1.需要的分类 需要大体上可以分为生理需要和社会需要两大类。

(1)生理需要:即本能的机体需要,是维持生命和延续种类所必须的条件。如对空气、水、食品、运动、休息、呼吸、排泄、求偶等的需要。生理需要体现了个体的生物属性,因此又被称为生物需要。

(2)社会需要:是人类在社会化过程中逐步形成的需要,是后天习得的需要,是人类所特有的。如对社会交往、文化学习、友爱、美的享受等的需要。社会性需要通常是从社会要求转化而来的,表现了需要的社会属性。

2.需要的层次 美国心理学家马斯洛(A. H. Maslow)认为,需要的满足是人类发展的一个最基本的原则,并把人类的主要需要依其发展顺序及层次由低到高分为 5 个层次,较好地说明了各种需要之间的相互关系(图 2-11)。

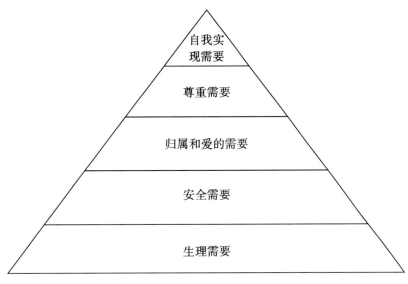

图 2-11 马斯洛的需要层次理论

(1)生理需要:即生存的需要,指对食物、空气、水、阳光、排泄、栖息等的需要。它是最强烈的、不可避免的最低层次的需要,也是人们行为的强大动力,是人类最原始、最基本的需要,具有自我和种族繁衍的意义,是个体为生存而必不可少的需要,是一切其他需要的基础。在人类的各种需要中,生理需要占据着最强的优势,当个体被生理需要控制时,其他的需要便被推到了次要的位置。

(2)安全需要:是指要求生活得到保护的需要,即对生活在无威胁、能预测、有秩序的环境中的需要。如劳动安全、职业安全、希望免于灾难、希望未来有保障等。安全需要比生理需要较高一级,当生理需要得到满足以后就要保障这种需要。

(3)归属和爱的需要:即被接纳、有所属及爱的需要。被接纳和有所属是指个体需要依附于某个群体,例如组织、团体、种族、国家等。爱的需要包括两个方面,即爱他人和被他人爱。广义的爱和被爱包括人际交往、友谊、互助等。社交的需要表明个体渴望亲密的感情关系、不甘被孤立或疏远。

(4)尊重需要:是个体对自己的尊重与价值的追求,是获取并维护个人自尊心的一切需要,包括被他人尊重、尊重他人和自我尊重。被他人尊重是指渴望自己在社会上占有一定的地位,享有一定

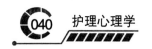

的声誉和受到他人的赞扬、赏识、敬重;尊重他人表现为对他人成就的羡慕和向往;自我尊重则表现为自信、自强、好胜、求成等。尊重需要很少能够得到完全满足,但基本上的满足就可产生推动力。

(5)自我实现需要:是指追求自我理想的实现,充分发挥个人才能和潜力的需要,是需要的最高级别,是一种创造的需要。这一需要简单地讲,就是个体渴望在社会上发挥自己的最大潜能。例如希望实现自己的理想和抱负,追求较高的名誉、地位和权力,对社会做出较大贡献,从而体现出自身的存在对社会的价值。

按照马斯洛的观点,需要层次具有如下特点。①五种需要像阶梯一样从低到高,按层次逐级递升,但次序并不是完全固定的,也有种种例外情况。②该理论有两个基本出发点:一是人人都有需要,某一层次需要获得满足后,另一层次需要才出现;二是在多种需要未获得满足前,首先满足迫切需要,该需要满足后,其他的需要才显示出其激励作用。③一般来说,某一层次的需要相对满足了,就会向高一层次发展,追求更高一层次的需要就成了行为的驱动力。④同一时期,一个人可能有多种需要,但每一时期总有一种需要占支配地位,对行为起决定作用。任何一种需要都不会因为更高层次需要的发展而消失。各层次的需要相互依赖和重叠,高层次的需要产生后,低层次的需要仍然存在,只是对行为影响的程度减小了。⑤一个国家或地区多数人的需要层次结构,是同这个国家的经济发展水平、科技发展水平、人民受教育的程度等直接相关的。在不发达国家,生理需要和安全需要占主导的人数比例较大,而高级需要占主导的人数比例较小;在发达国家,则刚好相反。

### (二)动机

动机是推动个体去从事某种活动,指引活动去满足需要,达到目标的内部动力。动机以需要为基础,同时还必须有外部诱因刺激的作用。需要和目标刺激是动机产生的两个必不可少的条件。

1.动机的功能　动机的功能主要体现在3个方面。

(1)激活功能:动机能激发有机体产生某种活动。带着某种动机的有机体对某些刺激,特别对那些与动机有关的刺激反应特别敏感,从而激发有机体做出某种反应或活动。例如,饥饿者对食物、干渴者对水、患病者对于健康特别敏感,因此也容易激起寻觅活动。

(2)引导功能:动机与需要的一个根本不同就是需要是有机体因缺乏而产生的主观状态,这种主观状态是一种无目标状态。而动机不同,动机是针对一定目标(或诱因)的,是受目标引导的。也就是说需要一旦受到目标引导就成了动机。由于动机种类不同,人们行为活动的方向和它所追求的目标也不同。例如在学习动机的支配下,学生的活动指向与学习有关的目标,如书本、课堂等;而在健康动机支配下,其活动指向的目标则是健身设施、医疗服务。

(3)维持和调整功能:当个体的某种活动产生以后,动机维持着这种活动针对一定目标,并调节着活动的强度和持续时间。如果达到了目标,动机就会促使有机体终止这种活动;如果尚未达到目标,动机将驱使有机体维持和加强这种活动,以达到目标。

2.动机与工作效率　人们一般倾向于认为动机强度越高对行为的影响越大,工作效率越高;反之,动机强度越低,工作效率越低,但心理学研究表明动机强度与工作效率之间的关系不是一种线性关系,而是倒U形曲线关系。中等强度的动机最有利于任务的完成。也就是说,动机强度处于中等水平时,工作效率最高。一旦动机强度超过了这个水平,对行为反而会产生一定的阻碍作用。如做事急于求成,会产生焦虑和紧张,干扰做事的效率。如考试怯场就是由动机过强造成的。

心理学家耶克斯(R. M. YerRes)和多德森(J. D. Dodson)的研究表明,各种活动都存在一个最佳的动机水平。动机不足或者过于强烈,都会使工作效率下降。研究还发现,动机的最佳水平随着任务的性质不同而不同。在比较容易的任务中,工作效率随动机的提高而上升;随着任务的难度增加,动机的最佳水平有逐渐下降的趋势。也就是说,在难度较大的任务中,较低的动机水平有利于任务的完成。这就是著名的耶克斯-多德森定律(图2-12)。

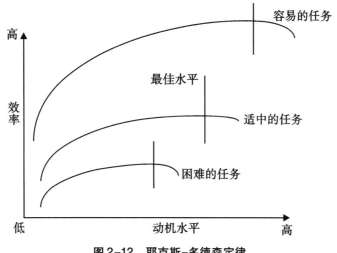

图2-12　耶克斯-多德森定律

3.动机冲突　在有目的的活动中,常常会同时存在着两个或两个以上所要达到的目标。当由于时间、空间或其他原因影响下不能同时达到所有目标的时候,便会出现欲达到这些目标的愿望相互矛盾、冲突或排斥的情况,从而出现两个或两个以上相互矛盾、冲突或排斥的动机。所谓动机冲突,就是指个体在某种活动中,同时存在着一个或数个所欲求的目标,或存在两个或两个以上互相排斥的动机,个体难以决定取舍,表现为行动上犹豫不决的一种心理状态。动机冲突是造成挫折和心理应激的一个重要原因,当冲突十分激烈时,个体会表现出紧张、焦虑,甚至因此危及个体的身心健康。所以。认识和处理好动机冲突与维持个体的心理平衡有着密切关系。动机冲突主要有以下3种类型。

(1)双趋式冲突:是指两个目标同时出现,并对个体具有同样的吸引力,但由于实际条件的限制,个体无法同时实现两个愿望时,在心理上出现的难以取舍的斗争。例如,"鱼和熊掌不能兼得"就是典型的双趋式冲突。

(2)双避式冲突:是指同时出现两件可能危及个体的事件,但由于条件的限制,个体只能回避其中之一,即只有忍受其中一个不利因素,才能避开另一个不利因素。"前有狼,后有虎"就是双避式冲突的最好体现。

(3)趋避式冲突:是指对于同一事物既有亲近或实现它的愿望,又有避开或不让其发生的愿望。对于个体而言,亲近是为了满足某种需要,而回避是由于该事物的不利因素会对自身造成负面影响或危害。即个体对某事物既想趋其利,又想避其害,面临着是接近还是回避的抉择冲突。例如,既喜欢吃奶油蛋糕,又害怕因此而发胖。

## 三、个性心理特征

### (一)能力

能力是直接影响活动效率,并使活动顺利完成的个性心理特征。能力总是和人完成一定的实践联系在一起的,离开了具体实践既不能表现人的能力,也不能发展人的能力。顺利地完成某种复杂的活动需要多种能力的完美结合。在完成某种活动中,各种能力独特的结合称为才能。如果一个人的

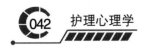

各种能力在活动中能达到最完美的结合,能经常创造性地完成一种或多种活动,就可称之为天才。

1. 能力的分类　能力通常可划分为一般能力和特殊能力。

(1)一般能力:也称普通能力,是指大多数活动所共同需要的能力,是人所共有的最基本的能力,在许多基本活动中表现出来,适用的范围广泛,符合多种活动的要求。一般能力和认知活动密切联系着,并保证人们较为容易和有效地掌握知识。观察力、记忆力、判断理解力、抽象概括能力、想象力、注意力等都是一般能力。这部分能力为每个人从事各种活动所必备,是发展其他方面能力的基础。一般能力的综合体现就是通常所说的智力。智力测验主要就是检测和评价个体的一般能力,从而推测该个体从事某项专门活动的能力基础。

(2)特殊能力:也称专门能力,是指为完成某项专门活动必不可少的能力。如音乐能力、绘画能力、体育能力、数学能力、写作能力等都属于特殊能力,都是在一般能力的基础上发展起来的。要顺利地完成一种活动,既需要一般能力,也需要相关的特殊能力。一般能力和特殊能力有机地联系着,一般能力的发展为特殊能力的发展创造了条件,特殊能力的发展也会促进一般能力的发展。

2. 影响能力形成和发展的因素　能力的形成和发展受多方面因素的影响,主要包括以下几个方面。

(1)遗传素质:是指个体先天具有的某些解剖和生理特性,主要是神经系统特别是脑的特性以及感觉和运动器官的特性。遗传素质是能力形成和发展的自然基础和前提。

(2)营养状况:营养不良,特别是儿童时期的营养不良,会影响神经系统特别是中枢神经系统的发育,从而影响个体心理功能的发展,影响能力的形成和发展。

(3)早期经验:在个体成长的过程中,儿童期十分重要。儿童期智力发展的速度是不均衡的,通常早期阶段有着很快的变化,而且对以后的发展有着很大的影响,甚至有可能在一定程度上制约个体一生能力的发展水平。

(4)兴趣爱好:能力的发展与兴趣爱好有着密切关系。对某种活动具有强烈而稳定的兴趣和爱好,往往标志着与该活动有关的能力的发展水平。能力和爱好是相互制约的,爱好吸引个体去从事某项活动,活动又促进能力的发展。能力发展了,就能更顺利地从事某项活动,也就进一步发展了这方面的爱好。

(5)知识、技能:与能力有密切关系。能力的发展是在掌握和运用知识、技能的过程中完成的;同时,能力又可在一定程度上决定着个体在知识、技能的掌握上可能取得的成就。

(6)生活实践:人的各种能力是在社会实践活动中形成起来的,离开了实践活动,即使有良好的遗传素质、后天教育,能力也难以形成和发展。生活实践的性质、广度和深度不同,也会影响各种不同的能力的形成。

(7)社会历史因素:对能力的影响体现在两方面,首先,人类社会的不断进步和生产力的不断发展,使得人类从事实践的领域不断扩大,新能力随之产生的同时,旧的能力也获得了新的内容;其次,由于社会制度、文化观念、生活环境等因素的影响,也可限制个体某些能力的发展。

## (二)气质

气质是个人心理活动稳定的动力特征。所谓心理活动的动力特征是指心理过程的速度、强度、易变性、稳定性及指向性,如知觉的广度和速度、思维的敏捷性、注意的稳定性以及个体倾向于外部事物还是内部事物等。气质类型主要如下。

1. 体液说　古希腊医生希波克拉底提出人体内有4种体液:血液、黏液、黄胆汁和黑胆汁。古罗马医生盖伦继承和发展了希波克拉底的体液说,认为人类有4种气质类型,并把这4种类型与4种体液联系起来,将人的气质划分为4种不同类型:胆汁质、多血质、黏液质、抑郁质。各种气质类型的特点见表2-1。在日常生活中,典型的这4种类型的气质很少见,多为混合型。

表2-1　4种气质类型及其特征

| 类型 | 主要的心理特征 |
|---|---|
| 胆汁质 | 精力充沛,情感发生快而强,心境变换剧烈,易冲动,对人直率、热情 |
| 多血质 | 活泼、好动、敏感,应变迅速,好与人交往,注意力易转移,兴趣易变 |
| 黏液质 | 安静、稳重,反应缓慢,沉默寡言,情绪不外露,注意稳定但难于转移,善于忍耐 |
| 抑郁质 | 孤僻,行动迟缓,情感反应慢而强,善于觉察别人不易觉察到的细小事物 |

2. 高级神经活动类型说　气质依赖于神经活动类型。巴甫洛夫(Pavlov)的高级神经类型的学说对气质的类型做出了较为科学的解释。巴甫洛夫通过条件反射的研究指出,气质的生理基础与大脑皮质高级神经的兴奋过程和抑制过程有关,高级神经活动表现为3个特征:①强度,即兴奋过程和抑制过程的强度有强弱之分;②平衡性,即兴奋过程和抑制过程强度的均衡性有平衡与不平衡之分;③灵活性,即兴奋过程和抑制过程相互转换的速度有灵活与不灵活之分。巴甫洛夫根据神经活动过程的这3个特征的不同组合,确定了高级神经活动的4种基本类型,即活泼型、安静型、不可抑制型和弱型,分别与希波克拉底的4种气质类型相对应,高级神经活动基本类型是气质的生理基础,4种气质类型即4种典型的高级神经活动类型的行为表现见表2-2。除这4种典型的类型外,还有许多中间类型,巴甫洛夫学派的观点得到后继者的进一步发展。

表2-2　高级神经活动的基本类型与对应气质类型

| 高级神经活动基本类型 | 气质类型 |
|---|---|
| 不可抑制型(强而不平衡型) | 胆汁质 |
| 活泼型(强而平衡、灵活型) | 多血质 |
| 安静型(强而平衡、不灵活型) | 黏液质 |
| 弱型 | 抑郁质 |

### (三)性格

性格是一种与社会关系最密切的个性特征,是人对现实的稳定态度和习惯化了的行为方式上的心理特征。性格代表了人对现实和周围世界的态度,并表现在他的行为举止中,包含许多社会道德含义。性格是在社会生活中逐渐形成的,同时也受生物学因素的影响。

性格主要体现在对自己、对别人、对事物的态度和所采取的言行上。所谓态度,是个体对社会、对自己和对他人的一种心理倾向,它包括对事物的评价、好恶和趋避等方面。态度表现在人的行为方式中。例如,当新型冠状病毒疫情暴发时,有的医护人员不顾被感染的风险,白衣执甲,勇敢逆行;有的则退缩自保。这就是人们对同一事物的不同态度。这些不同的态度表现在人们的不同行为方式中,它们构成了人的不同性格。

性格表现了一个人的品德,受人的价值观、人生观、世界观的影响,如有的人大公无私,有的人自私自利。这些具有道德评价含义的个性差异属于性格差异。性格有好坏之分,能最直接地反映一个人的道德风貌,是最核心的个性差异。

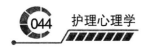

性格与气质的关系密切。一方面,气质可影响性格的表现形式,也可影响性格形成和变化的难易和快慢;另一方面,性格可以在一定程度上掩盖甚至改造气质的某些类型,从而使气质特征更好地服从于社会现实的需要。

## 四、自我调控系统

自我调控系统是个性中的内控或自控系统,其作用是对个性的各种成分进行调控,保证人格的完整、统一与和谐。自我调控系统以自我意识为核心,包括自我认知、自我体验、自我控制3个子成分。

### (一)自我认知

自我认知是对自己的洞察和理解,包括自我观察和自我评价。自我观察是指对自己的感知、思想和意向等方面的觉察;自我评价是指对自己的想法、期望、行为及个性心理的判断与评估,这是自我调节的重要条件。恰当地认识自我,实事求是地评价自己,是自我调节和人格完善的重要前提。

### (二)自我体验

自我体验是伴随自我认识而产生的内心体验,是自我意识在情感上的表现。当一个人对自己做积极的评价时,会产生自尊感;做消极的评价时,会产生自卑感。自我体验可以使自我认识转化为信念,进而指导一个人的言行;自我体验还能伴随自我评价,激励适当的行为,抑制不适当的行为。例如,一名护理人员在认识到自己在护理工作中不规范的行为后果时,会产生内疚、羞愧的情绪,进而制止这种行为的再次发生。

### (三)自我控制

自我控制是自我意识在行为上的表现,是实现自我意识调节的最后环节。例如,一个学生意识到专业学习对自己发展的重要意义,会激发努力学习的动机,并在行为上表现出刻苦学习、不怕困难的精神。

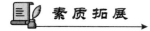
素质拓展

### 喜看稻菽千重浪,国士禾下梦乘凉

袁隆平(1930.9.7—2021.5.22),享誉海内外的著名农业科学家,中国杂交水稻事业的开创者和领导者,"共和国勋章"获得者,被誉为"杂交水稻之父"。袁隆平把毕生的精力奉献给"让所有人远离饥饿"的梦想,不畏艰难,甘于奉献,呕心沥血,苦苦追求,为解决中国人的吃饭问题做出了巨大贡献,让中国这个人口大国破解了马尔萨斯所说的"人口诅咒"。

像袁隆平先生一样的人还有很多,如黄大年、屠呦呦、南仁东、刘先林等,他们志向高远,撇开焦虑和诱惑的杂音,守住宁静,专一于为国家强大奋斗不息,贡献所能。

思考:要做出这样的成就需要什么样的能力?并从人格发展的角度思考,从这些民族英雄身上,我们能够学习到什么。

# 第四节　主要心理学理论流派

1879年以来,整个心理学界出现了空前繁荣的发展局面,产生了上百个大大小小的心理学派,这些学派分布广泛,遍布世界各地。现把在心理学界影响较大的4种理论流派介绍如下。

## 一、精神分析学派

精神分析理论又称心理动力学理论,是由奥地利精神病学家西格蒙德·弗洛伊德(Sigmund Freud)于19世纪末创立的一种心理学说。精神分析理论包括一系列对心理功能、心理发展及心理异常的概念和设想,注重对潜意识、性欲、动机及人格等深层次心理活动的分析,其中最重要的理论是关于心理结构、人格结构、性心理发展及心理防御机制的学说。

### (一)心理结构理论

弗洛伊德将人的心理活动划分为意识、潜意识和前意识3个层次,即为心理结构(或意识结构)理论。

1. 意识　精神分析理论中的意识是与潜意识相对的概念,是与直接感知有关的心理部分,是在清醒状态下所能觉察的心理活动内容,包括感知觉、思维、情感、意志和行为等。

2. 潜意识　潜意识指的是在心理活动的深层,意识范围之外的部分。潜意识的内容自己难以觉察,包括人的原始冲动和本能、被压抑的欲望、精神创伤的经历、不能为现实所容许的情感和思想、动机冲突等。而潜意识中这些得不到满足的本能力量和欲望等却总是试图进入意识而寻求满足,这种潜意识的矛盾冲突正是各种心理症状的根源。潜意识通过心理转换机制,通常以梦、失误或某些疾病(如神经症)的症状等形式表现出来。

3. 前意识　前意识介于意识和潜意识之间,相当于一个门控通道。一方面,它会阻止潜意识中一些邪恶的、不道德的想法进入到意识范围内;另一方面,它也会允许一小部分能被接受的潜意识进入到意识中,让我们能够意识到。前意识起到警戒作用,不让潜意识的本能冲动直接进入意识层面。

### (二)人格结构理论

弗洛伊德在1923年提出了人格结构理论,即本我、自我和超我3个部分相互作用,共同管理一个人的行为,并表现其人格特征。

1. 本我　本我存在于潜意识的深处,是原始的与生俱来的自己,是心理能量的基本源泉,是遗传而来的本能(性本能、攻击本能)。本我执行原始的生存功能,包含生存所需的基本欲望、冲动和生命力。它是无意识的、无理性的,遵循"快乐原则"行事,只求本能需要的即刻满足,而不顾现实条件,也不顾善恶、价值和道德。

2. 自我　自我介于本我和超我之间,是从本我中分化出的、大部分可意识到的一部分,小部分在潜意识中。自我是感觉、思考、判断或记忆的执行部门,在现实的反复教训中逐渐变得理性而识时务,是现实化了的本我,代表着人格中的理性部分。自我按"现实原则"行事,对内满足本我的需求,对外应付外界的现实,对上接受超我的监督和批判。自我维系本我、超我和现实之间的协调一

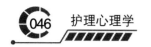

致,当难以达到平衡时便出现心理冲突。

3.超我　超我又称理想自我,是从自我中分化出来的部分,大部分存在于意识。超我是个体在长期的"社会化"过程中通过道德规范、社会价值的逐渐内化而形成的。超我是人格中的监控机构,是道德化了的自我,它行事遵循"道德原则"。其主要功能是按社会价值和道德标准,监督限制本我、指导自我,从而约束个人的行为表现,实现理想的完美的自我。

弗洛伊德认为,人格结构的本我、自我和超我3个部分,既可相互协调,也可相互矛盾和冲突。如果三者均衡发展或处于动态平衡,则人格和精神健康。反之,个体心理就会不健康甚至导致各种精神障碍和病态行为。

### (三)性心理发展理论

弗洛伊德认为,推动人类心理发展的是两种本能的内驱力,即生和死的本能。生的本能包括性本能,弗洛伊德用力比多来表示其心理能量;死的本能或称为攻击驱力。精神分析理论把人的心理发展过程分为5个可观察阶段,在本能内驱力的推动下,每一发展阶段将经历特定的心理冲突并形成特定的心理结构。

1.口欲期(0~1岁)　这一阶段婴儿的口唇是满足欲望以及与外界进行交流的最重要的身体部位。在口欲期阶段,活动的中心在口唇,婴儿通过他的口唇来体验和认识他的世界,吸吮和咬嚼占据婴儿的大多数时间。这个阶段是婴儿形成信赖感和安全感的关键时期,如能提供持续、恒定的安全联系,则婴儿顺利发展进入下一阶段。

2.肛欲期(1~3岁)　这一时期肛门成为快感的集中区域,对大便的保留和排泄引起愉快的推迟和满足。肛欲期如发展不顺利,成年后可表现为缺乏主见和自信,过分整洁,过度节俭,做事刻板、强迫,喜好挑衅、施虐和受虐,控制欲过强等。

3.性器期(3~5岁)　这一时期的儿童开始表现出对性器官的兴趣,开始把异性父母作为最感兴趣和爱的对象,而对同性父母产生竞争抗衡(俄狄浦斯情结或厄勒克特拉情结),由此而出现的依恋和攻击行为常常导致父母的惩罚。随着外部的禁止和惩罚的内化,孩子逐渐与同性父母认同,尤其是超我(道德观、禁忌)的认同,这种情结逐渐消退而压抑进入潜意识,发育顺利进入下一阶段。如此期发育不良,成年后可影响到对性的态度、创造力、艺术欣赏和志趣修养,也可影响其性格的形成和导致神经症的发生。

4.潜伏期(5~9岁)　儿童在经过口欲期、肛欲期和性器期后进入一段安静的阶段。此期的儿童主要在进行社会化,学习和接受教育成为主要活动,兴趣和活动进一步扩展。此时,孩子对父母和兄弟姐妹的兴趣减少,而对自然、动植物、学校学习、体育运动和同伴交往等兴趣陡增。

5.生殖期(9~20岁)　这一时期,随着躯体和性生理的成熟,认知功能的持续发展,个体逐渐与家庭客体疏远,开始建立家庭外的亲密客体关系,个体角色逐步确立,形成个性特征,开始对社会和文化价值产生认同和适应。当青春期到来时,性发育被重新唤醒,并有了生殖的新重点。个体开始寻求有着相互满足的异性关系,早期的自私倾向开始让步于对性伙伴的关心和责任感。随着社会化的顺利发展,个体准备担任成熟的社会成员的角色,接受自己和社会提出的各种要求。此时期如发展不良,则可出现固着、退行、酗酒、物质滥用、攻击和反社会等行为。

### (四)心理防御机制

心理防御机制是精神分析学说的一个基本概念,是指个体在心理上直接的、习惯性(或常用)的保持机制。自我在无意识状态下调整对挫折的看法或与现实的关系,从而避免冲突引起的不适或痛苦。自我通过这种心理机制来调控本我的欲望和冲动,使其与现实环境和社会道德相符合,抵御或减轻焦虑。这种防御机制是"自我"的功能,由"自我"来执行,也被称为"自我防御机制"。

## 二、行为主义学派

20世纪20年代,美国心理学家华生(Watson)发表了《行为主义者眼中的心理学》,标志着行为主义的诞生,开始创建了行为主义心理学,又称行为学派。行为主义者认为,除了遗传和个体发展成熟的作用之外,学习是获得行为和改变行为的主要途径,因此,行为主义理论亦即行为学习理论。

### (一)经典条件反射理论

经典条件反射是指不随意的反应性行为,它在非条件反射的基础上学习而形成,是习得行为,是行为疗法的一个重要理论基石。20世纪初,俄国生理学家巴甫洛夫(Pavlov)的条件反射研究取得了伟大的成功,提出了经典条件反射学说。巴甫洛夫通过给狗喂食的实验发现,一个无关刺激(铃声)可由非条件刺激(食物)的反复强化作用而逐渐成为非条件刺激(食物)的信号,继而这个无关刺激(铃声)也能引起狗的唾液分泌,而形成条件反射,此时的无关刺激(铃声)便成为条件刺激。但是铃声并不能等同于食物,如果重复多次仅出现铃声而不给喂食,那么条件反射就会出现消退,唾液分泌逐渐减少直至消失;而且已经形成的条件反射又能作为"非条件反射"引起第二级条件反射。如此发展可以学习获得更为复杂的行为。由于这类条件反射过程为一种反应性行为,不能被个体随意控制和操作,而称为经典条件反射,以区别于后来的操作性条件反射。临床上常用的厌恶疗法、系统脱敏疗法等行为疗法,就是基于上述原理而产生的。

### (二)操作性条件反射

操作性条件反射是指个体随意行为的建立。美国心理学家斯金纳(Skinner)通过著名的操作性条件反射实验证明了该理论。

在一个后人以他的名字命名的斯金纳箱中,安放有一个食物盘和一根杠杆装置,如果按压杠杆就会有食物落入盘中。把一只饥饿的小白鼠放入箱中,它在寻找食物时,可能偶然碰压了杠杆而获得了食物。如果这种偶然重复数次,小白鼠便会主动去按压杠杆而获取食物。由此,小白鼠学会了用按压杠杆来获得食物的行为,所得食物是对按压杠杆行为的奖励,因此这一过程也称为"奖励性学习"。根据同一原理,斯金纳又设计了"惩罚性学习"实验:小白鼠在偶然碰压了杠杆时遭到电击,这种偶然重复数次,小白鼠便学会主动回避按压杠杆而避免遭到电击。这里遭受电击是对按压杠杆行为的惩罚,因此这一过程也称为"惩罚性学习"。

操作性条件反射的实验说明了行为的后果直接影响该行为出现的频度的增减。假如后果是奖励性的,则该行为的发生频度(次数)倾向增加,称为正(阳)性强化;假如后果是惩罚性的,则该行为的发生频度(次数)减少,而免遭受惩罚的行为发生频度则增加,称为负(阴)性强化。依据此原理,既然人们的行为是由行为的效应来塑造,那么,有意地设置环境和(或)条件,达到特定的行为产生特定的效应,就可以控制行为改变的预期方向,逐渐建立新的行为模式,称为行为塑造。操作性条件反射的治疗原理就在于此,临床常以此来指导各种行为治疗,如阳性强化法等。

### (三)社会学习理论

美国心理学家班杜拉(Bandura)在华生等人的研究基础上创建了社会学习理论。该理论认为,人类更大量的行为获得并非简单的条件应答作用,而是通过观察学习或模仿学习而来。而且,构成人的模仿对象的范围极其多样,不仅有生活中别人的行为,而且像书籍、戏剧、电影等人物都是行为模仿的来源。社会学习理论强调学习的作用,认为任何行为都可以学习而得,也可以消退,因而崇尚教育的作用。

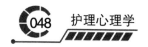 

## 三、认知学派

20世纪五六十年代,随着信息论、控制论、系统论以及计算机科学的迅猛发展,心理学界掀起了认知过程的研究热潮。美国心理学家奈瑟尔(Neisser U.)1967年出版《认知心理学》一书,标志着心理学领域一个新的分支——认知心理学的诞生。

认知心理学运用现代信息加工处理理论和方法探讨人是如何凭借感觉器官接受信息、加工贮存信息,以及提取并运用信息处理复杂问题的过程,对人的知觉、记忆、概念形成、推理、语言以及问题解决等进行研究,强调人的已有知识对当前认知活动和行为的决定作用。

认知学派的心理学家有着相同或相近的认知取向,都认同人的情绪、行为受认知过程中对环境的觉察和理解的影响。主要的理论学说包括以下几种。

1. 情绪认知理论 情绪认知理论主张情绪产生于对刺激情境或对事物的评价(即看法)。认为情绪的产生受到环境事件、生理状况和认知过程3种因素的影响,其中认知过程是决定情绪性质的关键因素,如阿诺德的"评定-兴奋"说。

2. 认知行为理论 具有代表性的如贝克的认知治疗理论。美国心理学家贝克(Beck)的认知治疗的基础理论来自信息加工之理论模式,认为人的行为、情绪是由对事物的认知所影响和决定。贝克指出,心理障碍的产生并不是激发事件或不良刺激的直接后果,而是通过了认知加工,在歪曲或错误的思维影响下促成的。这些歪曲和错误的思维是自动形成的(称为"自动思维"),包括主观臆测,在缺乏事实或根据时的推断,过分夸大某一事件及其意义;走极端,认为凡事不好即坏,非白即黑。不同的心理障碍有不同内容的认知歪曲,例如:抑郁症大多对自己、对现实和将来都持消极态度,抱有偏见,认为自己是失败者,事事都不如意,认为将来毫无希望。因此,认知治疗的目标不仅针对情绪、行为的外在表现,而且分析患者现实的思维活动和应付现实的策略,找出歪曲的认知并加以纠正。

## 四、人本主义学派

人本主义心理学产生于20世纪60年代,是在对心理动力学及行为主义进行反思与扬弃的基础上而崛起的。人本主义纠正了心理动力学及行为主义把人的行为看作受个人控制以外的因素主宰的观点,强调人的内在潜能,人有决定自己命运的能力。

### (一)马斯洛的需要层次与自我实现理论

需要层次与自我实现理论是人本主义心理学的主要理论之一,由美国心理学家马斯洛在1943年提出。马斯洛将有自我实现倾向或者自我实现者作为研究对象,如贝多芬、爱因斯坦等。马斯洛认为人类行为的心理驱力是人的需要,而不是性本能,并进一步将人类的需要分为像阶梯一样依次由低到高5个层次。

马斯洛认为,只有当人从低级需要的控制下解放出来时,才可能出现更高级的、社会化程度更高的需要,而自我实现的需要是最高层次的需要。自我实现的需要是在努力实现自己的潜力,使自己越来越成为自己所期望的人物的过程中得到满足的。而在人自我实现的创造性过程中,可产生出一种所谓的"高峰体验"的情感。

### (二)罗杰斯的"以人为中心"理论与自我理论

"以人为中心"理论与自我理论是人本主义心理学家罗杰斯(Rogers)从心理治疗的实践中形成的主要理论,后逐渐发展成为一支强大的心理治疗流派。

1."以人为中心"理论　最初称为"来访者中心",主要指人的主观性和人性观。罗杰斯认为:每个人都是生活在他个人现实的和主观的世界之中,人所得到的"现实"感觉,是他自身对真实世界主观感知、翻译的结果。一个人总是朝着自我选择的方向行进,他总是要实现自己的需要。罗杰斯相信每个人都有其对现实独特的主观认识,因此,来访者也有自己的主观性和目的性的选择。罗杰斯强调心理咨询和治疗过程中要关注人的主观性这一基本特性,要为每个来访者保存他们的主观世界存在的余地,这也是"来访者中心"一词的由来。

2.自我理论　自我理论是罗杰斯的人格理论的核心。罗杰斯认为,自我与自我概念的区别在于:自我(self)是一个人真实的自我,自我概念(self-concept)则是对自己的知觉和认识。自我概念并不总是与个体自己的体验或真实的自我相同。因此,理想的实现倾向即自我实现,就是指自我与自我概念的完全一致。罗杰斯认为,每个人都具有一种固有的、先天的维护自我、提高自我、"自我实现"的动机,这是人最基本的,也是唯一的动机和目的,它指引人朝向满意的个人理想成长。基于这种认识,罗杰斯在其来访者中心疗法中主张以来访者为主导,而治疗者的作用退居其次。治疗的基本原理就是使来访者向着自我调整、自我成长和逐步摆脱外部力量控制的方向迈进。

## 本章小结

心理是脑对客观现实的主观能动反映。认知过程、情绪情感过程和意志过程共同构成了人的心理过程;心理过程在每个人身上表现时总带有个人特征,即个性心理或人格。它包括个性倾向性(兴趣、需要、动机、理想、信念等)、个性心理特征(能力、气质、性格)以及自我意识系统(自我认识、自我体验、自我调控)。精神分析、行为主义、认知学派、人本主义是心理学界比较有影响的心理学理论流派。

## 练习题

### 一、单项选择题

1.心理过程包括(　　)
　　A.能力、气质和性格　　　　B.认知、人格和意志　　　　C.认知、情绪情感和意志
　　D.需要、动机和行为　　　　E.动机、情绪情感和意志

2.下列哪项不属于知觉(　　)
　　A.乘车时,感觉车在运动　　　　B.依据过去的经验来感知当前所感知的事物
　　C.作为具有一定结构的整体来感知　　　　D.确认再度出现而且曾经感知过的事物
　　E.有选择地将某一事物作为知觉的对象

3.吃过甜食之后再吃酸的橘子的话,会感觉橘子的味道与以前相比明显变酸了,这是因为发生了(　　)
　　A.感觉适应　　　　B.感觉对比　　　　C.感觉过敏
　　D.感觉增强　　　　E.感觉后像

4.心理学中常用一些"双关图形"来说明知觉的(　　)
　　A.选择性　　　　B.整体性　　　　C.理解性
　　D.恒常性　　　　E.主观性

5.心理活动或意识对一定对象的指向与集中是指(　　)

　　A.记忆　　　　　　　　B.感觉　　　　　　　　C.知觉

　　D.注意　　　　　　　　E.思维

6."一目十行"说的是注意的(　　)

　　A.广度　　　　　　　　B.分配　　　　　　　　C.转移

　　D.保持　　　　　　　　E.稳定性

7.短时记忆的保持时间为(　　)

　　A.1 min 之内　　　　　B.10 min 之内　　　　C.0.25 s 之内

　　D.2 s 之内　　　　　　E.20 min 之内

8.护理人员通过观察患者的表情来了解患者当前的情绪状态,这体现了情绪的(　　)

　　A.适应功能　　　　　　B.动机功能　　　　　　C.组织功能

　　D.信号功能　　　　　　E.调节功能

9.周恩来立志"为中华崛起而读书",黄大年立志"振兴中华,乃我辈之责",从需要层次的角度来看,这体现个体的(　　)

　　A.安全需要　　　　　　B.生理需要　　　　　　C.尊重需要

　　D.归属和爱的需要　　　E.自我实现需要

10.按照巴普洛夫的高级神经活动的基本类型学说,神经活动强而平衡的灵活型对应的气质类型是(　　)

　　A.胆汁质　　　　　　　B.多血质　　　　　　　C.黏液质

　　D.抑郁质　　　　　　　E.神经质

11.下列对应正确的是(　　)

　　A.弗洛伊德-情绪认知　　B.斯金纳-经典条件反射　　C.罗杰斯-高峰体验

　　D.班杜拉-社会学习　　　E.贝克-理性情绪疗法

二、简答题

1.如何理解心理与脑的关系?

2.什么是感觉和知觉?它们有何区别和联系?

3.简述情绪、情感的联系与区别。

4.简述马斯洛的需要层次理论。

5.简述精神分析的性心理发展理论。

(张东军)

参考答案

知识归纳

▓▓▓▓▓▓▓▓ 学习目标 ▓▓▓▓▓▓▓▓

**【知识目标】**

1. 阐明健康、心理健康的概念及标准。

2. 区别胎儿期、儿童期、青少年期、青年期、中年期、老年期生理心理发展特点及常见心理问题。

3. 陈述胎儿期、儿童期、青少年期、青年期、中年期、老年期心理健康的维护策略。

4. 陈述影响护士心理健康的因素及护士应具备的职业心理素质。

**【能力目标】**

1. 运用心理维护策略,保持和促进个体心理健康。

2. 运用心理健康标准分析护士心理状态。

**【素质目标】**

以新内涵强化医学生心理健康素养的培养。加强救死扶伤的道术、心中有爱的仁术、知识扎实的学术、本领过硬的技术、方法科学的艺术的教育,培养医德高尚、医术精湛、心身健康的人民健康守护者。

---

**综合案例**

新入职护士小王因为工作原因,最近总是感到焦虑与不安。回到家里,面对家人和孩子时,小王又不想把工作上的不愉快和压力带到家里,不想因为工作上的烦恼而影响家庭,于是极力压抑自己的情绪,强装平静。慢慢地,护士小王的焦虑越来越明显。她开始回避集体活动,疏远同事和朋友,易激惹,对家人言语敏感,在工作中对患者也越来越没有耐心。请思考:

1. 小王是一个"健康"的人吗?案例中护士小王可能存在哪些心理健康问题?

2. 请问护士小王可以采用哪些策略来维护和促进自己的心理健康?

案例解析

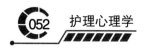

# 第一节　健康的标准与影响因素

## 一、健康与亚健康

健康是人的基本权利,也是个体生命延续和发展最基本的保障。人们所处的时代、环境和条件不同,对健康的理解亦不相同。随着人类疾病谱的改变和医学模式的转变,人们对健康的认识也不断更新和发展。

### (一)健康

长期以来,人们把健康理解为"无病、无残、无伤",随着医学模式的转变,人们对健康的理解也进一步发展。1948 年,世界卫生组织(WHO)对健康的定义是"健康不仅仅是没有疾病和病症,而是一种躯体、心理和社会功能均处于良好的状态"。这一定义包含了躯体健康、心理健康、社会适应3 个维度。1990 年,WHO 又公布了新的四位一体的健康定义:一个人只有躯体、心理、社会适应和道德4 个方面都健康,才算完全健康。一个人在躯体健康、心理健康、社会适应良好和道德健康四方面都健全,才是完全健康的人。

1. 健康的状态　2000 年 WHO 对新的健康的标准做出解释如下:①精力充沛,能从容不迫地应付日常生活和工作的压力而不感到过分紧张;②处事乐观,态度积极,乐于承担责任,事无巨细,不挑剔;③善于休息,睡眠良好;④应变能力强,能适应环境的各种变化;⑤能够抵抗一般性感冒和传染病;⑥体重得当,身材均匀,站立时头、肩、臂位置协调;⑦眼睛明亮,反应敏锐,眼肌轻松,眼睑不发炎;⑧牙齿清洁,无空洞,无痛感,齿龈颜色正常,不出血;⑨头发有光泽,无头屑;⑩肌肉、皮肤富有弹性,走路轻松有力。

2. 医学意义上的健康　医学的目的除了要使人不生病,有病早康复,更要使人类的总体健康素质提高,即:健康长寿;生活惬意,舒坦;生命有意义,有价值。2016 年 10 月 25 日,中共中央、国务院印发通知要求各地区各部门结合实际认真贯彻落实《"健康中国 2030"规划纲要》,纲要明确提出建设健康中国的战略主题是"共建共享、全民健康",要强化个人健康责任,提高全民健康素养,引导形成自主自律、符合自身特点的健康生活方式,有效控制影响健康的生活行为因素,形成热爱健康、追求健康、促进健康的社会氛围,到 2030 年要实现人民健康水平持续提升,人民身体素质明显增强,2030 年人均预期寿命达到 79 岁,人均健康预期寿命显著提高。

3. 健康的层次　健康是一种追求和实现愿望、满足需求和改变或处理环境的能力,从而成为追求幸福的资源。健康是人全面发展的基础,是社会进步的重要标志和潜在动力,关系千家万户家庭幸福。在适当的生命阶段采取适当的健康措施可以投资健康,减少健康危害,实现健康老龄化,达到生命较高的功能状态。所以,只求温饱和不生病,满足生理欲求和日常生活需求,是低层次的健康;只求长寿,是基本的健康;在躯体上、精神上和社会上达到完美状态,是高层次的健康;使自己与自然、社会、行为和生态环境相互协调,达到"天人合一"的状态,是一种生态健康,即和谐健康。

### (二)亚健康

亚健康是人处于疾病与健康之间的一种状态,指人虽无明显疾病,但在一定时间内呈现出活力降低、适应性减退、机体各系统功能和代谢功能低下等不够健康的生理状态。经系统检查后未发现有疾病,而"患者"自己确实感觉到躯体和心理上的种种不适的状态。

不良的饮食、紧张的生活节奏、不良的生活习惯、工作过度疲劳、心理压力过大、环境污染所致的体内有害物质的沉积等均可导致亚健康状态,它是机体在无器质性病变的情况下发生的功能性改变。亚健康状态的表现错综复杂,较常见的表现为躯体、心理和社会适应三方面的改变。

1.躯体方面　表现为慢性疲劳持续的或难以恢复,出现免疫力降低、食欲减退、头昏、头痛、夜间烦躁难以入睡、易感冒、口腔溃疡、便秘、腹泻、出虚汗、心悸等。

2.心理方面　表现为心烦意乱、有孤独感、注意力不集中、焦虑、失眠多梦,休息不好、记忆力减退,活力下降、对周围事物的兴趣下降、情绪低落等。

3.社会适应方面　表现为喜欢安静及独处,逐渐回避人群、回避社会,待人冷漠,人际关系不协调、家庭关系不和谐等。

## 二、健康的影响因素

健康是由自然环境、医疗、遗传和生活方式等多种因素共同决定的,WHO 的报告认为:影响健康的因素中,自然环境因素占 7%,社会因素占 10%,医疗条件占 8%,生物遗传因素占 15%,而生活方式和行为占 60%。人的健康状况与其对健康的认识、周围环境、医疗保健、生物学因素、生活方式及自我健康促进能力有着密切的关系。社会经济状况、人口特征、健康需求、政府发展规划等也是健康促进的影响因素。

### (一)行为和生活方式

行为和生活方式是指因自身不良行为和生活方式,直接或间接给健康带来的不利影响。糖尿病、高血压、冠心病、癌症、肥胖症、性传播疾病和艾滋病、精神障碍、自杀等均与行为和生活方式有关。

1.行为　行为是影响健康的重要因素,几乎所有影响健康的因素都与行为有关。例如,吸烟与肺癌、慢性阻塞性肺疾病、缺血性心脏病及其他心血管疾病密切相关;酗酒、吸毒、婚外性行为等不良行为也严重危害人类健康。戒烟可以使心脑血管疾病的死亡率下降,同时还能降低非吸烟者受到二手烟的危害;减少饮酒不仅能减少对身体脏器的损害,还能减少酒驾等事故,增加个人及家庭、社会的安全率。

2.生活方式　生活方式是指人们长期受一定文化、民族、经济、社会、风俗、家庭影响而形成的一系列生活习惯、生活制度和生活意识。研究表明,缺乏运动、不合理膳食、吸烟、过量饮酒等不健康的生活方式是非传染性慢性疾病产生的主要危险因素,坚持健康的生活方式能够降低心血管疾病、糖尿病、肿瘤等慢性非传染性疾病发病或死亡的风险。合理膳食、适量运动、戒烟限酒、心理平衡、充足睡眠是人类健康的五大基石。所以,建立良好的生活方式,培养自身爱好,设定生活目标,改进不良的习惯,增进积极情绪等,能促进健康水平的提升。

### (二)环境因素

人的健康与自然环境、社会环境息息相关。环境对人类健康影响极大,无论是自然环境还是社会环境,人类一方面要享受它的成果,另一方面要接受它带来的危害。自然界养育了人类,同时也随时产生、存在和传播着危害人类健康的各种有害物质。气候、气流、气压的突变,可能会导致一些疾病的传播,甚至带来台风、洪水等自然灾害。在社会环境中,政治制度的变革、社会经济的发展、文化教育的进步与人类的健康紧密相连。例如,经济发展的同时带来了废水、废气、废渣,这其中包

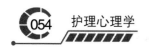 

含了许多的致病甚至致癌的病原微生物,严重威胁人类健康;不良的风俗习惯、有害的意识形态,可能会给人们带来身体或心理上的创伤,有碍于人类的健康。因此,人类要健康,就必须坚持不懈地做好改善环境、美化环境、净化环境和优化环境的工作。

1. 自然环境　自然环境是环绕生物周围的各种自然因素的总和,如大气、水、土壤、阳光、其他物种、岩石矿物等,良好的自然环境是人类生存和发展的物质基础。如清洁的空气和水、充足的阳光、适宜的气候,如果自然环境发生改变或受到人类的破坏,将会对人类健康造成直接或间接的影响。改革开放以来,经济发展使中国进入了快速的城镇化阶段,城市发展带来的环境污染(大气污染、水污染、噪声污染、辐射污染)给居民的健康带来了极大的隐患。保持自然环境与人类的和谐,对维护、促进健康有着十分重要的意义。

2. 社会环境　社会环境是指人类在生产、生活和社会交往等过程中建立起来的上层建筑体系,包括社会制度、法律、经济、文化、教育、风俗习惯、人口、民族、职业、社交、婚姻、家庭及福利等,它不但可直接影响人群或个人的健康,而且还可以通过影响自然环境质量与人的心理状态,间接影响人体健康。良好的社会环境如政治稳定、经济条件优越、融洽的人际关系等会促使人精神愉快、心身健康;差的社会环境如社会动乱、经济负担过重、战争爆发、恐怖活动、人际关系危机等可使人精神紧张,甚至诱发疾病。

### (三)生物因素

生物因素包括遗传、生长发育、衰老、个体生物学特征(包括年龄、性别、体型和健康状况等)。据调查,目前全国出生婴儿缺陷总发生率为5.6%,遗传因素是出生缺陷的直接原因之一。目前发现的遗传性疾病已超过3 000余种,高血压、糖尿病等的发生,亦包含一定的遗传因素。

### (四)医疗卫生服务

医疗卫生服务包括预防、医疗和康复等服务,即指社会医疗卫生设施和制度的完善状况。医疗水平低下、医疗机构管理不善、误诊漏诊、卫生技术人员不足、初级保健不健全、卫生经费过少、卫生资源分配不合理、重治轻防等都是不利于健康的危险因素。健全的卫生机构,完善的医疗保健制度,完备和质量保证的服务网络,一定的经济投入,公平合理的卫生资源配置,以及高水平的医疗服务、足够的医务人员则对人群健康有着重要的促进作用。

影响健康的4个因素相互依存,相互制约,大多数情况下是联合作用,共同影响人类的健康。

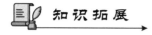 知识拓展

**良好的生活习惯**

我国学者提出,良好的生活习惯主要包括以下几个方面:①心胸豁达,乐观;②劳逸结合,坚持锻炼;③生活规律,善于利用闲暇时间;④提倡合理的膳食习惯,营养得当;⑤不吸烟、不酗酒;⑥家庭和谐;⑦与人为善、自尊自爱;⑧爱清洁、注意安全。

## 三、心理健康与维护

关于心理健康的概念,不同学者从不同的角度提出了不同的观点,目前尚没有一个确定的定义。心理健康一词最早是由美国精神病学家斯惠特(Sweeter W.)提出的,又称心理卫生,指的是人

内部心理和外部行为的和谐统一,并适应社会准则和职业要求的良性状态。实际上,由于不同心理学流派的角度有所不同,对心理健康的理解产生了不同的认识。一般认为,心理健康是指以积极、有效的心理活动,平稳正常的心理状态,对当前和发展着的社会、自然环境以及自我内环境的变化具有良好的适应功能,并由此不断地发展健全的人格,提高生活质量,保持旺盛的精力和愉快的情绪。

### (一)心理健康的衡量标准

心理健康是个相对的概念,从不健康到健康只是程度的不同,正常与异常是相对的,不像生理健康那样具有精确的、易于度量的指标。人的心理健康可以从相对不健康到健康,也可以从相对健康变得不健康。心理健康是一个动态的过程,不是固定不变的。所以,心理健康的标准也是一个发展、变化的概念,它反映了不同时代个体对社会生活良好地适应所具备的心理状态,随着社会的发展,心理健康的标准随之有所改变。

WHO 的心理健康标准:身体、智力、情绪十分协调;适应环境,人际关系中彼此能谦让;有幸福感;在职业工作中,能充分发挥自己的能力,过着有效率的生活。

影响比较大的美国心理学家马斯洛和米特尔曼提出的心理健康的十项标准:①有充分的自我安全感。②有良好的人际关系。③充分了解自己,并对自己的能力做恰当的估计。④生活的目标能切合实际。⑤不能脱离现实环境。⑥能保持人格的完整与和谐。⑦有从经验中学习的能力。⑧能有效地宣泄和控制情绪。⑨能做到有限度地发挥个性。⑩在不违背社会规范的情况下,个人的基本要求能适当地得到满足。

我国学者提出的心理健康七标准具体内容如下。

(1)智力正常:这是人正常活动最基本的心理条件,是心理健康的首要标准。它包括人的观察能力、注意力、想象力、思维能力和实践活动能力等。智力低下者因思维能力或实践能力低下,在学习、生活、工作及社会交往中不适应,易产生心理不平衡,导致自卑或抑郁等心理状态。

(2)善于调控情绪:情绪在心理健康中起着核心的作用,热爱生活,在生活中感受快乐、喜悦、爱、忧伤和愤怒等,并能恰如其分地控制,保持与周围环境的动态平衡。

(3)有健全的人格:培养健全的人格是心理健康的最终目标,它包括气质、能力、性格、需要、兴趣和人生观等。正确的自我意识、积极的人生观和诚恳灵活的待人接物的态度,以及与社会发展保持步调一致,才能不断地完善与健全人格。

(4)有健全的意志品质:意志品质在人的个性中占有重要的位置,健康的意志品质主要表现在自觉性高、果断性强、自控力好、坚韧性大。

(5)良好的人际关系:个体的心理健康状况主要是在与他人交往中表现出来,能爱人也能被爱。与人相处时,能用尊重、信任、友爱、宽容、赞美等积极态度与人合作、分忧解愁,共同奋斗。有稳定与广泛的人际关系,在社会交往中,言行符合社会规范,能重视团体需要,及时进行自我调整。

(6)社会适应良好:具有积极的处世态度,能主动适应和改造现实环境,与社会广泛接触,对社会现状有较清晰的认识,能面对现实而不逃避。

(7)心理行为符合自身年龄特征:人的心理行为表现应与生理发展阶段中大多数同年龄的人相符。若一个人的心理行为经常严重偏离自己的年龄阶段特征,一般是心理不健康的表现。

### (二)心理健康的维护

1.促进心理健康的基本原则　心理健康具有相对性、动态性、连续性和可逆性的特点,应该遵循一些基本的规律。

（1）先天因素与后天因素并重的原则：要获得健康的心理，需本着遗传、教育与认知等先天、后天因素并重的原则行事。

（2）与环境协调的原则：能否保持心理健康主要取决于人与自然、社会环境能否协调平衡地发展，是静态与动态的统一。在日常生活或社会活动中，各种因素均可影响人际关系的协调与平衡，例如，到新的环境中上学或就业，能否很快适应等。

（3）身心统一的原则：人是一个统一的有机体，各种因素影响人的生理和心理，健康的心理有赖于健康的身体。因此，要积极地增强自身体质和生理功能，促进心理健康。

（4）个体与群体统一的原则：无数个体组成群体，而生活于群体中的个体又时时刻刻受到群体的影响。

（5）知、情、意、行相对平衡结合的原则：心理健康的发展有赖于相应的理论知识又依赖于实践行动及情感因素的参与。

**2.心理健康的维护方法** 心理健康的维护方法就是个人在生活中为了促进自己达到一种幸福进取的良好状态而采取的方法。其范围不仅包括工作方面，也包括了情感、社会生活等方面，进取也不仅仅指明显的进步和远大目标的追求，还包括工作、生活、情感中每一个细小的改善与提高。不断确立新的目标，通过突破个人极限来促进个人的发展，并关注社会，帮助他人，对社会做出贡献。具体表现包括维护身体健康，调整心态，增进人际关系，培养兴趣爱好，自立自强，加强防范和应对压力性事件的能力等。

美国《人类行为百科全书》指出"促进人类心理健康的活动，应包括生理、心理和社会三方面的内容"。生理方面是指从胎儿到老年的各阶段的人体神经系统的保护和预防损伤的各种卫生保健服务事项。心理方面是指个体各发展阶段的心理需要获得满足和情绪困扰减低到最低限度。社会方面是指社会环境、社会制度和社会组织各方面功能的强化。据上所述，维护和增进心理健康的途径包括下面3个方面。

（1）生理方面的途径：①实施优生政策，避免先天性有害生理影响，保证良好分娩过程。②儿童期营养的保证，以消除生理和心理上的紧张与压力。③提供免疫和其他医疗措施，以预防感染性疾病。④加强体育运动，以增强体质。⑤合理的休息和娱乐，以消除疲劳，调节情绪。

（2）心理方面的途径：①在婴幼儿期给予其充分的母爱和关怀，提供友爱、温暖、鼓励的养育氛围。②进行必要的社会行为训练，发展儿童的探索精神及活动能力。③提供科学的家庭、学校、社会的教育和训练。④对心理压力，给予其充分的心理支持和帮助。⑤培养乐观、积极、幽默与爱的情绪，善于控制和调节不良情绪。⑥发展人际关系的能力，提高对人生各转折期的适应能力。⑦树立健康积极的人生哲学。

（3）社会方面的途径：维护和增进心理健康的社会方面，对于个人和家庭而言，远比生理和心理方面要难以控制，因为社会方面的工作必须依社会组织及其制度而定。社会方面的心理卫生工作包括减少社会压力，提供每一公民健全生活环境的各项措施，如足够的娱乐设施；住宅的改造；嗜酒、烟瘾及药物依赖的控制；性病的防治；建立社区组织方案，健全医疗保健机构，构成社区心理卫生网络等。

以上三方面途径构成了维护和增进心理健康的有机整体，只有三者的协调发展才能获得良好的效果。首先，必须是大众本身有正确的认识并努力实行；其次，有关计划应通过各种卫生保健设施和心理卫生组织机构来付诸实施，并通过大众传播媒介和有关服务机构广为宣传和强化；最后，在社区发展计划中，尤其要对社会方面的预防工作负责，在政府的支持和民众的配合下，实行综合治理。

### 四、人的发展与生命周期

人的发展有两层含义,其一是指人类种族在地球生物种系发生中的有关过程;其二是指个体从生物学受孕到生理死亡所经历的一系列的生命阶段,即从婴幼儿、童年、少年、青年、中年、老年到死亡的发展过程,这种从生到死的过程也称为生命周期。其中包括生物意义上的成熟和变化过程,个体年龄结构的过渡,以及不同年龄期社会经历的变化。在整个生命周期中,人类个体经历了有序的变化过程。所谓有序的变化,就是指变化是一层一层上升的,而且在变化中呈现出了不一样的阶段性特征,这种有序的变化就是发展。所以,发展是指个体随年龄的增长,在相应环境的作用下,整个反应活动不断得到改造,日趋完善、复杂化的过程,是一种体现在个体内部的连续而又稳定的变化。发展变化从开始到成熟大致体现为:一是反应活动从混沌未分化向分化、专门化演变;二是反应活动从不随意性、被动性向随意性、主动性演变;三是从认识客体的外部现象向认识事物的内部本质演变;四是对周围事物的态度从不稳定向稳定演变。

#### (一)心理发展的主要特点

人的发展是指身心的成长和变化。人的一生中,无时无刻不在经历着发展和变化。人的发展是整体性的发展,包含生理发展、心理发展和社会发展。心理发展是人的发展的重要组成部分,即个体从出生到衰老过程中的心理是不断发展和变化的。一个人从出生到死亡,其心理过程和个性心理特征不是固定不变的,而是处在一个不断发展变化的过程中,心理的发展并不是随着生理的成熟而告以终结,心理的发展是从个体出生到成年再到老年的持续过程。

1.心理发展具有连续性　心理发展是一个持续不断的前进过程,每一个心理过程和个体心理特征都是逐渐地、持续地由较低水平发展到较高水平,人的心理发展自出生就已经开始,以后日趋丰富和完善,人的心理发展过程是一个由量变到质变的过程。

2.心理发展具有程序性　心理发展具有一定的程序,不仅整个心理的发展有一定的程序,同时个别的心理过程和个性心理特征的发展也有一定的程序。例如,个体思维的发展总是从直觉行动思维发展到具体形象思维再发展到抽象逻辑思维;记忆总是从无意识记忆发展到有意识记忆,从机械记忆发展到意义记忆;情感总是先有喜、怒、哀、乐等一般的情绪,而后才有道德感、理智感和美感等。

3.心理发展具有阶段性　心理发展过程中存在着明显不同的年龄阶段,而各个相邻的阶段既互相区别又互相联系,前一阶段为后一阶段准备了条件,后一阶段是前一阶段的继续和发展。一个阶段经过一定的发展时期,就必然要过渡到更高一级的阶段。

4.心理发展具有联系性　心理各个方面的发展是相互联系和相互制约的。例如,感知的发展是记忆发展的前提,而记忆的发展又反过来影响感知的发展。感知为思维提供具体的、直观的材料,在这些材料的基础上,逐渐发展出抽象思维。

5.心理发展具有差别性　同龄人在心理发展上存在着明显的差别,这种差别主要表现在不同人的同一心理过程和个性心理特征的发展速度和水平有着明显的不同。例如,人的智力或某些才能出现的早晚各不相同,许多智力超常的人属于“才华早露”的典型。但是,多数人的智力或才能的发展并非如此,个别人甚至到年龄很大才表现出他的智慧和某种才能,这种差别是客观存在的事实。

有些研究者根据动物心理实验提出了“关键年龄”或“关键期”的概念,认为个体在早期发展过程中,某一反应或一组反应在某一特定时期或阶段中最容易获得,最容易形成,如果错过了这个时

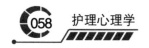 

期或阶段,就不容易再出现这样的"好时机"。这个关键的"好时机"就是关键年龄或关键期。

### (二)心理毕生发展观

纵览生命的全过程,从出生到衰老,从幼稚到成熟,每个人的成长过程都有许多转折点。心理毕生发展观依据这些转折把人生分为若干阶段,通过研究每个阶段的特点来寻找人生最佳的成长模式。心理毕生发展的含义是个体从生命开始(受精卵形成胚胎)经过新生儿、婴儿、幼儿、童年、少年、青年、中年及老年各个时期直至生命完结的发展全程。这个发展变化过程不仅包含量的变化,而且还有质的飞跃;既包括个体心理的不断完善,也包括心理的衰退过程。

毕生发展的观点主要有:①人生的发展,除了身体在生物意义上的发育、成熟以外,是一个伴随人的一生的过程,其行为的变化过程贯穿于从胎儿期到死亡的全部,行为变化过程反映了个人的不同行为表现增强和减退的情况。例如,人进入老年以后,言语能力往往继续加强,而身体的灵活性却减退了。②发展具有多维性和多向性,发展的方向也因发展内容的种类不同而有所不同。③发展由获得和丧失组成,是一个有序变化的过程,并非仅仅意味着增长。④心理发展存在着很大的个体差异和可塑性,不同的人有不同的形式。⑤心理发展受多种因素影响,个体的发展是年龄阶段、历史阶段和非规范事件等多种影响共同作用的结果。

### (三)影响心理发展的主要因素

人的发展取决于很多因素,是多种因素综合的建设和形成互动的结果,如遗传、环境和教育等。总之,在人的发展中,并不是一方面因素在起作用。遗传给人的生长以生理基础和发展的潜在可能性;环境为人的个体发展提供了物质条件、社会关系和文化资源,它包括经济生活、政治生活、文化生活,使生物的人能够发展为社会的人;教育是为育人而有意识的组织起来的,包括有目的的社会实践教育和有目的的科学文化知识教育。此外,个体能动性等也是影响人的发展的重要因素。

1. 遗传与环境交互作用  个体在出生前的发展,主要由遗传环境因素所决定。个体出生后的幼稚阶段,遗传与环境两因素影响之大小,在身心两方面有所不同,属于身体方面的特征,遗传的影响大于环境,属于心理方面的特征,环境的影响大于遗传。个体发展趋于成熟阶段,影响个体身心发展的则主要是环境因素,在个体身心发展历程中,身心特征的改变有阶段性的特征,它不只是量的增加,而且有质的改变。

2. 家庭环境与个体发展  一般来说,家庭是由父母、祖父母、兄弟姐妹等社会成员组成的特定的集团。儿童出生后,长期生活在家庭之中,家庭所处的经济地位和政治地位,父母的教育观点和教育水平,教育态度和教育方法,家庭成员之间的关系,儿童在家庭中扮演的角色,家庭成员所处的地位等,对儿童发展都有非常大的影响。帕金斯认为家庭是"制造个性的工厂"。一方面,家庭把基因传递给后代;另一方面,家庭是人接触的第一个环境,是最早向儿童传播社会经验的场所,家庭是儿童出生后最初的教育场所。以母亲为中心的各种刺激对婴幼儿个性的发展影响很大,儿童不仅体验着由家庭环境带给他们的影响,也在萌发着个性特征,为今后个性的发展打下基础。亲子交往的过程对儿童的言语和智力发展有着重要作用,而且通过相互的反馈,还能够促进儿童的个性发展。家庭成员对人对事的态度在孩子的社会化过程中亦发挥着重要作用。另有研究表明,儿童出生的顺序和在家庭中所扮演的角色对其个性发展也有一定的影响。

3. 学校教育与个性形成  学校是仅次于家庭对个性形成以影响的社会集团或组织。它是通过各种活动有目的有计划地向学生施加影响的场所。社会上的各种关系,有指导者和被指导者的关系,有同伴的关系,有大家必须遵守的规章制度,有批评与表扬,有舆论与奖罚,有按一定方式组织的学习、体育、文化娱乐和劳动活动。学生在学校中不仅掌握了一定的科学文化知识,也接受了一定的政治观点和一定的道德标准,学会了为人处世的方式,形成了自己的个性。因此学校对个体人格发展的影响是全方位的。

# 第二节 不同时期的心理健康特点

**综合案例**

　　张爷爷退休前是行政机关的领导,退休后与老伴儿住在一起,儿女都在外地。退休后他每天就是看看电视,种种花草,时间长了,渐渐觉得时间过得很慢。早上起床后觉得没什么事可做,十分无聊,心中有一种说不出的失落感,常坐在那里叹气,闷闷不乐。老伴儿发现他不像以前那么开朗了,问他有什么烦心事他也不说,劝他去公园走走他也不感兴趣,他说不知道怎么安排生活,觉得自己是一块朽木了,老了,最近饭量也小了,身体也没以前好了。请思考:

　　1.张爷爷这是怎么了?

　　2.你认为可以从哪些方面促进张爷爷的心理健康?

　　个体发展从父母生殖细胞融合构成受精卵时开始,并经过胎儿期、婴儿期、幼儿期、童年期、青少年期、青年期、中年期和老年期各个阶段。心理发展是指人从出生到衰亡的整个过程中的心理变化。个体的心理在不同阶段之间和各个阶段之内都在不断地发展变化。心理发展年龄阶段的划分是相对的,一般说来,在一定的社会影响和教育条件下,个体心理发展的年龄特征具有一定的普遍性和稳定性,显示出阶段的顺序,每一个阶段的变化过程和速度大体上是稳定的、共同的。但另一方面,相同的教育条件和社会环境在不同儿童的身上所起的作用也可能是不同的,因而在个体心理发展的过程和速度上,也就会形成一定的差距,表现出可变性。随着各种条件的不同,个体心理发展年龄特征在一定范围内也可以发生一些有限制的变化。

## 一、胎儿期的心理发展

　　个体诞生前在母体内发展的阶段称胎儿期。胎儿期的心理健康主要指孕妇所需要注意的问题。胎儿能否正常发育,除了遗传因素之外,主要取决于母亲的心身健康状况。胎儿期脑的发展为儿童出生后的心理发展准备了生理基础,母亲的营养、疾病、情绪及服用某些药物等都会影响胎儿的发展,甚至导致个体出生后生理和心理方面的异常。

　　1.孕妇需要增加营养,增强体质,减少疾病　孕妇的营养不足和营养过度均可影响胎儿的正常发育,尤其对其大脑与智力发育影响很大。孕妇要克服不良饮食习惯,防偏食,防饮食起居不规律。经常出入空气和噪声污染的环境对胎儿的发育也不利。孕妇饮食要均匀,多样化,适当进食易于消化并富含蛋白质和维生素的食物;需要充足的睡眠与适当的运动,散步是一项很适宜孕妇的运动,多在空气清新、幽静的绿荫路上散步,不仅可健身,还可使心情变得舒缓、平静,对腹中的宝宝生长

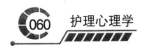 

发育十分有利。平时注意预防各种疾病,尤其预防流感病毒、风疹病毒、带状疱疹病毒、单纯疱疹病毒等的感染,这些病毒在孕早期对胎儿危害最大,可通过胎盘侵害胎儿,导致胎儿生长迟缓、智力缺陷及各种畸形,甚至引起流产、死胎等。

2.孕妇应戒烟忌酒和避免药物刺激　酒中含有乙醇,对人体的大脑、肝和心脏有一定的毒性。它可以通过胎盘进入胎儿体内,使婴儿出生后智力低下,面容特殊,身体矮小,严重者可导致智力障碍,酒也会引起流产和胎儿死亡。烟能产生胎儿畸形或流产,孕期应绝对戒烟忌酒。孕妇一定要谨慎用药,尤其是孕期前3个月,正是胎儿各器官发育和形成的重要时期,此时胎儿对药物特别敏感,有些药物易造成胎儿先天性的大脑发育不全。

3.孕妇应保持积极健康和稳定的情绪　大量临床观察表明,引起孕妇情绪波动的不同因素,发生在胎儿发育的不同阶段,会引起胎儿相应的心身发育问题及缺陷。所以,夫妻之间要有良好的感情基础,孕爸爸要协助孕妇调控好情绪。孕妇要精神愉快,情绪稳定,遇事要自我控制,不要大喜、大悲、大怒,排除有害信息对情绪的干扰。国外心理学家的实验证明,孕期的情绪激动会影响后代的情绪特征。孕妇尽量避免各种不良刺激,不看惊险刺激或恐怖的电视,不参加紧张的活动。

4.适当运用胎教　胎教是一种优生优育的方法之一,为了使宝宝出生后有一个良好的基础。在胎儿期内,利用一定的方法,通过母体给胎儿以各种良性刺激,从而促使胎儿生理和心理上的健康成长。现代医学证实,胎儿确有接受教育的潜在能力,主要是通过中枢神经系统与感觉器官来实现的。科学地、适度地采用各种方式给予早期人为干预,可以使胎儿各感觉器官在众多的良性信号刺激下,功能发育得更加完善,同时还能起到挖掘胎儿心理潜能的积极作用,为出生后的早期教育奠定良好的基础。胎教的方法很多,主要包括以下几种。

(1)触觉训练:正常孕妇可以选择晚上临睡之前进行腹部按摩,把双手放在腹部,由上至下用手轻轻地抚摸胎儿,每次5 min。当胎儿感受到母亲的轻轻抚摸后,便会引起一定的条件反射,激发胎儿活动的积极性,形成良好的触觉刺激,从而促进大脑功能的协调发育。

(2)听觉训练:孕20周时,胎儿的听觉功能已完全建立了。母亲的说话声不但能传递给胎儿,说话时的胸腔振动对胎儿也有一定的影响,所以,这个时候,孕妇要特别注意自己说话的音调、语气、用词,要给胎儿一个良好的刺激。对话胎教也是非常重要的,夫妻双方共同参与,要把胎儿当作一个懂事的孩子,和他说话、聊天,唱歌给他听。临床观察表明,孕妇的朗读可使胎儿接受人类语言声波的信息,对出生后孩子语言的发展有一定的促进作用。音乐胎教法主要能刺激胎儿的听觉器官,最佳的时间从孕16周开始,每天1～2次,每次15～20 min,选择一些优雅动听的音乐播放,优美宁静的旋律既使人感到动听悦耳,又使人产生美好的联想。实验证明,对于频率为250～500 Hz、强度为70 dB的音乐,胎儿即会在母腹中出现安详舒展的蠕动。而对于那些尖、细、高调的音乐,胎儿就会产生不安定、紧张的反应。

## 二、儿童期的心理发展

胎儿出生后直到6岁可以具体分为婴儿期(0～1岁)、幼儿期(1～3岁)、学龄前期(3～6岁)。

### (一)婴儿期

0～1岁称婴儿期。婴儿时期的心理发展,不仅影响婴儿的生长发育,对其今后的成长都有着重要的影响。婴儿期的心理健康被认为是心理健康的起点,儿童时期出现的心理疾病如发育迟缓、情绪不稳定、睡眠障碍等可能与婴儿时期抚养不当有关。

**1.婴儿期的心理特点**

(1)感知觉的快速发展:这一时期,孩子大脑的结构与功能得到迅速发展,这使得动作的快速发展成为可能,即孩子从完全没有随意动作过渡到学会用手抓物和站立行走等随意动作。感知觉方面,孩子出生后便能对光刺激产生反应,2 周后已有三维知觉,2 个月时能辨别不同人的说话声音,3~4 个月开始出现初步记忆,6 个月时有深度知觉,语言方面,从完全不会说话过渡到能听懂一些简单的单词,并可用单字或单词进行简单交流。

(2)基本情绪为主,情感逐渐丰富:出生时只有愉快和不愉快两种基本的情绪,之后有了积极与消极之分,6~7 个月时开始出现依恋和怯生,11 个月后基本情绪产生分化,出现喜悦、愤怒、惊骇、厌恶等。婴儿只有自我感觉,尚无自我意识。

**2.婴儿期的心理健康维护**

(1)满足生理需要:这是保证生长发育的需要,特别是蛋白质和核酸是保证孩子神经系统正常发育的基础,因为大脑发育是心理发展的生理基础。母乳是孩子理想的天然食品,吃母乳对婴儿来讲不仅仅是获取物质营养,更重要的是获取母爱即精神营养。培养婴儿养成良好的睡眠习惯,避免睡眠倒错影响情绪。新生儿大脑正在快速发育之中,充足的睡眠是保证大脑发育和心理健康的重要条件。

(2)加强与母亲联结:所谓母亲联结,就是母子之间建立起来的依恋关系,这种关系是儿童建立良好信任人际关系的第一步。母亲对婴儿饥饿和其他需要的反应性,喂养照护行为都会影响依恋的形成。因此,要让婴儿饱尝母爱,"爱"是智力的激素,也是增强孩子对外界信任度的基础。另外,婴儿心理需要的满足主要来源于"皮肤饥饿"的满足,即通过亲昵、拥抱、抚摸等皮肤的接触满足婴儿的心理需要,帮助孩子建立健康的依恋关系。父母,尤其是母亲与婴儿的肌肤接触对其情绪的稳定和心理健康至关重要。

(3)提供适宜的刺激:父母应创造条件给婴儿以丰富的环境刺激,增加社会性接触。①感官训练:即经常给婴儿的眼、耳、鼻、舌、皮肤等以适宜的刺激,如运用颜色、语言等以增强其反应性,促进神经系统发育。②语言训练:从 3 个月起,就逗引孩子呀呀发声,经常与孩子说话等,以训练其语言能力。③动作训练:自 4 个月起,让婴儿练习俯卧、翻身、用手抓物;6 个月训练坐;7~8 个月训练爬行;9 个月训练站立等动作。因为婴儿对信息量的摄取可以促使大脑、小脑发育,不仅对智力发展有利,而且对婴儿的情绪和个性形成都有好处。

(4)根据个体差异进行正确教育与教养:经常满足孩子的不同需要,认识到个体气质的差异,避免过分溺爱或对孩子不公正的惩罚,促进孩子健康心理的形成。

## (二)幼儿期

1~3 岁称为幼儿期。从 1 岁开始婴儿成为真正的社会成员,其社会性开始萌芽。情绪开始从泛化的愉快或不愉快逐渐分化为比较复杂的情绪体验,亲社会性和攻击性行为也从这个阶段开始发生,开始出现道德行为和道德判断的萌芽。

**1.幼儿期的心理特点**

(1)口头语言发展的关键期:1.0~1.5 岁是孩子积极理解语言的时期,1.5~3.0 岁是孩子语言活动积极的阶段,3 岁时词汇量已达到 1 000 个左右,已基本具备了本民族的口头语言表达能力。

(2)感知觉发展较迅速:该期孩子能区分出基本颜色,能辨别词的声调,能听懂音乐的节奏,有一定的空间和时间知觉来辨别上下、远近方位和早晚时间等。此期孩子的动作发育也较快,会随意行走,手的动作更加灵活、准确,出现了最初的游戏活动。但是婴幼儿的注意和记忆基本上是不随意的,思维是一种低级的感知动作思维,还离不开动作。

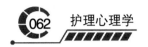

(3)情绪很不稳定:情绪进一步分化,开始萌发高级的社会性情感,有了羞耻感、同情感、嫉妒心。

(4)意志及自我意识开始形成:幼儿1岁左右意志开始萌发,2~3岁表现出最初的自觉能动性,3岁末有了责任感的萌芽。对周围的事物和活动兴趣增强,常常表现出自作主张的愿望,个性特征及自我意识开始出现,初步学会最简单的自我评价。

2. 幼儿的心理健康维护

(1)断奶的心理保健:断奶是饮食结构中的重大变化,1周岁左右孩子开始断奶,这对孩子的身心均会造成一定的影响。因此,要做好断奶的准备,如4个月开始添加辅食,断奶期间尽量减少以喂奶的姿势搂抱孩子,可以增加其他方式满足孩子的"皮肤饥渴"。

(2)加强语言训练:婴儿期孩子的语言中枢已发育成熟,因此,从3、4个月开始就要充分利用周围环境教孩子发音,激发孩子说话的兴趣,然后学习单词、简单句,进而学儿歌、讲故事等,提高孩子语言的理解与应用能力。

(3)丰富感觉刺激,协调动作发育:要给孩子增强各种感觉功能的刺激,通过对眼、耳、舌、皮肤等各种感官的不同刺激,进一步增加功能性和协调性,培养孩子学会综合认识事物的能力,这既有助于其将来对人、对事物全面准确的认识和理解,也可避免出现"感觉综合失调"。同时,对孩子进行动作的协调训练,促进大脑的发育。

(4)培养良好的习惯,纠正不良的行为:良好习惯的培养,对于孩子独立性的形成、个性发展有很大的影响。婴幼儿期主要培养孩子良好的饮食习惯,按时进食、避免挑食、少吃零食;要培养孩子按时独立睡眠的良好习惯,早睡早起,不要抱着睡、亮着灯睡、唱着催眠曲入睡;22个月开始和蔼、耐心地训练孩子自我控制大小便、勤洗手、勤换衣的卫生习惯。良好生活习惯的养成有赖于教育,在教育过程中,应本着鼓励、表扬等原则,而不要批评、训斥。在孩子出现不良行为时,如无理哭闹、口吃、吮指等时使用转移注意力的方法及时纠正。

**(三)学龄前期**

3~6岁称为学龄前期。学龄前期是孩子智力、情感、意志、性格发展的重要时期。3岁幼儿脑重已达成人的3/4,7岁时已接近成人。神经纤维髓鞘已基本形成,神经兴奋性逐渐增高,睡眠时间相对减少,条件反射比较稳定,语言进一步发展,掌握的词汇量增多,大脑的控制、调节功能逐渐发展。

1. 学龄前期的心理特点

(1)强烈的好奇心和求知欲:随着大脑的控制和调节功能的逐渐发展,学龄前期的感知、运动和语言功能进一步发展,掌握的词汇量增多,语言的理解力及思维的想象力、观察力等增强,出现了简单的逻辑思维和判断推理,模仿力极强,记忆带有直观形象和无意性。因此,孩子对很多事均表现出好奇好问,如:"我是从哪儿来的?""为什么飞机在天上?"想象力丰富而具有一定的创造性。同时,智力也快速发展,4岁时智力已达17岁孩子的50%,7岁时达到17岁孩子的80%。

(2)情绪体验丰富,但缺乏控制:学龄前儿童情绪不稳定,易变,容易受外界事物影响,如在游戏中不能稳定住自己的角色。

(3)独立性增强(第一反抗期):3~6岁时孩子自我意识得到快速发展,出现了一个高峰期,进入自我中心时期,有了自己的主见,出现了与成人的对抗、自行其是、不合作行为,称为心理发展的第一反抗期,表现出淘气、任性、冲动等。

(4)社会性迅速发展:5岁时孩子已有稳定的性别角色,有了同情心、初步的友谊和道德感,其性格的形成开始从兴趣方面表现出来,但尚未定型。

2.学龄前期的心理健康维护

(1)重视游戏:玩耍与游戏是学龄前儿童的主导活动,高尔基曾说"游戏是儿童认识世界和改造世界的途径"。跑、跳、攀登、投掷等游戏活动既可训练幼儿的各种基本技能,又能增长孩子知识、启发思维活动和想象力。小孩子在一起愉快地玩,有利于社会交际、道德品质、自觉纪律、意志、性格和语言表达能力等的培养。

(2)独立性的培养:3~4岁孩子独立愿望开始增强,要因势利导培养他们独立处理事务的能力,如穿衣、吃饭等。不应过分保护、包办代替,勿将孩子完全控制在父母的视线以内,因为这容易使学龄前儿童形成过分依赖、缺乏自信、神经质等不良的心理特征。父母在放手的同时应给予孩子一定的帮助、鼓励。

(3)培养良好的行为习惯:学龄前期是性格形成的关键期。父母是孩子的第一任老师,父母要以身作则。行为理论认为,孩子的许多不良行为都是通过对父母的学习、模仿形成的。因此,父母应该注意规范自己的言行,为孩子树立良好的榜样,同时要充分利用孩子的好奇心、探索欲,尽可能利用一切机会有选择地介绍各种孩子能够接受的科学知识,采用各种方法激发孩子的求学欲望,为其将来上学奠定基础。

(4)摆正孩子在家庭中的地位:家庭是孩子的第一所学校,处于"自我为中心"的孩子自控力差,缺乏基本的是非观念,攻击性较强。这对孩子今后的社会化发展不利,容易导致社会适应不良。正如俗话"三岁看大,七岁看老",学龄前期儿童的心身健康将影响其一生。因此,要将社会规范引入孩子生活,使其认识到自己在家庭中的地位和扮演的角色,要尊敬家长、关心家庭等。

(5)正确对学龄前儿童的过失和无理取闹:孩子偶尔的无理取闹,常常是为了引起家长的注意,要对其说明道理,不能无原则地迁就或哄劝,对待孩子的过失要正面引导,不要打骂,要少批评多鼓励。对孩子犯的所谓"错误"给予严厉的批评,影响孩子的自尊和自信,不利于孩子健康心理的形成。

### (四)学龄期

6~12岁正是小学阶段,故也称学龄期。

1.学龄期的心理特点

(1)智力全面发展的时期:这个时期正是小学阶段,脑的发育已趋成熟,是智力发展最快的时期,大脑皮质兴奋和抑制过程都在发展,行为自控能力增强,除生殖系统外,其他器官已接近成人。

(2)情感外露、兴趣多变:随着活动范围、内容和交往对象的增多及活动能力的增强,孩子对事物富有热情,往往以兴趣左右自己的行为,成为"游戏机迷"等,情绪直接且容易外露,对微小的成绩会得意忘形,而遇到挫折又会垂头丧气。

(3)综合分析能力增强,但辨别能力差:此期孩子的感知逐渐具有目的性和有意性,感知敏锐性提高;有意注意迅速发展,注意稳定性增长,已经学会较好地分配注意,形象思维逐步向抽象、逻辑思维过渡;记忆从机械记忆逐渐向理解记忆过渡;口头语言发展迅速,开始掌握书面语言,一些孩子能够很好地掌握书法、美术、体育、声乐等方面的技能。但由于辨别是非能力差,容易沾染社会上的不良习气,如酗酒、抽烟、斗殴等。

(4)社会交往转折期:此期孩子进入学校,自我意识进一步发展。社会意识迅速增长,从以依赖家长为主转化为以学校中具有权威性的老师为主。这时老师的言行比家长更有作用。同学间在学习与集体生活中逐渐出现从群体向伙伴方向发展,对家长、老师的依从性到小学五六年级开始下降。

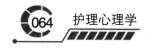

**2. 学龄期的心理健康维护**

（1）培养对学校和学习的兴趣：在这一阶段，孩子由以游戏为主的生活过渡到以学习为主的校园生活。大多数儿童怀着喜悦的心情进入小学，在老师的教育引导下培养起对学习的兴趣，然而，也有少数儿童不能很快适应。因此，家长可在孩子入学前进行与学校生活规律相一致的训练。学校应该注重教学环境，营造严肃、活泼、快乐、温暖的学校生活，调动学生的学习兴趣，使孩子尽快适应学校。

（2）激发学习动机：老师和家长要充分利用孩子的好奇心、探索欲，重视教学的直观性、启发性和趣味性，让孩子听得有趣，学得高兴，记得准确、牢固，增强孩子的注意力，培养、激发孩子的学习动机，培养积极的学习态度和良好的学习习惯，如培养专心听课、积极思考、踊跃提问、计划学习等习惯。

（3）注意开拓创造性思维：儿童的教育不但要强调传授文化知识，还应注意儿童思维的灵活性、多向性和想象力的培养。正确处理好学习与娱乐的关系，真正体现寓教于乐，在学习与娱乐中发现问题、解决问题。

（4）注意情商的培养：小学阶段是打基础的阶段，不仅是智力因素发展的重要时期，也是非智力因素（情商）发展的重要时期。因此，学校必须注重儿童良好的心理品质培养，尤其要关注以下几方面：①良好的道德情操。②积极、乐观、豁达的品格。③良好的行为习惯，如勤俭好学、谦虚礼貌、诚实守信等。④良好的意志品质，困难面前不低头的勇气，有持之以恒的韧性。⑤善于与人相处，同情和关心他人的品质。⑥善于调节控制自己的情绪和情感。⑦有责任心。

## 三、青春期的心理发展

12～18岁称为青春期，是介于儿童与成年之间的成长时期，是从不成熟走向成熟的过渡时期，这一阶段的个体在生理上和心理上会发生很大的变化。

### （一）青春期的心理特点

**1. 半成熟状态**　这一时期脑和神经系统的发育基本完成，生长发育进入第二加速期。一方面，他们逐渐意识到自己已长大成人，要求把他们当成人看待，独立意识增强，不喜欢被管束，出现逆反心理。另一方面，他们阅历还浅，涉世不深，在许多方面还不成熟，在生活上、学习上都还有较大的依赖性，这使他们处于"未成年人"的半成熟状态，呈现盲目的成熟，容易以自我为中心。

**2. 世界观初步形成**　青春期是世界观形成的萌芽时期，他们开始了解、掌握、接纳更多的行为规范、价值标准、社会角色、形成自己的世界观。家庭、学校、社会各种环境都影响着孩子世界观的形成。

**3. 性意识开始觉醒**　青春期在内分泌激素的作用下，男女第二性征相继出现，女性出现月经初潮，男性出现遗精。青少年对自己在体态、生理、心理等方面的变化会产生一种神秘感，对遗精和月经初潮等产生紧张、恐惧和焦虑，对性意识的需求增加。由于青少年性心理的成熟滞后于性生理的成熟，常会产生一系列性心理问题，如性认知偏差、性焦虑和恐惧、手淫、早恋、过早性行为等。

**4. 交友需求增长**　第二反抗期的出现常使青少年渴望得到别人的接纳和尊重，非常注意同学、朋友、同龄人对自己的认可与评价，而相似性吸引的人际交往规律使他们愿意寻找知心朋友，从而出现"同龄人群集"现象。

**5. 感情变化显著**　他们既多愁善感又喜怒无常，感情的变化是与感情的深化共同发生的，青少年期的孩子已经开始产生和感受许多复杂细腻的感情。

### （二）青春期的心理健康维护

1. **发展良好的自我意识**  家长和老师应引导青少年学会客观地认识自己，客观地评价他人，帮助他们形成良好的自我意识和世界观，同时给予青少年一些自己的空间，尊重他们的权利和地位，承认他们是一个独立的成员，平等相待。

2. **激发学习动机**  青春期是学习的重要时期，但各种问题均可干扰学习活动而影响学习质量，反之学习障碍又可困扰人的精神生活。因此，老师要不失时机地授人以渔，教会他们学习，要充分利用青少年迅速发展的智力与独立意识，培养他们的学习兴趣，教会学生多种学习方法。

3. **加强性意识教育**  及时对青少年进行合理、科学的性教育，包括性生理健康、心理健康、性道德和法律教育，如正确认识月经、遗精等问题。通过教育，消除青少年对性器官和第二性征的好奇、不安、恐惧等心理。增强法制观念，培养高尚的道德品质。

4. **注重青春期的伙伴世界**  青春期孩子的伙伴关系依从性进入高峰期，他们更注重朋友间的共同价值观，别人很难进入他们的小团体。因此，家长和教师要引导并教育他们正确认识自己，明辨是非，掌握交友的基本原则，了解相互交往的重要性，提供更多的社会交往机会，建立相互尊重、相互帮助、同心同德的人际关系。

5. **消除心理代沟**  代沟是指父母与子女间心理上的差异和距离，以及由此引起的隔阂。父母应主动与青少年沟通，使他们感受到爱与关怀，鼓励他们诉说烦恼和困惑，使他们得到情感的宣泄和净化，并帮助他们找到解决问题的准确办法。

## 四、青年期的心理发展

青年期是介于青少年和中年期之间的阶段，是人生中最宝贵的黄金时期。此期个体的生理与心理都已达到成熟，精力充沛，富有创造力，开始走向完全独立的生活，生活中也面临着许多挑战。

### （一）青年期的心理特点

1. **生理发育成熟**  青年在22岁左右形态发育完全成熟。进入青年期的人，各项生理功能日渐成熟：脉搏随年龄增长而逐渐减慢，血压趋于稳定，肺活量增加且趋于稳定，脑的形态与功能已趋成熟。身体素质包括机体在活动中表现出来的力量、耐力、速度、灵活性、敏感性及柔韧性等都在青年期进入高峰。

2. **智力发展的高峰期**  随着大脑神经结构发育完善，青年人获得敏锐的观察力、良好的记忆力、理解力和概括力，求知欲旺盛、思维活跃、逻辑性强，对人生观和世界观等问题发生兴趣，喜欢探讨人生的理想、价值、意义等方面的问题。该时期是人生发展过程中最具复杂性和不平衡性，最易产生各种心理矛盾的时期。

3. **自我意识的确立**  在青年早期，他们评价别人的意识与能力强于自我评价。但随着智力的发展，知识的全面和视野的拓宽，青年人开始审视、思考自己的现在，憧憬未来，越来越多地谈论理想、信念、人生观、价值观等问题，从而使"本我""自我"与"超我"不断碰撞，促使他们的自我意识不断发展。当客观现实与个人的期望、判断相统一时，他们便产生自我认同感，否则就会出现心理冲突，迷失自我，甚至发展为自我拒绝。但是他们逐渐意识到自己在变化中的独特性和与别人的相似性。

4. **情绪、情感丰富而不稳定**  青年期是人的情感体验最丰富的时期，也是理智弱于情绪的冲动期。由于青年人要面对学业、就业、恋爱、婚姻，以及不同的人际关系等，接触社会增多，随之产生了大量的内心体验，使得他们的情绪、情感不断分化，表现出敏感、强烈、冲动、不稳定，对事物的反应

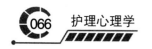

带有明显的两极性,时而热情奔放,时而郁闷消沉。随年龄的进一步增长,认知能力的提高,他们的自我控制能力不断增强。

### (二)青年期的心理健康维护

1. 树立正确的自我观念、增强社会适应能力 正确的自我观念是心理健康的重要条件。通过各种教育活动,把自己放在与社会、集体、他人及自身前后的对比中,充分了解自己的长处与不足,使青年人学会做出正确的自我分析和客观评价,并主动进行自我调整、自我控制和自我教育。

2. 确定适当的抱负水平 青年期仍处于发展过程中,无论是生理上或心理上都具有独特性、复杂性和不平衡性,他们期望值很高,在心理上形成积极的自我同一性。但是,青年人往往对现实生活中可能遇到的困难和阻力估计不足,遭受挫折时易引起激烈的情绪波动,产生挫折感。有的甚至悲观失望,丧失对生活的信心,陷入绝望的境地。因此,要引导青年正视现实,正确解决理想与现实的矛盾,培养他们恰当地树立自己追求的目标,并通过努力最终实现这一目标。

3. 正确处理独立性与依赖性的矛盾 青年人在知识和能力方面有了较大提高,在家庭和社会中所处的地位也发生了变化,这一切为他们要求独立创造了条件和基础。但是,他们仍具有明显的依赖性,如未就业时经济与生活方面还不能自食其力,处理问题的方式、方法上缺乏经验,信心不足等。因此,要注重培养他们的自理能力,尊重他们,多鼓励和正确引导,增强他们的自信心,使他们树立正确的人生观、世界观,以维护和促进心理健康。

4. 学会控制自我情绪 处于青年初期的青年人朝气蓬勃,富于幻想,但心境和情绪的变化波动较大,易受周围环境变化的影响。目的达到时信心百倍、喜形于色;遭受挫折打击时消极颓废,自卑、自弃。他们不善于处理情感与理智之间的关系,以致不能坚持正确的认识和理智的控制。因此,应引导青年人提高自身修养,树立正确的人生观;鼓励他们积极参加社会实践活动,在活动中学会有效地控制和调整自身情绪。积极培养广泛的兴趣爱好,增加快乐体验,缓冲不良情绪,并引导他们合理地宣泄不良情绪。

## 五、中年期的心理发展

35~60岁称为中年期,也称为成年中期。随着生活和医疗条件的改善,人类的平均寿命不断延长,因此对中年期的年龄划分是相对的。在中年前期,个体处在生命的全盛时期,体力好、精力旺盛、工作能力强、效率高,知识经验和智力水平都处于高峰期;而在中年后期,个体的体力和心理发展状态开始呈现下降的趋势,但随年龄增长,个体的经验越来越丰富,知识面更宽广、深厚,因而工作能力和效率依然较高。

### (一)中年期的心理特点

1. 生理功能逐步衰退 进入中年期以后,人体的各个系统、器官和组织的生理功能从成熟走向衰退。该阶段易发生如冠心病、高血压、脑血管意外等心脑血管疾病,慢性支气管炎等呼吸道疾病,糖尿病等内分泌疾病及骨质疏松症、骨关节病、胃炎等疾病。

2. 智力发展的最佳期 随着知识和经验的积累,中年期的分析能力、思维能力都达到了较高的水平,对人、对事均能做出理智的判断,有独立的见解和独立解决问题的能力。此期是最容易出成果和取得事业成功的阶段。

3. 情绪稳定 中年人经过多年的生活磨炼,在面对各种困难、挫折和人际交往中的矛盾时,能够冷静、理智、宽容地对待,较少冲动,体现出人类的成熟美。

4. 意志坚定 中年人的自我意识明确,能够按照自己的意愿安排学习、工作和生活,善于决定自己的言行,有所为和有所不为。对既定目标勇往直前,遇到挫折不气馁,同时也能理智地根据环境和社会的变化调整自己的心态和生活目标。

5. 个性稳定、特点突出 中年人在几十年的生活实践中,经历了自我意识的建立、改造与再完善的反复锤炼和增长的社会化过程,个体在能力、气质、性格等心理特征及需要、兴趣、信念等个性倾向性方面存在着明显的差异,也形成了自己稳定的个性,体现出自己的风格,以自己独特的方式建立稳定的社会关系,并努力完成自己追求的人生目标。

6. 紧张的身心压力 中年人肩负着家庭和事业两副重担,虽然应对能力增强,但是生理功能逐渐减退。面对上学的子女、年迈的老人,以及自身的学习、工作和生活等,他们要付出很多的代价来扮演好强者、成功者的角色。所以,中年人无论在生理上还是心理上,承受的压力都是最持久,也是最沉重的。

### (二)中年期的心理健康维护

1. 社会重视、关心体谅 中年期是各种心身和精神疾病的高发年龄段,但由于时间、经济、认识等原因,真正主动进行自我检测、开展保健的人很少,这就需要医疗保健部门、社会保险机构和心理咨询机构联合起来,建立新型的管理监测系统,特别是加强社区卫生保健服务。

2. 关注家庭、重视沟通 家庭成员之间关系不和是影响心身健康的常见问题,如夫妻冲突、亲子不和、婆媳隔阂都通过累积效应对心身健康造成影响。子女管教困难、升学失败、求职不顺利等也是影响中年期心理健康的主要因素。另外,中年期也是婚姻问题的多发期,婚外恋、离婚、再婚、丧偶等问题都有可能在这一阶段发生,成为强应激源,影响中年人的心身健康。因此,要营造一种良好的家庭氛围,首先要增进夫妻间的沟通,互敬互爱,互信互助,消除误会,保持在情感和行动上较高的统一性。加强与子女的沟通,要经常和孩子交谈,了解他们的心理状态及心理需要,对孩子不过度保护,也不过度放纵姑息,父母教育孩子的态度和方式要一致。

3. 面对现实,量力而行 对自己的体力与能力要有正确的认识和估计,不要将超负荷的任务强加于己,注意劳逸结合,尽力而为。要善于科学用脑,用积极正确的认知来指导和调节生活和工作中的各种矛盾。正确地评价自己,要善于自我调节与控制,不要为眼前的利益而牺牲自己的健康。适当增加一些文体活动,不仅能消除疲劳,还可陶冶情操,保持良好的心境与稳定的情绪,增进心理健康。

4. 保持良好的人际关系 人际关系紧张是影响中年人心理健康的重要原因之一。中年人要注意协调和处理好各种人际关系,要克服虚荣、嫉妒、冲动、软弱、孤僻和过分内向的个性,正确认识和对待自己的经济地位、工作环境和生活变迁等,培养踏实、稳重、果敢、坚韧、合群的个性,建立良好的人际关系。

5. 修身养性,陶冶情操 中年人要提高自己的文化修养,力戒奢欲,光明磊落,培养幽默感。主动发展琴棋书画等业余爱好,加强体育锻炼,丰富有益健康的业余文化爱好和精神生活。同时,学会放松,如听音乐、打太极、练习瑜伽与冥想、站桩等,这都有利于减轻压力,消除疲惫和紧张状态。

6. 重视心理咨询,防治心理疾病 中年人心理负担较大,如调适不当,易出现一些心身障碍,甚至心身疾病。因此,中年人遇到严重心理问题而难以自我消除时,应寻求心理咨询,获得心理帮助,防止心理疾病。

## 六、老年期的心理发展

老年期指60岁以后到死亡这一阶段,也称为成年晚期。这是人生中经历的最后阶段。这一阶段的基本特征就是衰老,衰老导致的认知活动、情绪情感、个性心理特点等都发生了重要的变化。

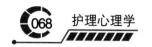

### (一)老年期的心理特点

**1. 生理功能衰退** 人体衰老涉及全身各系统、组织和器官的退行性改变,既有形态上的改变,又有功能上的下降;既有随年龄增加出现的生理性衰老,又有因老年疾病引起的病理性衰老,表现为皮肤的老化、松弛、皱纹增多、老年斑等;还有感官、运动系统的老化,内脏各器官功能衰退,如心、肺、肾等的储备能力明显下降。

**2. 脑功能下降** 老年期因大脑中枢和周围神经系统发生变化,脑细胞减少,脑组织萎缩,容积缩小,脑血流量比青壮年减少约1/5,脑功能下降,发生一系列心理上的改变。记忆力的改变是以近期记忆、机械记忆能力下降为主,远期、理解性记忆能力保持较好。老年人的晶体智力易保持,而流体智力明显下降,老年人解决问题的能力随年龄增长而降低。老年人的情绪不稳定,常表现为易兴奋、易激怒、爱唠叨、常与人争论、情绪激动后需要较长的时间恢复。在个性方面常常表现为自我中心性、保守性、容易乱猜疑、办事刻板、灵活性和应变性差、适应力下降、依赖性强等,容易影响人际关系。

**3. 老年人常见的心理问题**

(1)失落、无用感:老年人主观上觉得自己已经上了年纪,成为老人了。尤其是离退休的老年人,他们离开了多年熟悉的工作环境和人员,感到失落,认为自己不中用了,整天无所事事,意志衰退,情绪消沉,以至于敷衍度日,有的会出现焦虑、多疑、失眠、多梦、心悸等心理现象。

(2)"空巢"心理:指老年人不能正确认识子女"离巢"是家庭发展的必然规律,常有"人去楼空"的心理不适应现象。表现为孤独、寂寞,爱回忆往事,不喜欢参加活动,闭门发呆,不同亲友来往。总觉得别人对自己很冷淡,觉得人情冷漠,认为子女离开了,自己就没有了情感依附。

(3)主观健康评价差:随着老年人体质的下降,躯体各器官功能的减弱,衰老现象日渐明显,抵抗外界刺激的能力也随之降低,就会更多地关注自身躯体内部的变化,主观评价逐步变得悲观,尤其是80岁以上的老年人。

(4)对生病、死亡的恐惧:死亡对于他们来说,是需要直面的问题,老年人常担心自己生病卧床不能自理后,拖累子女、消耗金钱。老年人很忌讳说"死"这个字,不愿意听到同龄老人去世的消息,对死亡感到害怕。

### (二)老年期的心理健康维护

**1. 明确生存意义,提高心身健康水平** 乐天知命,生老病死、一代代繁衍生息是自然规律,应帮助老年人面对衰老,正确认识老化与不服老的辩证关系,应认识并接受老年的现实,量力而行,避免从事超负荷的紧张活动。

**2. 正确处理人际关系** 老年人离退休后,应在晚年生活中结交新朋友,友爱互助,交流经验与思想,减少孤独与寂寞。在家庭中,老年人与家庭成员要和睦相处,尤其是与子辈、孙辈间由于各自所处时代不同,价值观也不一样,出现差异是正常现象。老年人宜理解并尊重后辈与自身之间的差异,以保持良好的代际关系。

**3. 积极参加适当的运动,增强体质** 生命在于运动,老年人不要过分劳累和紧张,要适当地进行体育运动,如打太极拳、站桩、散步、冥想等,做到生命不息,运动不止,有利于心身健康。

**4. 坚持合理用脑** 老年人应遵循用进废退的原则,坚持学习,科学用脑,这不但有利于减慢心理的衰老过程,而且能不断接受新事物。

**5. 正视现实,发挥余热** 机体衰老是自然规律,社会角色的改变是必然结果,老年人离退休后,要重新调整自己,重树生活目标,追求新的乐趣,也可以利用自己的知识和技能,根据自身体质及心理状态,继续为社会做出一定的贡献。

6. **创造乐观的心境** 老年人要善于控制自身的情绪,生活规律,尽量减少消极悲观情绪,保持乐观的心境,遇事不急不躁,容人宽己,使自己在轻松、愉快、和谐的气氛中生活。

7. **发挥社会支持系统的作用** 随着生理功能的降低,老年人生活范围缩小,经济收入下降,需要多方面的关心与帮助,如政府、单位、社区、家庭都应该对老年人多加关心、爱护和支持,形成尊老、爱老、养老的社会氛围,为老年人提供各种方便满意的服务,以保证老年人安度晚年。

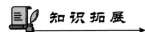 **知识拓展**

**2020 年 WHO 运动和久坐行为指南成年人推荐具体条目**

| 指南推荐具体条目 | | 推荐级别 | 证据水平 |
|---|---|---|---|
| 运动指南推荐 | 所有的成年人均应进行规律的运动 | 强烈推荐 | 中等 |
| | 推荐成年人每周进行 150~300 min 的中等强度有氧运动;或 75~150 min 的高强度有氧运动;或相同运动当量的中等与高强度有氧运动混合 | 强烈推荐 | 中等 |
| | 推荐成年人每周进行≥2 d 的中等或高强度主要肌群的肌肉强化运动 | 强烈推荐 | 中等 |
| | 成年人可以增加每周的中等强度有氧运动至>300 min;或高强度有氧运动至>150 min;或相同运动当量的中等与高强度有氧运动混合 | 强烈推荐 | 中等 |
| 久坐行为指南推荐 | 成年人应该限制久坐的时间,用任何强度(包括轻度)的运动代替久坐均对健康有益 | 强烈推荐 | 中等 |
| | 为了减少久坐行为对健康的有害影响,成年人应进行高于推荐水平的中等到高强度运动 | 强烈推荐 | 中等 |

# 第三节 护士的心理健康维护

 **综合案例**

## 为了生命的绿色,多一个不眠之夜又如何?

今天又是忙碌的一天,夜幕降临,我才拖着疲惫的身体匆匆往家赶。一切安顿好,好不容易进入梦乡,我突然被一阵电话铃声惊醒,我的第一反应是科室有事!果然,有个急性心肌梗死的患者需要马上做急诊冠状动脉介入治疗。我立即赶往医院,到达科室已是凌晨 2:30。经过 2 个多小时的紧张工作,手术终于顺利完成。在脱掉手术服的那刻,我紧绷的神经一下子松弛下来了,感觉全身的力气都被抽空了。但一想到患者因为我们医护人员的及时救治已脱离生命危险,心中充满了欣慰。拖着疲惫的脚步,踏上了回家的路,感觉空气新鲜,还意外发现路旁的树上悄悄长出了新绿,远远看去嫩嫩的、浅浅的,疲乏的心在这早春二月的清晨慢慢归于平静。这何尝不是一个幸福的瞬间!请思考:

1. 阅读完全文,谈谈你对护理工作的理解。
2. 从这篇临床护士日记中,你认为作为"白衣天使"的作者,她的职业心理素养如何?

护士心理健康是指护士心理在本身及环境条件许可范围内能达到的最佳功能状态,表现为护士具有个体生命的活力、积极的内心体验、良好的社会适应,能够有效地发挥个人的身心潜力以及作为社会一员的积极社会功能。护理工作属于科学性、技术性、服务性行业,集高风险、人文关怀于一体。护士需直面患者的救治和护理,疾病的危重、生命的脆弱、责任的重大,都给护士心身带来很大的压力。护理人员的心理健康水平,既影响护士自身的和谐与发展,也影响护理服务质量与患者的满意度。作为健康的维护者,人们心中的"白衣天使"——护士,自身的心理健康维护非常重要,护士自身必须是个心理健康的人并能胜任护理工作,且有较高的心理护理技巧,才能愉悦工作,成为享受工作、快乐工作的护理人。

## 一、护士应具备的职业心理素质

护士的职业心理素质是指护士从事护理工作时心理能力的综合及稳定的心理特征,包括护士的感知能力、注意力、记忆力、想象思维能力以及情感意志、气质、性格、技能、智慧等。护士的职业心理素质决定了心理环境,是护士工作顺利开展的重要基础之一。

### (一)良好的智力水平

智力是人的注意力、观察力、记忆力、想象力、思维力和实践活动能力的综合。护士应具备良好的智力水平。

1. 敏锐的观察力　观察患者病情及其心理活动是护理工作的重要内容,护士必须具备敏锐的观察力。护士通过视、听、触、嗅,随时观察患者的表现,从患者的体温、脉搏、呼吸、皮肤颜色、口唇干燥或湿润、面部表情、行为举止、哭泣声、叹息声、呻吟声、咳嗽声等细微变化中,了解患者的病情,预测病情的演变,掌握患者的心理状态,洞悉患者的需要,提高护理诊断、评价治疗及护理的效果。

2. 良好的注意力　注意是人的心理活动对客观事物的指向与集中。临床工作纷繁复杂,患者的病情变化多端,这要求护士应具备稳定、广泛、精准的注意力。首先,注意力要稳定集中,因为护理工作千头万绪,紧急、意外或突发事情常有发生,护士不能受其他无关信息的影响而分心,以防差错事故发生。其次,注意范围要广,力求做到眼观六路、耳听八方,把繁杂的工作内容尽收眼底,做到心中有数。最后,应保持注意分配的精准性,即护士在有限时间内从事多项工作时,应做到各项工作之间清清楚楚、准确无误、互不干扰。

3. 准确的记忆力　护士面对的患者数量多,护理计划、用药种类和剂量经常改变,这要求护士必须具有良好的记忆素质,包括记忆的敏捷性、准确性、持久性、准备性等。护士更要具备准确的记忆力,因为护士执行医嘱、注射、发药及测量体温、脉搏、呼吸等各项操作都要做到准确量化、无误差。一旦记错或混淆,就可能耽误病情,甚至导致不良后果。

4. 独立的思维能力　思维是指对事物进行分析、综合、归纳、推理、判断,在护理工作中解决问题的能力。在临床工作中,患者千差万别,其病情千变万化,要做出准确诊断、恰当治疗、有效护理,护士应具有独立思维的能力,要善于由此及彼、由表及里、从现象到本质、从片面到全面,找出疾病的根源、治疗的关键、护理的重点。护理工作虽然是团队合作进行的,但在很多情况下是独立操作的,如收集资料、制订护理计划、实施心理护理等,都需要护士具有独立思考的能力。

## （二）良好的适应能力

护士由于经常面临危急、突发、多变的情境，要有良好的调节适应能力，具备适应不同情境的能力。另外，要具备人际关系的适应能力。护士每日接触的是形形色色、性格各异的患者及家属，在医院内部还要与其他部门的人员交流，这要求护士掌握良好的沟通技巧。在与不同年龄、不同文化程度、不同个性的患者进行交往时，护士所使用的人际沟通方式必须因人而异。护士应熟练掌握语言和非语言交流的技巧，注意语言规范，提高语言修养。在与患者交流时应做到言语清晰、语意明确、语气缓和、语调适中。采用礼貌性、安慰性、鼓励性和保护性语言，避免使用刺激性语言。为了加强言语效果，可运用手势、表情、距离、接触等非语言交流的形式。

## （三）高尚的心理品格

护士面临的往往是人的"生老病死"，这是人一生最脆弱的时候。因此，护士要有与护理工作相匹配的责任心、仁爱之心。

1.富有责任心　生命是无价的，护理工作关系人的生命。因此，护士要敬畏生命，把人的生命健康放在第一位，明确护理的目标及其社会价值，热爱护理事业，建立和培养乐于助人、无私奉献的价值观。忠于职守，富有责任心。护士必须认真执行各项工作规程，自觉遵守职业道德和法规，维护职业准则。护士在进行治疗操作时，必须自觉严格执行"三查七对"等护理操作制度，不允许有半点敷衍，应持之以恒地在无任何监督的情况下恪尽职守。护士以良好的姿态出现在患者面前，会给患者带来信任、负责、认真、诚恳、同情、安慰、稳重、严肃的美感，增强其战胜疾病的信心和勇气，激起其对美好生活的向往。

2.富有同情心与爱心　护士高尚的职业情操多用爱来体现，护士对患者的同情和关爱不应是一种直觉的情绪反应或个人的某种狭隘情感，而应是一种合乎理智的、具有深刻社会意义的情感活动。护士对患者的同情和关心能激励起患者战胜疾病的信心与勇气，温暖患者及其家属的心。

## （四）积极稳定的情绪

保持情绪和情感的稳定协调及良好的心境是心理健康的重要标准。护士要以积极的心态对待自己、对待他人、对待世界、对待现在和未来；以辩证的态度对待挫折，能调节不良情绪，保持心境良好，追求现实而高尚的生活目标。临床工作性质、环境氛围的特殊性等，容易使护士产生情绪问题，而特定的工作对象，要求护士始终以良好的情绪状态为患者营造积极的情绪氛围，所以护士需要有独立自制、镇静果断、高自律性的情绪和情感品质。护士积极的情绪、和蔼可亲的表情，不仅能调节病房或治疗环境的气氛，而且能唤起患者治病的信心。护士情绪烦躁、抑郁、焦虑，容易发生差错事故，也会使患者感到不愉快、不安，增加思想负担。当护士遇到困境、坎坷、情绪变化的时候，要学会调控情绪，必要时运用放松或转移的方法保持情绪稳定，做到急事不慌、悲喜有节、纠缠不烦、理智应对，不将个人消极的情绪带到工作当中。

## （五）良好的个性特征

护士良好的人格特征是实施整体护理重要的心理基础，一位合格的护士，对患者要诚恳、正直、热情、有礼、乐于助人；对工作要满腔热情、认真负责、一丝不苟、踏实严谨；在性格方面要做到独立自制、坚韧不拔、镇静果断；对自己要自信、自尊、自爱、自强、自律；在性格的理智特征方面，要培养自己主动观察、勤于思考、善于分析的习惯。

# 二、护士的心理健康状况及影响因素

随着医疗技术的进步和人们健康需求的转变，社会及公众对护理工作提出了更高的要求，护士

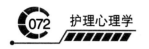 

承担着更多的社会期望,护士在完成本职工作时要做到让"患者满意,社会满意,政府满意"。护理工作要求高度的情感参与,以护理患者为中心,自我照护处于其次,使护士易产生工作倦怠及身心疾病。社会对护理服务的高品质要求、护理工作本身的繁重、护患关系的多重复杂性等均是护士的压力源。

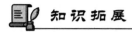 **知识拓展**

### 工作倦怠

工作倦怠又称"职业枯竭",指工作重压下的一种身心疲惫的状态,厌倦工作的感受,是一种身心能量被工作耗尽的感觉。工作倦怠是由3个维度构成的一种心理状态,即情绪衰竭、去个性化和成就感的降低。其中情绪衰竭是职业倦怠的核心成分,指感到情绪和情感处于极度疲劳状态。如果这种疲劳的情绪状态长期持续下去,个体就会感受到一些负面的情绪,并对工作对象表现出消极、冷漠的行为,就是去个性化。成就感降低是指在工作中效能感的降低以及对自己消极评价倾向的增长。工作倦怠的发生率较高,有调查显示,韩国和日本有33%~60%的护士表现出高度的工作倦怠,且工作倦怠与员工的工作绩效、工作满意度、离职率等密切相关,应当引起我们的重视。

年龄、性别、工作年限、婚姻状况、人格特征、应对方式、社会支持等均是工作倦怠的影响因素。认知行为培训、放松训练、正念减压等是目前干预工作倦怠的主要方法。

### (一)工作环境及工作性质方面的因素

作为医疗从业者中最大的一个职业群体,护士每天都要接触不同性格、不同文化背景及社会层次的人群,要应对患者的喜、怒、哀、乐等情绪变化,感受生离死别的情感冲击;需要随时处理病情复杂或死亡等各种突发事件;工作中所需的物质、仪器、设备可能不足;职业暴露的风险高;潜在医患矛盾等。这些容易导致护士情感和体力的透支消耗。另外,护士工作任务繁重、强度高,节奏快,常倒班,工作时间不规律。这些扰乱了护士的生物钟和正常的生活规律,对护士生理及心理功能、家庭生活和社交活动造成了一定的影响。护士长期高负荷、紧张的工作,导致其心理压力大。

### (二)社会心理支持方面的因素

受多年来人们重医轻护的传统观念影响,公众对护理工作的重要性和价值认识不足,部分患者治愈后对护士的感谢不及治疗的医生,同时医院给予护士继续深造及晋升的机会较少。这些因素降低了护士的职业价值感,对护士的心理健康产生负面影响。目前,患者对健康质量要求日益提高,社会对医护人员的要求也越来越高,作为与患者接触最多的群体,护士承受着较大的压力。

### (三)人际关系方面的因素

护理工作中存在的众多人际冲突给护士带来压力。护士是医生和患者之间的联系纽带,工作中的人际关系错综复杂,如果不能很好地处理,就会陷入人际冲突的困境。有些患者及家属认为自己是最急、最重、最需要得到护士照顾的,而护士同时要为许多患者负责,兼顾多位患者,如对个别患者的需求未作出及时反应,就会导致护患冲突。紧张的护患关系也会给护士带来一定的人际压力。

### (四)护士自身和家庭的因素

护士对自身价值的认同感也是影响其心理健康的因素之一。如果护士在困难和挫折面前,总是消极评价,看不到自身的实力和希望,不能积极应对,必然影响其心态。此外,大部分护士是女性,在生活中扮演着多种角色。护士既是母亲又是妻子,面对家庭的责任和家务琐事,承受着因妊娠、分娩、月经、更年期等生理变化而出现的心理问题。如果不能及时调整好心理压力,可能会影响心身健康。

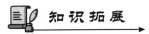 **知识拓展**

### 心理弹性

心理弹性是个体在面临逆境、创伤、悲剧、威胁及其他巨大压力时的良好适应过程。它使员工能够积极适应工作场所的压力源,避免心理伤害,并继续提供安全、高质量的护理。心理弹性包含6个关键属性:①社会支持(social support);②自我效能(self-efficacy);③工作与生活平衡/自我保健(work-life balance/self-care);④幽默(humour);⑤乐观(optimism);⑥实事求是(being realistic)。

## 三、护士心理健康的维护

护士心理健康不但直接影响其工作状态和护理服务质量,而且影响其职业心态,因此护士心理健康的维护十分重要。护士心理健康的维护可以从组织层面和个体层面采取相应的策略。

### (一)维护和发展护士心理健康的组织策略

1. 建立良好的社会支持系统 社会支持不但能对应激状态下的个体提供保护,即对应激起缓冲作用,而且对维持良好情绪体验具有重要意义。社会支持包括来自家庭和朋友的支持、同事的理解、上级领导的认同与鼓励。各级领导应给予护士群体关心和重视,鼓励护士正确面对工作中的问题,以积极乐观的心态去适应环境。护士应加强对社会支持的利用,提高对成功的体验和自我成就感。各级护理管理者应重视公共关系工作,充分利用新闻媒体宣传护理工作的重要性、科学性和艺术性,真诚地希望媒体坚持正确的舆论导向,客观真实地报道,不刻意炒作。正面面对医疗纠纷,多鼓励民众采取正确的途径处理,树立医疗纠纷处理机制的社会公信力,强化医疗事故技术鉴定机构的独立地位,使其能不偏不倚地正确处理各类医疗纠纷,让其真正成为患者表达自身利益诉求的首选维权渠道。同时应建立医疗纠纷医务人员安全保护程序,增强医务人员的安全感和凝聚力。

2. 人性化管理 医院管理者应建立以人为本、积极健康的医院文化,医院内部建立有效的沟通渠道,使管理者与被管理者之间具有融洽关系。重视和尊重护士,给予护理工作人力、物力、财力的支持。合理增加护理人员编制,健全、完善后勤支持系统,奖金分配做到合理,积极为护理人员创造一个清洁、卫生、舒适的环境,以减轻环境因素对人的负面影响。改进医疗设备,尽量减少或避免职业性损伤对护士健康的危害。提高护士的社会地位,加强护理人员的工作责任感和使命感。护士长要合理排班,减轻工作负荷,在科室形成宽松、愉悦、团结、奋进的工作氛围,建立缜密、热情、精细、顽强、幽默的工作团队;科学培养护士,优化人员配置,人尽其才,分层管理,减轻护士的超负荷工作;提高待遇,保障休假,强化护士职业意识和知识技能的教育与培养,增加其进修、培训的机会,从而提高护士专业技能、沟通能力和心理素质;建立健全各项法律法规,促进护理事业持续健康地发展,真正使护理成为护士的终身职业。

3. 设置相应的机构和场所,对护士进行心理辅导和干预 针对护士存在和潜在的一般心理问题,医院管理部门可设置专门的场所和空间,使护士可以通过有针对性的放松活动消除身心紧张,

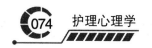 

并有机会宣泄情绪、交流情感、共享经验。也可在医院开设专门的心理咨询室,有针对性地对有需求的护士提供专业的心理咨询与干预,帮助护士维护心理健康,另外,还可以对护士进行定期的心理评估和咨询,为每位护士建立心理档案,以保证护士群体的工作压力控制在正常的范围之内,避免可能产生的心理损害。

### (二)维护和发展护士心理健康的个人策略

**1. 优化认知策略** 采取科学的认识态度,有助于缓解内心感受到的紧张、焦虑程度,使心理应激维持在一个适当水平,从而有助于维护和发展心理健康。认知行为理论认为,导致人们产生不良情绪和行为的不是那些已发生的具体生活事件和情境,而是我们对这一事件所具有的认知和观念。因此,为生活、工作减压的一个有效办法就是换一个角度来审视在生活中碰到的麻烦。所能采取的措施包括换一种方式来考虑自身当前所处的处境、自身在该事件中的角色以及解释那些令人不快的后果时所采用的归因方式。护士可以更多地采用乐观的思维方式,对消极事件重新给予评估。乐观的思维方式可以经由学习和生活经验而习得。护士在工作中,学习换一种方式考虑特定的应激源,重新标定它们,或者想象它们处于较小威胁的情境中,都是用以减小压力的认知策略。

**2. 运动策略** 经常运动可以使肌肉变得更加结实,消除体内多余的脂肪,而且能够帮助个体放松,更好地与他人相处,建立和谐的人际关系。此外,研究表明运动习惯可以改善负性情绪水平,缓解心理压力,转化不良情绪状态。因此,对于处于高度职业紧张和较强职业压力下的护士来说,运动是促进心理健康的有效策略之一。运动时要:①找到自己最喜欢的运动项目;②安排固定的运动时间,并到点就开始运动;③找到一起运动的伙伴,因为坚持锻炼往往需要额外的社会支持。

**3. 情绪管理** 情绪管理是指有意识地调适、缓解、激发情绪,以保持适当的情绪体验与行为反应,避免或缓解不当情绪与行为反应的实践活动,是个体的情绪感知、控制、调节的过程。通常,作为个体对外界刺激的主观的有意识的体验和感受,情绪本身无好坏之分,一般只划分为积极情绪、消极情绪。但由情绪引发的行为则有好坏之分、行为的后果有利害之别。所以说,情绪管理并非消灭情绪,而是疏导情绪并合理化之后的信念与行为。情绪的管理不是要去除或压制情绪,而是在觉察情绪后,调整情绪的表达方式。有心理学家认为情绪调节是个体管理和改变自己或他人情绪的过程。在这个过程中,通过一定的策略和机制,使情绪在生理活动、主观体验、表情行为等方面发生一定的变化。

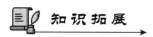 **知识拓展**

**护士心理健康的维护和促进策略**

1. 轮班之间的适当休息。
2. 健康饮食。
3. 充足的水分摄入。
4. 适当运动。
5. 放松活动。
6. 娱乐活动(例如,阅读、听音乐、看电影/连续剧)。
7. 维护远程社交联系。
8. 表达感受/情绪。

◀ **本章小结** ▶

　　健康不仅仅是没有疾病和身体虚弱现象,只有躯体、心理、社会适应和道德4个方面都健康才算完全健康。心理健康是人类健康的重要维度,按照人类发展年龄的划分,可以将个体发展分为胎儿期、儿童期、青春期、青年期、中年期、老年期。每一发展阶段都有其特定的心理发展任务及相应的心理健康特征。护士应具备的职业心理素质包括良好的智力水平、适应力、个性及积极稳定的情绪。护士心理健康的维护需要组织、个人的共同努力。

## 练习题

**一、单项选择题**

1. 小儿的自我概念开始形成的时期是(　　)
　A. 婴儿期　　　　　　　B. 幼儿期　　　　　　　C. 学龄前期
　D. 学龄期　　　　　　　E. 青春期

2. 对青春期孩子实施心理行为指导的重点是(　　)
　A. 对学校生活适应性的培养　B. 加强品德教育　　　C. 预防疾病和意外教育
　D. 性心理教育　　　　　　E. 社会适应性的培养

3. 婴儿期可以进行的早期训练是(　　)
　A. 刷牙训练　　　　　　B. 坐姿训练　　　　　　C. 穿衣训练
　D. 大小便训练　　　　　E. 学习习惯训练

4. 青春期心理与行为最突出的特点是(　　)
　A. 身心发展的矛盾性　　B. 形成新的同伴关系　　C. 思维方式成熟
　D. 情绪状态稳定　　　　E. 有强烈独立自主的意识

5. 某13岁男孩,近期出现不听从父母安排,常用自己的标准衡量是非曲直。该男孩青春期心理特征属于(　　)
　A. 情绪两极化　　　　　B. 独立性增强　　　　　C. 心理"上锁"
　D. 心理向成熟过度　　　E. 行为易冲动

**二、简答题**

1. 什么是健康?什么是心理健康?
2. 简述青春期的生理和心理特点及心理保健。
3. 如何维护与增进护士的心理健康?

(杨秀木)

参考答案

知识归纳

【知识目标】

1.复述应激、应激源、挫折、应激管理、危机干预、急性应激障碍、创伤后应激障碍和适应障碍的概念。

2.举例说明各类应激源及各种心理防御机制。

3.分析各种应激理论模型的主要内容及其优缺点。

4.说明应激产生的整体过程。

5.概述各类应激相关障碍的临床特点。

【能力目标】

1.识别常见的应激反应和应激相关障碍。

2.在未来的护理实践工作中灵活应用应激管理和危机干预技术。

【素质目标】

1.科学评价应激、挫折对于个体的影响,形成正确的人生观。

2.内化仁人志士不畏艰险的斗争精神,提升自己的耐挫力。

# 第一节　应激与应激源

综合案例

　　小李,19岁,大二护生,平素学习认真、对自己要求严格、做事细致负责、追求完美。小李一直觉得护理操作技能必须出类拔萃才是就业的保障,所以对实验课格外重视。受疫情影响,实验课动态调整,小李将此错误地理解为无法练习,每天多次查看相关信息,并常梦到由于操作不扎实,被心仪单位淘汰的场景,因此非常焦躁不安。上网课时虽尚能勉强完成基本任务,但注意力不集中,记忆力和学习效率下降。动态调整中的实验课上,小李总觉得练习时间不够用,很急躁。无法达到完美要求,心情低落。小李觉得自己太笨,很失败,常因物品准备与同学发生矛盾。请思考:

1. 请分析小李在应激中的心理与行为反应。
2. 请从应激管理的角度为小李提供对策。

案例解析

# 一、应激

## (一)应激的概念

应激一词来自拉丁文"stringer",意思是"费力地抽起"或"紧紧地捆扎"。在古法语和古英语中,它以"stress"和"straisse"形式出现,含有困苦和逆境的意思。现代医学、心理学等领域对应激进行了大量的研究,不同学者分别提出了不同的应激理论及应激概念。目前较公认的观点认为,应激是指机体在面临或察觉到内外环境及社会、心理刺激因素对个体造成威胁和挑战时所出现的全身性非特异性适应反应,又称为应激反应。这些刺激因素被称为应激源。一般可以从以下几个方面来理解应激的定义。

1. **应激是一种引起机体应激反应的刺激** 这种刺激是给个体造成压力的一些生活事件,其来源十分广泛,可以是躯体的、心理的和社会的。这些刺激均构成心理应激源,引起个体的反应。

2. **应激是一种机体对各种刺激的反应** 应激是一种机体对环境需求的反应,是机体固有的、保护性和适应性的整体防御反应。应激反应可以是生理的、心理的和行为的,生理学家塞里(Selye)从生理角度将这种反应称为一般适应综合征(general adaptation syndrome,GAS)。

3. **应激是被个体察觉到的威胁或挑战** 应激的发生并不伴随特定的刺激或特定的反应,而是发生于个体察觉或估计到这种刺激具有某种威胁或挑战之时。这种估计来自对环境需求的情景以及个体处理这些需求的能力的评价。由于个体对情景的察觉和评估存在差异,因此个体对应激源做出的反应也存在差异。

根据对机体影响的程度,应激可分为生理性应激和病理性应激。生理性应激指应激源不十分强烈,且作用时间较短的应激(如体育竞赛、饥饿、考试等),是机体对轻度的内外环境变化及社会心理刺激的一种重要防御适应反应,它有利于调动机体潜能又不致对机体产生严重影响,又称为良性应激。病理性应激是指应激源强烈且作用时间持久的应激(如失业、破产、患严重慢性疾病、身体大面积烧伤等),除仍具有某些防御代偿意义之外,可引起机体自稳态的严重失调,甚至导致应激性疾病,又称为劣性应激。应激对健康具有双重作用,适当的应激可提高机体的适应能力,但过强的应激(无论是良性应激还是劣性应激)使适应机制失效时会导致机体出现功能障碍。

## (二)应激的理论模型

1. **应激的战斗或逃跑反应模型** 1914年,该模型由哈佛大学的心理学家沃尔特·坎农(Walter Cannon)首次提出,用来描述面对威胁时,在肾上腺素的作用下,机体生理唤醒的动力性。坎农在一系列的动物实验中发现,身体面对应激时的立即反应有两种模式,要么实施攻击以保护自己(战斗反应),要么逃走以躲避危险(逃跑反应)。后来的实验又发现,战斗反应是由愤怒或侵犯引发的,通常在保护自己的势力范围或者攻击比自己弱小的侵犯者时出现。逃跑反应是由于恐惧引发的,它能让人的身体忍受长时间的奔跑,如躲避狮子和熊。不过,在很多情况下,逃跑反应不仅指逃之夭夭,还包括藏起来或僵直状态等退缩反应,如在巨大的威胁下,有的人会愣住,呆若木鸡。战斗-逃跑-僵住(Fight-Flight-Freeze)反应模式常被简称为应激的3F反应。

2. **应激的反应模型** 该模型由塞里(Selye H.)于1936年提出,最早从生理学角度探讨应激反应,以生物学机制为依据,提出了垂体-肾上腺皮质激素分泌增多在全身适应综合征中的重要作用,

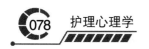

并把人的应激反应分为警觉期、抵抗期、衰竭期3个阶段。该理论强调应激过程中个体生理、生化方面的感受性和反应性,因而被传统的生物医学模式所接受。

3. **应激的刺激模型**　由霍尔姆斯(Holmes)和拉赫(Rahe)于1967年提出。该模型将生活事件(应激源)作为自变量或刺激物,并与某些疾病的发生、发展或转归具有因果联系,并按生活改变单位(life change unit,LCU)对重大事件进行排列,对生活事件进行量化研究,编制了专门的生活事件量表(life events scale,LES)。该模型的优点是看到了生活事件和躯体疾病及精神障碍之间的密切关系,有助于进行早期预防和干预,具有重要的现实意义。不足之处是忽视了人类的主观能动性和心理行为的复杂性,难以建立应激与紧张反应之间的比例关系,不可能确定所有刺激因素,也不可能确定同一个体在所有情境下的刺激因素,更不能建立刺激强度和紧张水平之间的数量关系。

4. **应激的认知评价模型**　20世纪60年代,美国心理学家拉扎勒斯(Lazarus)等人提出认知评价在应激中的重要性。Lazarus认为,心理应激是指人对外界有害物、威胁、挑战进行认识评价后所产生的生理、心理和行为反应。1979年,心理学家伍尔福克(Woolfolk)和理查德森(Richardson)正式提出了应激的认知评价模型,该模型认为应激反应是个体对情景或事件认知评价的结果,人们感受和评价事物的方式决定着应激反应的发生和程度。该模型在应激研究中的贡献在于突出了认知评价这一心理中介因素的重要性。

5. **应激的过程模型**　以福克曼(Folkman)为代表的研究者将心理应激看作是以认知评价因素为核心的过程,并从应激源、应激中介因素和应激反应3个方面及其相互关系来认识应激,即应激的过程模型。根据过程模型,心理应激可以看作个体在应激源的作用下,通过认知、应对、社会支持和人格特征等中间因素的影响和中介,最终以心理和生理反应表现出来的过程。

6. **应激的系统模型**　我国学者姜乾金等人认为应激的有关因素之间不是单向的从因到果或从刺激到反应的过程,而是多因素相互作用的系统。例如,个体可以对应激做出不同的认知评价,从而趋向于采用不同的应对方式和利用不同的社会支持,导致不同的应激反应。但反过来,应激反应也影响其应对方式、社会支持、认知评价直至生活事件。也就是说,认知评价、应对方式、社会支持甚至人格特征等作为中间因素,分别受其他各种因素的影响和制约,其中人格特征起到核心作用。可见,应激其实是有关因素相互作用的系统,即应激系统模型。

## 二、应激源

应激源是引起应激的刺激,也就是应激的原因。通常是指向机体提出适应和应对要求并导致机体充满紧张性生理和心理反应的各种刺激的总称。

### (一)应激源的来源

应激源主要来自3个方面。

1. **外部物质环境**　包括自然的和人为的两类因素。属于自然环境变化的有酷热、寒冷、潮湿、强光及雷电等,属于人为因素的有大气、水、食物、射线及噪声等方面的污染等。

2. **个体的内环境**　内、外环境的区分是人为的,内环境的许多问题常来自外环境,如感觉剥夺、刺激过量、营养缺乏等。机体内部许多物质的产生和平衡失调,如内分泌激素增加,酶和血液成分的改变,既可以是应激反应的一部分,也可以是应激源。

3. **心理社会环境**　许多心理社会因素可以引起全身性适应综合征,具有应激性,这些因素可引起良性应激,如中奖、提升;也可引起劣性应激,如竞争失败、丧失亲人。

#### (二)应激源的分类

1.**按性质分类**　英国的心理学家布朗斯坦(J. Braunstein)根据应激源的性质不同,把应激源分为4类。

(1)躯体性应激源:指对人的躯体直接发生刺激作用的刺激物,包括各种物理的、化学的和生物学的刺激物,如过高过低的温度、强烈的噪声、酸碱刺激、不良饮食和微生物等。这类应激源是引起人们生理应激和应激的生理反应的主要刺激物。

(2)心理性应激源:指来自人们大脑中的紧张性信息,主要指冲突、挫折和各种原因导致的自尊感降低,如心理冲突与挫折、不切实际的期望、与工作有关的压力和紧张等。心理性应激源与其他类应激源的显著不同之处是它直接来自人的大脑,但也往往是外界刺激物作用的结果。例如,心理冲突往往在人际关系出现困难或发生目标冲突时产生。同样,较低的自尊感多产生于难以胜任学习和工作任务之时。

(3)社会性应激源:指能导致个人生活模式变化,并要求人们对其做出调整或适应的事件。包括客观的社会学指标(经济、职业、婚姻、年龄、受教育程度等)的变动与社会地位的不适合,个人的社会交往、生活、工作的变化,重大的社会政治、经济的变动等。社会性应激源包括应激性生活事件和日常生活困扰。应激性生活事件指生活中重大的变故,如破产;日常生活困扰是指轻微而频繁的困扰或微应激源,如每天挤车上下班、处理家庭事务、操心孩子学习等。

(4)文化性应激源:指因语言、风俗和习惯的改变而引起的应激性事件,最为常见的是"文化性迁移",如由一种语言环境进入另一种语言环境,或由一个民族聚居区、国家迁入另一个民族聚居区、国家时,个体将面临一种生疏的生活方式、习惯与风俗,从而不得不改变自己原来的生活方式与习惯,以顺应新的情况。

2.**根据应激源对个体的影响**

(1)正性应激源:指对个体的身心健康具有积极作用的事件,如恋爱、结婚、升职及生子等。

(2)负性应激源:指对个体产生消极作用的不愉快事件,如患病、亲人离世、分居、离异、工作受挫、失业或退休、遭受天灾人祸、经济困难及家庭关系紧张等。

3.**根据应激源的主客观性**

(1)客观应激源:是不以人们的主观意志为转移,不同个体之间都能明显体验到的事件,包括生老病死和天灾人祸等。这些事件能引起强烈的急性精神创伤或是延迟的应激反应。

(2)主观应激源:是以个体主观因素为主的事件,如有人面对考试成绩不理想能坦然接受,有人则会痛苦崩溃。应激源的主、客观性的划分是相对的,很多事件既具有客观性又具有主观性。

### 三、应激的中介机制

应激的中介机制是指机体将传入信息(应激源或环境需求)转变为输出信息(应激反应)的内在加工过程,是应激的中间环节。应激的中介因素除了年龄、性别、种族、文化程度、经济状况、婚姻状况、职业等人口学因素外,还包括应激的心理和生理中介机制。

#### (一)应激的心理中介机制

1.**认知评价**　是个体从自己的角度对遭遇的应激源的性质、程度和可能的危害情况做出估计,同时也估计面临应激源时个体可动用的应对资源。对应激源和资源的认知评价直接影响个体的应对活动和心身反应,在应激过程中起着决定性的作用。福克曼和拉扎勒斯将个体对生活事件的认知评价过程分为两步:初级评价和次级评价。初级评价是个体在某一事件发生时立即通过认知活动判断其是否与自己有利害关系;次级评价则是在得到有关系的判断基础上,个体会立即对事件是否可以改变即对个人的能力做出估计。如果次级评价事件是可以改变的,常常应用针对问题的应对;如果次级评价为应激源不可改变,则往往采用针对情绪的应对。

2.应对方式 也称为应对策略,是个体在应激期间处理应激情境、保持心理平衡的一种手段。应对是一种包含多种策略的、复杂的、多维的态度和行为过程,目前认为应对是个体为缓冲应激源的影响,应对心理压力或挫折,摆脱心理冲突引起的自身不平衡的紧张状态而产生的认知性适应行为过程。也可以说是个体为应付困难与挫折,有意识地采取的认知和行为措施。

3.社会支持 指来自社会各方面,包括父母、亲属、朋友、同事、伙伴等人以及家庭、单位、党团、工会等组织给予个体精神或物质上的帮助和支持的系统。社会支持是保护人们免受压力事件不良影响的有益人际交往,是个体对其人际关系密切程度及质量的一种认知评价,对人们适应各种社会环境和应对压力具有重要影响。良好的社会支持具有减轻应激反应的作用。社会支持所包含的内容相当广泛,目前大致可以分为3类。

(1)客观支持:即实际社会支持,指一个人与社会所发生的客观的或实际的联系程度。

(2)主观支持:即领悟社会支持,指个体感到在社会中被尊重、被支持和被理解的情绪体验和满意程度。

(3)对支持的利用度:是个体对社会支持的利用情况,有些人虽然可以获得支持,却拒绝别人的帮助。然而,人与人之间的支持是相互的,支持别人的同时也为别人向自己提供帮助打下了基础。

4.人格特征 人格影响应激过程一般通过两种机制。

(1)暴露差异假设:即人格因素影响个体暴露于应激源的程度,从而导致应激反应不同。这种效应被称为是人格的直接效应。这种情况下应激源是人格与应激反应的中介因素。

(2)反应差异假设:即人格因素影响个体对应激源的反应。这种情况发生在人格缓和应激源与应激反应的关系的情形下,可以称为缓和效应。

人格作为应激反应过程中的中介因素之一,与生活事件、认知评价、应对方式、社会支持和应激反应等因素之间存在显著相关。人格影响一个人对各种刺激物质和量的评价,甚至决定生活事件的形成。许多研究表明,人格特征与生活事件量表之间,特别是主观事件的频度以及负性事件的判断方面存在着相关性。人格与应激反应的形成和程度有关。

不同人格的人对同样的生活事件可以出现程度不同的心身反应。人格特征对心身疾病发生起到特殊的作用,并作为重要条件而引起某种疾病的发生与发展,如在应激中不利于个体的适应的A型、C型人格。A型人格的人进取心、侵略性、自信心、成就感较强,并且容易紧张。由于对自己期望很高,往往在心理和生理上负担都十分沉重。由于长期生活在紧张的节奏之中,其思想、信念、情感和行为的独特模式,源源不断地产生内部的紧张和压力,由于一系列的紧张积累,极易导致心血管疾病,甚至可随时发生心肌梗死而猝死,又称为"冠心病人格"。C型人格的个体则属于情绪受压抑的忧郁性格,表现为害怕竞争,逆来顺受,过分压抑负性情绪,行为退缩,感觉无助、无望。总体来说,C型性格的人特别容易出现焦虑、愤怒、忧伤、愁苦等不良情绪,同时还容易罹患癌症,又称为"癌症人格"。

## (二)应激的生理中介机制

应激的生理中介机制是探讨当应激源的信息被认知评价后,如何将其转化为生理反应的,涉及神经系统、内分泌系统和免疫系统等。

1.神经机制 应激反应主要通过交感神经-肾上腺髓质轴进行调节。机体处在急性应激状态时,刺激信息被中枢神经接收、加工和整合后,冲动传递到下丘脑,通过交感神经使肾上腺髓质激活,释放大量儿茶酚胺。肾上腺素和去甲肾上腺素的大量分泌,为机体适应和应对应激源提供了充足的能量。但如果应激源刺激过强或时间太久,可造成体内儿茶酚胺递质不足,从而表现出心率变缓,心输出量和血压下降,血糖降低造成眩晕或休克等耗竭表现。

2. 内分泌机制 应激反应通过下丘脑-腺垂体-靶腺轴进行调节。当应激源作用强烈或持久的神经冲动传递到下丘脑,引起促肾上腺皮质激素释放因子分泌,通过垂体门脉系统作用于腺垂体,促使腺垂体释放促肾上腺皮质激素,进而促进肾上腺皮质激素特别是糖皮质激素的合成与分泌,引起一系列生理变化,包括血液中促肾上腺皮质激素和皮质醇增多,血糖上升,蛋白质分解抑制,抗体增加等。实验证明,应激状态下分解代谢类激素如皮质激素、髓质激素等分泌增加,合成代谢类激素如胰岛素等分泌减少,而应激后修复过程则相反,这些生理变化为个体适应环境奠定了物质基础和能量储备。

3. 免疫机制 应激反应过程中,免疫系统与中枢神经系统有着双向性调节。一般认为,短暂而不太强烈的应激不影响或会略增强免疫功能,而长期强烈的应激则会抑制免疫功能,引起内环境紊乱,降低机体抗感染的能力。

应激条件下,神经系统、内分泌和免疫反应不是孤立发生的,而是相互作用,相互影响的。三者之间至少有下面4个"触点":第一个是免疫系统利用细胞因子向中枢神经系统发出机体正受到伤害的信号;第二个是中枢神经系统通过垂体-肾上腺皮质轴调节免疫反应;第三个是免疫细胞上有肾上腺素受体,从而接受自主神经和内分泌系统的影响;第四个是免疫系统的器官受自主神经系统的神经支配。上述这种双向的沟通使得心理应激同免疫系统间的相互作用成为可能,即免疫系统功能的某些变化可以伴随或导致心理活动的改变。反过来,心理应激也可以造成免疫功能的变化。

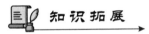 **知识拓展**

### 心理免疫学

心理免疫主要探讨心理活动过程对免疫功能的影响,并利用心理治疗方法增强免疫应答能力或预防疾病的发生。心理免疫学源于20世纪80年代,是研究机体在面临紧张刺激的情况下,高级中枢神经系统与免疫系统的相互作用以及这种作用在心身疾病中的地位和机制,它是近年来新兴的医学边缘学科之一。它将医学、免疫学、生理学、神经内分泌学等相关生物科学与心理学、社会学、文化学、哲学等人文科学有机地结合在一起,是在生物-心理-社会医学模式的指导下,精心培育并发展壮大的一门新型学科。

# 第二节 心理挫折与心理防御机制

## 一、心理挫折

挫折是指个体在从事有目的活动的过程中,遇到无法克服的障碍或干扰,致使个人动机不能实现,个人需要不能得到满足的情绪状态。挫折人人都会面临,不可避免。挫折的3个条件:具有动机

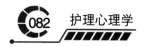

和目标,且要有满足动机和达到目标的手段或行动;有引起挫折的因素和境遇,且个体意识到目标的受阻;有对挫折的知觉与体验而产生的紧张状态和情绪反应。挫折与应激息息相关,长期遭受挫折或遭受严重的挫折可使人增加应激的易感性,容易出现应激相关的问题。

### (一)挫折的特征

**1. 客观性**　挫折是一种社会现象,挫折的引起是客观的物质生活条件不能满足人们的需要,使人们的行为活动受到限制的情绪体验。因而,它是不以人的主观意志为转移的客观存在的心理反应。

**2. 差异性**　挫折的差异性体现在两个方面。一方面,不同人的心理发展层次与对问题的认识方法是不同的,面对同样的挫折,不同个体主观的心理感受也不同,对挫折的感受程度就不一样;另一方面,即使是同一个体,其需要也会随着社会物质生活条件的变化而变化,挫折反应也会随着需要的改变和外部条件的变化而发生变化。挫折的差异性也决定了挫折是可以控制的。

**3. 双重性**　挫折给人带来的影响具有双重性,既有积极效应,也有消极效应。积极效应方面,挫折可使人在克服困难过程中,增长解决问题的能力,引导人以良好的方式实现自己的目标;消极效应方面,可使人在挫折面前产生失望、痛苦、焦虑的情绪体验,甚至一蹶不振,失去对生活的信心,更甚者出现心理障碍或攻击行为。

**4. 可测性**　挫折对人们的心理和行为有重大的影响,有人会出现消极、悲观等情绪反应,丧失自信心;也有人会化消极为积极,变被动为主动,把挫折变成激励自己的力量。这些心理和行为的表现都是能直接观察和体验的,是可测的。

### (二)挫折的成因

挫折是人未能达到目标的结果,从目标的确立到行为的实施,受多种因素的影响。因此,挫折的成因也是多方面的,包括主、客观因素。

**1. 主观因素**　指个人的内在因素,主要包括个体的心理、生理条件限制,如因智力、能力、容貌、身材、生理缺陷、疾病等所带来的困扰。另外,动机冲突也是导致挫折产生的常见主观因素之一。

**2. 客观因素**　即环境因素,主要包括自然环境与社会环境两方面。自然环境一般为个人能力无法克服的自然条件,如自然灾害和事故、生老病死、空间狭小、噪声大、照明差等。社会环境指的是个体在社会生活中遭受的政治经济、道德、宗教、习俗等人为因素的限制,如教育方法不当、管理方式不妥、岗位和能力不适合、人际关系紧张、经营失败、产品滞销、企业亏损等。

### (三)挫折后的心理行为反应

人们遇到挫折后表现的反应是各不相同的,一般有积极、消极两个方面。如果挫折不超过个体的容忍力,则是一种磨炼。它引导个体的认识产生创造性的变迁,有利于认清现实,合理地修正目标与动机,充分调动自身潜能,增长解决问题的能力,使个体能够以更好的方法解决问题、满足需要。然而挫折过久、过强、超过了忍受力,个体一旦不能正确对待,则可引起适应不良,情绪失调,发生疾病或行为的偏离。遭受挫折后常见的消极心理行为反应如下。

**1. 攻击**　攻击有直接攻击和转向攻击两种形式。直接攻击就是个体在受到挫折后,愤怒的情绪直接导向造成挫折的人或物,表现为对人讥讽、漫骂,或拳脚相加及损坏物品等形式。通常,对自己的容貌、才能、权力等各方面充满自信的人,或具备某种实力者,以及年幼无知缺乏理智或生活经验的人,较易产生直接攻击行为。转向攻击一般在 3 种情况下发生。一是对自己缺乏信心,悲观失望,于是受挫后产生自责,把攻击转向自己;二是由于觉察到不可能或不应该对引起挫折的对象直接攻击,而把挫折的情绪发泄到次要的,甚至无关的人或物上去;三是由于挫折来源不很明显,或为日常生活中许多小挫折的积累,也可能因个体内在因素(如疾病、疲劳等)所致,个体找不到明显的攻击对象,于是将攻击目标指向不相关的人或物。后两种情况常常是借助于一种替代的满足来减少自己遭受挫折后的不平衡。

2.焦虑　指一种具有不自主的与某种茫然的担忧相关的情绪状态,是人们面临挫折的时候最普遍和常见的心理反应之一。焦虑并非真的遇到危险,也可能是担心会遇到某种危险时惶惶不安的情绪状态。如果长期遭遇挫折,即使是坚强自信的人,也可能会慢慢产生焦虑反应。例如,紧张不安、烦躁易怒,判断力降低,怨天尤人,无所事事等,同时生理上可出现冒汗、心悸、头昏、头痛、胸闷压抑、失眠等现象。长期处于焦虑状态,不仅损害人的心理健康,还会引发躯体疾患。

3.抑郁　是一种压抑、郁闷、沮丧的心境低落状态,自我感觉不良,常伴有兴趣减退与快感缺失。抑郁也是人们遇到精神压力、生活挫折、痛苦遭遇、生老病死、天灾人祸等情景时一种常见的情绪反应。如果长期面临挫折,可能会导致抑郁情绪较严重且长期持续存在,甚至达到抑郁症的标准,严重者会影响正常的工作、学习和生活,无法适应社会,损害其社会功能,甚至产生消极观念或自杀行为。

4.退行　是指个体在受到挫折的时候,用与自己年龄不相称的幼稚行为来应付挫折情境,又称为退化。退行这种反常的行为表现方式,本人往往不能清醒地意识到。例如,已经成年的大学生,受到教师批评或与同学发生争执时,可能会失声痛哭,以哭的方式来表达对挫折的态度。再如已养成良好生活习惯的儿童,因母亲生了弟弟或妹妹或家中突遭变故,而表现出尿床、吸吮拇指、好哭、极端依赖等婴幼儿时期的行为。退行现象发生在一个人的心理发展中,会产生相应的消极影响,如行为偏差,人格障碍等。

5.冷漠　指个体在遭受挫折后,随之产生一种漠不关心与无动于衷的态度。冷漠是一种比攻击更为复杂的挫折反应,其主要原因是由于当事人对引起挫折的对象无法或无力进行攻击,或强行采取攻击反应后会遭受更大的挫折;同时又找不到适当的替代物来发泄自己挫折后的愤怒情绪,又看不到环境改变的希望,于是只能做出冷漠的反应来调节自己受挫后的心理状态。这种冷漠不排除个体心理上攻击与压抑之间的冲突,同时包含着个体心理的恐惧与痛苦,对心理健康极为有害。

6.固着　指个体在其心理发展过程中,由于所遭受的挫折,而使得心理发展产生了停顿。而与固着相关的,是偏执性的固着行为,指个体反复做某种无效的动作,尽管反复多次毫无效果,仍然继续,而不能以其他更适当的行为所取代。有人会在受到挫折后出现判断问题的能力大大降低,这即是挫折后的固着反应阻碍了他们学习新的技能。

以上挫折反应是个体遭遇到挫折后常见的比较直接的反应,这些反应往往是不自主的,有些是后天学习的结果,有些则是本能的反应。一个人的心理健康状况很大程度上表现为挫折反应的性质和强度,以及采取有效行为方式的速度与效果。也就是说,心理健康水平高的人,较少产生挫折反应,即使产生,也较少表现为退化、冷漠等这种被动、退缩性质的反应,不良反应的程度较轻,平息挫折反应的速度较快。更为重要的是,在直接的、不自主的反应之后,往往能主动、及时地以有效的心理行为方式去替代前者,来适应和改变挫折。这样的人,也就是适应能力强的人。那些对挫折缺乏正确认识或者采取了不适当的适应机制的人,往往容易使挫折反应变得更为明显、强烈、持久,形成恶性循环,对心身健康造成进一步的损害。

### (四)影响挫折的因素

1.与外部环境的协调程度　如引起挫折的情境与外部环境协调一致,则所受的挫折程度小,相反则受的挫折程度大。如同样面对考试不及格,如果周围的同学大多不及格的话,挫折感通常要低一些。

2.**需要动机的强烈程度及冲突程度** 一般来说,个体的需要或动机越强烈,与冲突愈强烈,则体验到的挫折程度也愈大;反之,受到挫折的程度就较小。

3.**期望值和抱负水平** 对相同的挫折程度,由于个体的期望值和抱负水平不同,反应和感受的程度也不相同,期望值和抱负水平越高,挫折感往往越强。

4.**挫折发生的突然程度** 一般来说,挫折出现得越突然,思想准备越不充分,挫折程度就越大,反之亦然。

5.**个人的挫折容忍力** 挫折容忍力即对挫折的适应能力,是受到挫折时避免行为失常的能力。挫折容忍力的高低受3种因素影响。①生理条件:通常身体健康强壮的人比体弱多病的人更能承受挫折的打击。②过去的经验与学习:生活阅历广、经验丰富并历尽艰辛与磨难的人远比生活中一帆风顺、缺乏经验的人容忍力要高。③对挫折的知觉判断:由于认识的不同,其所感受的威胁也不同,个人心理上所承受的压力也就不同。如有的人可以忍受工作与学习上的重大挫折,但却不能接受别人丝毫的猜疑和曲解。

## 二、心理防御机制

心理防御机制指个体面临挫折或冲突的紧张情境时,在其内部心理活动中具有的自觉或不自觉地解脱烦恼、减轻内心不安,以恢复心理平衡与稳定的一种适应性倾向。心理防御机制属于情绪关注应对,其积极的意义在于能够使主体在遭受困难与挫折后减轻或免除精神压力,恢复心理平衡,甚至激发主体的主观能动性,激励主体以顽强的毅力克服困难,战胜挫折。消极的意义在于使主体可能因压力的缓解而自足,或出现退缩甚至恐惧而导致心理障碍。另外,如果心理防御机制不常用时,其对减轻应激有适应性价值;如果被频繁地应用,个体则容易形成回避现实的人格,将不利于适应环境。根据其性质和作用的不同,心理防御机制可分为建设性防御机制、替代性防御机制、攻击性防御机制、逃避性防御机制和掩饰性防御机制5类。

1.**建设性防御机制** 也称为积极心理防御,是指能正面并积极地面对挫折,并找到科学的方法、合理的途径来应对由挫折带来的不良的行为反应和情绪状态,包括升华、幽默。

(1)升华:是指当个体期望的目标无法实现的时候,把不被社会所允许和接纳的动机和行为,导向比较崇高的方向,使之成为符合社会规范和时代要求,能为社会或他人所接纳,具有建设性的活动能量。古今中外曾演绎出不少升华的例子,如文王拘而演《周易》,仲尼厄而作《春秋》,屈原放逐赋《离骚》,左丘失明写《左传》,孙膑跏脚修《兵法》,司马迁受辱著《史记》,均是升华的代表性案例。

(2)幽默:是指个体在遇到挫折、处境困难或尴尬时,用幽默来化解困境、维持自己心理平衡的方式。幽默作用是心理防御机制的最高境界,不仅可以起到意外的激励作用,有时也有助于密切人际关系,获得群体的认可。如苏格拉底遭妻子痛骂和用水泼之后风趣地说道:"我知道,打雷以后,必定会下大雨的。"

2.**替代性防御机制** 是用另一种事物去代替自己的缺陷,以减轻缺陷的痛苦。这种替代物有时是一种幻想,因为现实上得不到实体的满足,便以幻想在想象世界中得到满足,有时用另一种事物去补偿因缺陷而受到的挫折。

(1)补偿:是当个体因本身生理上或心理上的缺陷致使目的不能达到时,改以其他方式来补救这些缺陷,以减轻其焦虑,建立其自尊心,称为补偿。如一位有残疾的大学生最初在人际关系上受挫,便在学习、道德修养上下功夫,学习成绩出类拔萃,品德优秀,为同学所瞩目。但自卑的人如果过度补偿,可能会产生偏执行为。

(2)幻想:是指人在无法处理现实生活中的困难,或是无法忍受一些情绪的困扰时,将自己暂时离开现实,在幻想的世界中得到内心的平静和达到在现实生活中无法经历的满足。幻想可以是一种使生活愉快的活动(很多文学、艺术创作都源自幻想),也可能有破坏性的力量(当幻想取代了实际的行动时)。幻想可以说是一种思维上的退化。因为在幻想世界中,可以不必按照现实原则与逻辑思维来处理问题。可依个体的需求,天马行空,自行编撰。幻想使人暂时脱离现实,使个人情绪困扰得以缓解,但幻想并不能解决现实问题。经常沉溺幻想之中,使现实与幻想混淆不清时,会出现歇斯底里与夸大妄想等症状或问题。

3.**攻击性防御机制** 是指个体因负性事件而产生不愉快情绪时,不能向应激源直接发泄,便会利用转移作用,向其他对象以直接或间接的攻击方式发泄,或把自己无法接受的东西转嫁到他人身上,并判断他人的对错。攻击性防御机制有两种方式——转移和投射。

(1)转移:指原先对某些对象的情感、欲望或态度,因某种原因,如不合社会规范或具有危险性或不为自我意识所允许等,无法向其对象直接表现,而把它转移到一个较安全、较能被大家所接受的对象身上,以减轻自己心理上的焦虑。转移有多种,有替代性对象(或目标)的转移、替代性方法的转移、情绪的转移等。转移如果使用得当,对社会及对个人都有益。例如:中年丧子的妇人,将其心力转移于照顾孤儿。但若使用不当,则会危害社会。如某人在生活中受到不公的待遇,被激起报复、仇恨的心将其偏激心态移转至无辜的人。

(2)投射:是指把自己所不喜欢或不能接受的性格、态度、动机或欲望,转移到外部世界或他人身上。如一位女员工实际不喜欢其上司,却认为自己喜欢上司,而上司不喜欢自己。诗句"我见青山多妩媚,料青山见我应如是"及庄子与惠子临渊辩鱼的故事,都是投射的例子。

4.**逃避性防御机制** 是一种消极性的防御,以逃避性和消极性的方法去减轻自己在挫折或冲突时感受的痛苦。面对问题,就如鸵鸟把头埋在沙堆里,当作看不见一样。这类防御机制有以下4种形式。

(1)压抑:是各种防御机制中最基本的方法,指个体将一些不被自我所接纳的冲动、念头等,在不知不觉中被抑制到无意识中,或把痛苦的记忆,主动忘掉并排斥在记忆之外,从而免受动机冲突、紧张及焦虑的影响。如遭受战争创伤的士兵无法回忆起最近的一次死伤惨重的战斗。压抑是一种动机性的遗忘,个体在面对不愉快情绪时,不知不觉的有目的地遗忘,与因时间久而自然遗忘的情形不同。

(2)否认:不是把痛苦事件有目的地忘掉,而是把已发生的不愉快事件加以"否定",认为它根本没有发生过,以逃避心理上的刺激和痛苦,来获得心理上的暂时安慰,这是一种比较原始而简单的防御机制。如吸烟者提出吸烟与健康相联系的证据缺乏科学价值。否认与压抑极为相似,但否认不是有目的地忘却,而是把不愉快的事情加以"否定"。如"眼不见为净""掩耳盗铃",都是否认的表现。

(3)退行:是指个体在遭遇到挫折时,表现出其年龄所不应有的幼稚行为反应。

(4)潜抑:是自我防御的一个重要方法,帮助个体阻止去面对一些过于痛苦、难以负担或难以被社会道德认可的感觉、冲动和观念。如某些人可能有藏得很深的偷窃冲动、偷窥冲动、爱抚摸他们所接近的人的冲动。但意识是明辨是非的,它无法忍受这些想法和冲动,于是这些想法遂被掩盖而放逐到潜意识部分去了。这些潜抑的观念虽然从意识的认知上被隐藏了,却仍然在心理的底层有力地活跃着。潜抑与压抑相似,但又不同,潜抑指的是一种意识无法觉察的心理过程;压抑指的是一种能够被意识觉察到并困扰着意识感受的心理过程,是每个人用来控制某些愿望和欲求的方法,而这些欲求并不是像潜抑那样具有和意识严重的冲突。如果说"俄狄浦斯恋母情结"是潜抑的话,那么儿子面临的想要顶撞母亲却又怕母亲伤心,而不得不压抑自己的情绪就是压抑。

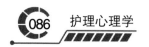

**5. 掩饰性防御机制**　又称为欺骗性防御机制,是指面对应激性事件时,出现的具有掩饰和自我欺骗性质的防御方式。该类心理防御机制常见有以下4种。

(1)合理化:又称文饰作用,指个体以个人需要为理由来解释自己不能改变的事实,或为自己作辩解。当个体无法达到追求的目标时,给自己一个好的借口来解释,其目的就是以正当的理由去掩饰自己的真实动机或愿望,并借此说服自己,感到心安理得。常用的合理化作用有酸葡萄和甜柠檬两种心理。酸葡萄心理指当自己希望达到的目标没有实现时,通过否认该目标的价值和意义来消除自己的痛苦。甜柠檬心理则是指因未达到预定的目的而抬高现已实现的目标的价值和意义。

(2)反向形成:是指当个体的欲望和动机,不为自己的意识或社会所接受时,将其压抑至无意识之中,并在外表上表现出相反的态度和行为,称为反向形成。例:一个家长潜意识里实际上讨厌一个孩子,却用买很多礼物的方式来溺爱这个孩子。

(3)抵消:是指用象征性的事情和活动来尝试抵消不能被意识所接受的欲望、冲动或行为,以减轻心理上的罪恶感,也称为仪式。如早年在创业之路上做了坏事的人晚年热衷于慈善事业,就是典型的抵消防御机制。

(4)隔离:是把部分事实从意识中加以隔离,不让自己意识到,以免引起精神上的不愉快。最常被隔离的是与事实相关的个人感觉部分,因为此种感觉易引起焦虑与不安。如人死了,不说"死"而用"仙逝""长眠""归天"等替代,个体在感觉上就不会因"死"的感觉而悲伤或有不祥之感。

# 第三节　应激对人的影响

## 一、应激反应

应激反应是个体因应激源所致的各种生物、心理、社会、行为方面的变化,常称为应激的心身反应。包括生理性应激反应、心理性应激反应和应激的行为反应三个方面。

应激学说的奠基人塞里在其应激理论中把应激反应分为3期。

1. 警觉期　警觉期出现较早,是机体防御机制快速动员期。以交感-肾上腺髓质系统兴奋为主,并伴有肾上腺皮质激素的增多。警觉反应使机体处于最佳动员状态,有利于机体增强抵抗或逃避损伤的能力。此期较短。这一期又可分为休克期和抗休克期。休克期时,可出现血压下降、血管通透性增高、血液浓度降低及体温下降等休克症状。抗休克期的表现与休克期相反。

2. 抵抗期　警觉反应后进入该期。此时,以交感-肾上腺髓质兴奋为主的警觉反应将逐步消退,而表现出肾上腺皮质激素分泌增多为主的适应反应。机体代谢率升高,炎症、免疫反应减弱。机体表现出适应,抵抗能力的增强,伴有防御贮备能力的消耗。此期间人体出现各种防御手段,使机体能适应已经改变的环境,以避免受到损害。

3. 衰竭期　持续强烈的有害刺激将耗竭机体的抵抗能力,警觉期的症状可再次出现,肾上腺皮质激素持续升高,但糖皮质激素受体的数量和亲和力下降,机体内环境明显失衡,应激反应的负效应陆续出现,如应激相关的疾病,器官功能衰退甚至休克、死亡。此期间是在应激因素严重或应激持久存在时才会出现。它表示机体"能源"的耗竭,防御手段已不起作用。如果继续发展下去情况会进一步加重,严重者可导致死亡。

在一般的情况下,应激只引起第一、第二期的变化,只有严重应激反应才进入第三期。

### (一)生理性应激反应

1. **急性应激状态下的生理反应** 急性应激涉及的生理变化有:交感-肾上腺髓质系统激活,交感神经兴奋;心率加快,心肌收缩力增强,回心血量增加,心排血量增加,血压升高;呼吸频率加快,潮气量增加;脾收缩,脑和骨骼肌血流量增加,皮肤黏膜、消化道的小动脉收缩,血流量减少;脂肪动员为非酯化脂肪酸,肝糖原分解为葡萄糖;凝血时间缩短等。具体各系统的常见生理反应如下。

(1)神经系统:头晕、头痛、耳鸣、无力、失眠、惊跳、颤抖等。

(2)循环系统:心动过速等心律失常、血压不稳等。

(3)呼吸系统:胸闷、气急、胸部压迫感、呼吸困难等。

(4)消化系统:恶心、呕吐、腹痛、腹胀、腹泻、食欲减退或增强等。

(5)泌尿系统:尿频、尿急等。

(6)生殖系统:月经紊乱、性欲下降、阳痿、早泄、阴冷等。

(7)内分泌系统:甲状腺素升高或降低、血糖升高等。

(8)皮肤:面红、出汗、瘙痒、忽冷忽热等。

2. **慢性应激状态下的生理反应** 慢性应激状态以环境中有应激源、伴有负性情绪、对环境控制的缺乏或个体认为没有应对的可能性为特征。在这种应激持续存在的情况下,会损伤下丘脑,皮质激素分泌过多,体液免疫和细胞免疫功能受抑制,使机体对疾病的易感性增加。

### (二)心理性应激反应

个体对应激的心理反应和影响,从性质上可分为积极反应和消极反应两大类。积极的心理反应是指适度的皮质唤醒水平和情绪唤起、注意力的集中、积极的思维和动机的调整。消极的心理反应是指过度的焦虑、紧张、情绪过分波动、认识能力降低、自我概念不清等。个体对应激的心理反应从形式上可分为认知反应、情绪反应。

1. **认知反应** 适度的应激状态,可使机体的认知过程表现为注意力集中、思维敏捷、动作灵敏。当机体处于过度唤醒的状态时,机体的认知过程将受到不同程度的影响,甚至导致多种认知功能障碍,如智力受损、记忆力下降、思维混乱、注意力不能集中等。同时还可以影响社会认知,造成自我评价下降,消极看待人和事物等。常见的消极的认知性应激反应包括以下几个方面。

(1)偏执:个体在应激后出现认知狭窄、偏激,即使平日较理智的人,此时也可能变得固执、蛮不讲理,也可表现为过分的自我关注,注意自身的感受、想法、信念等内部世界,而非外部世界。

(2)灾难化:个体经历应激事件后,表现为过度强调应激事件潜在的消极后果,引发整日惴惴不安的消极情绪和行为反应。

(3)反复沉思:对应激事件反复的自动加工,阻碍了适应性应对策略,如升华、宽恕等机制的出现,使适应受阻,这种反复沉思常带有强迫症状的性质。

(4)闪回与闯入性思维:经历严重的灾难性事件后,生活中常不由自主地闪回灾难事件,生动形象,就好像重新经历一样;或者是脑海中突然闯入一些灾难性痛苦情景或思维内容,表现为挥之不去,此为创伤后应激障碍的主要症状之一。

(5)否认、投射、选择性遗忘:这些是心理防御机制的表现形式,在某些重大应激事件后出现,具有一定的保护作用,但过度使用有负面影响。

2. **情绪反应** 包括多种不良的情绪反应,如焦虑、恐惧、愤怒、抑郁、激情爆发等。大多数情况下,当应激源撤除后,这些情绪反应就会消失。过度而持久的不良情绪反应会对健康造成严重影响。常见的情绪反应包括以下几个方面。

(1)焦虑:是最常见的情绪性应激反应,是个体预期将要发生危险或不良后果时所表现出的紧张和担心等情绪状态。在心理应激下,适度的焦虑可提高个体的警觉水平,提高个体对环境的适应和应对能力,是一种保护性反应,但过度焦虑则会对心身健康造成损害。

(2)恐惧:是面临危险或即将受到的伤害,个体企图摆脱已经明确有特定危险的对象和情景的情绪反应。多发生于安全、个人价值或信念受到威胁的情境。威胁来自躯体性、社会性等刺激物,并有厌恶情绪,伴随着回避或逃避行为,过度或持久的恐惧会对个体产生严重不利影响。

(3)愤怒:是一种与挫折和威胁有关的情绪反应。由于有目的活动受到阻碍,自尊心受到伤害,常可激起愤怒。过度的愤怒可能会丧失理智、自我控制能力下降而导致不良后果,因此需要及时适当的疏导。

(4)抑郁:表现为悲哀、寂寞、孤独、丧失感和厌世感等消极情绪状态,伴有失眠、食欲减退、性欲降低等,常由亲人丧亡、失恋、遭受重大挫折或长期病痛等原因引起。严重抑郁会导致自杀,故对抑郁情绪反应的个体,应该深入了解其有无消极厌世情绪,并采取适当的防范措施。

### (三)应激的行为反应

应激的生理、心理反应会在个体的行为中表现出来,行为反应不仅与认知和情绪反应密切相关,还受人格特点和既往经验的影响,因此行为反应是多种多样的。常见的行为反应包括以下几方面。

1. 逃避与回避　逃避是指已经接触应激源后远离应激源的行为;回避指预先知道应激源即将会出现,而提前远离应激源。两者的目的都是摆脱情绪应激而采取的行为策略。

2. 退化与依赖　退化是个体受到挫折或遭遇应激时,放弃成年人的应对方式而使用幼儿时期的方式应对环境变化或满足自己的欲望。退化行为主要是为了获得别人的同情和支持,以减轻心理上的压力和痛苦。退化行为必然会伴随产生依赖心理和行为。退化与依赖多见于病情危重经抢救后脱离危险的患者以及慢性病患者之中。

3. 敌对与攻击　敌对是内心有攻击的欲望而表现出的不友好、谩骂、憎恨或羞辱别人。攻击是在应激刺激下个体以攻击方式做出反应,攻击对象可能是他人、自己或物体,两者共同的心理基础是愤怒。

4. 无助与自怜　无助表现为无所适从、无能为力和消极被动的行为状态。通常发生于经过反复应对不能奏效,对应激情境无法控制地产生,其心理基础包含了一定的抑郁成分。自怜即自己对自己怜悯怅惜,其心理基础包含对自身的焦虑和愤怒等成分。自怜多见于独居、对外界环境缺乏兴趣者,当他们遭遇应激时常独自哀叹,缺乏安全感和自尊心。

5. 物质滥用　个体在经历应激事件后会选择通过饮酒、吸烟或服用某些药物的行为方式来应对。物质滥用对心身健康有害,部分个体常通过此种方式来摆脱烦恼,缓解心理紧张和困境。

## 二、应激对健康的影响

### (一)积极影响

1. 应激是神经系统发展的重要条件　神经系统的发展变化,一方面来自遗传,另一方面环境的刺激可通过影响它的结构变化而促进其加速发展。动物实验表明:复杂多变的环境可促使大脑皮质厚度和重量增大。有学者通过对儿童脑电活动的研究发现,脑发展的第二个"加速期"是13~14岁,它与这一时期孩子交往范围的扩大,活动方式的改变,学习任务的加重有关。因为环境条件复杂化,不断地给大脑皮质提出新的问题和要求,使大脑在新的功能结构与水平上开始处理大量信息,从而进一步发展。

2.适度的应激是心理正常发展的必要条件 应激经历是一种重要的环境因素,适度的应激可以促进个体认知、情绪、意志的发展与成熟。如果早年被过度保护,缺乏必要的应激经历,其在认知、情绪、意志等心理各方面都可能发展滞后。

3.适度的应激促进人的成长与发展 人的生存与发展均离不开适度刺激的作用,如婴儿各种能力的发展与培养等。另外,适度的"警觉唤醒"和紧张有利于机体维持活力,提高工作、学习效率,发挥水平。"挫折教育""应激接种"等对于激发动机、挖掘潜能锻炼意志、培养健全人格具有重要意义,有助于个体更好地适应环境。

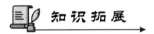 知识拓展

### 行为遗传学

行为遗传学肇始于20世纪60年代,是在遗传学、心理学、行为学和医学等学科发展的基础上形成的一门交叉学科。行为遗传学研究那些原本在心理学家和精神病学家研究范围内的行为特征的遗传基础及与环境的交互影响。以解释人类复杂的行为现象的遗传机制为其研究的根本目标,探讨行为的起源,基因对人类行为发展的影响,以及在行为形成过程中,遗传和环境之间的交互作用。应激对人类行为发展的影响也属于行为遗传学的研究内容之一。

#### (二)消极影响

频繁、高强度的应激则弊大于利,主要消极影响有以下几点。

1.机体易感性增加 耗竭了机体的储备,免疫功能下降,失去对其他应激源的抵抗,成为不适、痛苦及寻医就诊的主要原因之一。

2.导致心身疾病的发生 作为一组发生发展与心理社会因素密切相关,但以躯体症状表现为主的疾病,心身疾病与慢性应激反应息息相关。

3.加重原有疾病 如个体本身就有躯体疾病和精神障碍的话,应激可能会使原有疾病加重或复发,对精神障碍患者来说,更是如此。

4.意外的风险增加 应激可使机体磨损、慢性疲劳、适应性减弱,导致劳动力受损,工作、学习效率下降,也是事故、车祸、自杀的主要原因之一。

5.导致物质依赖与行为成瘾 面对应激,尤其是慢性应激,个体容易出现使用精神活性物质或沉迷于某种行为(如网络游戏)以暂时缓解心理痛苦和躯体不适,进而导致物质滥用和依赖的发生,比如"一醉解千愁"。

#### (三)应激的转归

人的生理与心理是一个结构复杂、内外环境相互作用,处于动态平衡的系统。当应激源强度相对较弱,且存在时间短暂,在承受范围以内,机体并未处于明显应激状态下,系统无须进行调整,系统结构维持不变。当机体受到严重应激事件的影响,内稳态受到威胁时,生理与心理系统会调动一切可以利用的资源与之抗衡,其可能的结局如下。

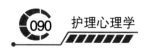 

1. **适应性改变** 当应激源的强度虽然相对较弱,但持久或频繁时,内稳态会受到威胁,系统会做出适应性改变以增强抵御能力,并有可能更加稳定。

2. **一过性改变** 当应激源的强度较大,但时间短暂时,系统在某些方面的稳定性受到影响,系统会发生一过性改变(如出现一些心身症状等),过后即消失。

3. **不可逆性改变** 当应激源的强度大且持久,超出了系统的承受和代偿范围时,系统的内稳态出现失衡,发生不可逆性改变,如出现心身疾病、创伤后应激障碍等。

4. **磨损性改变** 当个体遭遇到的应激源强度大且持久或频繁时,内稳态会受到威胁,系统会做出适应性改变以增强抵御能力,但同时也会出现一些磨损性改变。如海马萎缩,对下丘脑-垂体-肾上腺(hypothalamic-pituitary-adrenal,HPA)轴失去控制性调节,导致机体对外界应激源抵御能力的下降,当再次遭遇到应激时,可能更容易出现应激性疾病。

5. **瓦解性改变** 当应激源强度大且具有冲击性时,系统内部结构无法维持稳定,则出现瓦解性改变,如反应性精神病、突然死亡、自杀等。

# 第四节 应激管理

## 一、应激管理方案

应激涉及应激源、应激反应、认知评价、应对方式、社会支持和个性特征等。在这一作用过程中,各因素不是孤立静止的,而是互动的动态发展的,其中认知评价和人格特征是关键因素和核心因素。因此,应激的管理也是一个系统,是多维度的,针对某一因素的应激管理,可能"牵一发而动全身",打破原有的循环链条,使恶性的动态平衡向良性的动态平衡转化。从不同层面同时针对多种因素的应激管理是一个系统工程,收效可能更大。因此,所谓应激管理,是指个人和组织采取一定的策略和方法来处理和应付应激问题的过程。

应激管理方案作为一个系统工程,整体框架上应包括群体层面的应激管理和个体层面的应激管理,且这两个层面是结合在一起的。系统的应激管理方案的具体成分应包括针对应激的各种相关因素的管理,如分别针对应激刺激、认知评价、应对方式、社会支持、个性特点及针对应激生理反应的管理等,全面涵盖应激易感模型中的生理层面、心理层面和社会层面。从过程程序来看,至少应包括干预前评估、干预、干预后评估(干预后可能不止一次进行评估)三道程序。

1. **群体层面的应激管理** 包括识别特定问题和需要干预的特定群体(如易感者),并进行有针对性的干预,以及从物理环境、制度环境、资源环境等途径进行的可以看作"健康促进"的宏观干预。群体层面的应激管理作为一个系统工程,超出精神卫生和心理治疗工作者的常规工作范围,参与者应包括政策制定者、管理人员、其他医学工作者、社会工作者等多种成分。

2. **个体层面的应激管理** 包括"医学干预"和"自我调节"。医学干预是对"个案"的处理,如症状识别、评估诊断、药物治疗、心理护理、个体心理治疗、小组治疗等。对每个个案的处理也应该是系统而全面的。自我调节是没有专业人士介入的个体层面管理。应激相关的自我调节方法有很多,如合理饮食与休息,通过运动缓解焦虑、抑郁情绪,动用社会支持等。应激相关的自我调节对于非精神障碍者和处于稳定期和康复期的精神障碍患者的心身健康有重要意义。

## 二、应激管理技术

应激管理训练是个体主动采用一定的技术应对应激事件,渡过心理难关,从而减轻或消除可能的心身伤害的过程。在这一过程中,个体首先要学会识别自己生活中的应激事件和评价自己的应激体验;其次要掌握认知行为管理技术、时间管理技术、行为松弛技术等;最后要掌握常用的健康行为习惯和自我调节技术,如良好的饮食习惯、良好的锻炼习惯、社会交往的自信心、学会利用社会支持等。艾伦(Allen)认为应激管理技术训练须遵循3个步骤。①对应激系统中各种因素的评估和概括;②应对技巧的学习与演练,增强解决问题的灵活性和应对技巧的多元性;③应对技巧的应用和泛化,促进个体成长。常见的应激管理技术包括以下几种。

1. 应激免疫训练　也称为应激接种训练、压力免疫训练,是20世纪70年代由梅肯鲍姆(Meichenbaum)创立的一种认知行为疗法,可用来提高个体应付技能,减少焦虑情绪。个体在暴露于应激情境时,一旦成功地学会处理程度轻微的应激性事件,对应激情境的认知和应付能力就会得到发展或提高,渐渐地就能承受强度越来越大的应激性情境。这一技术包括3个阶段。①教育阶段:让个体理解应激反应的本质,阐述认知的基本原理。②演练阶段:个体应用放松训练法减轻焦虑,发展有关情境的多次重复的适应性自我对话或应对性自我对话。③应用阶段:鼓励个体在应激情境中使用新的应对技巧,在这一阶段应激情境可以是实际生活中的,也可以是模拟的,例如角色扮演的方式。研究表明,这种方法对减轻回避行为、促进情境的应付技巧最有效,可应用于减轻手术前恐惧、控制物质滥用、减轻疼痛等方面,在心理咨询与治疗、体育心理训练中也得到了广泛应用。

2. 认知重构　认知重构源于认知疗法,其基本理念是通过改变个体的思维方式来改变他们的情绪和行为。在应激管理中,通常要求当事人重新解释应激刺激。这些技巧的前提是鼓励个体识别与他们的问题相关的功能失调的思维和观念,质疑这些思维和观念的正确性,以产生并运用更多合适的备择方案。认知重构的原理是通过面谈和日常思维日记,帮助当事人识别和质疑适应不良的思维及与当前问题相关的观念。重构的内容通常包括以下几点。

(1)质疑扭曲的自动思维:扭曲的自动思维是个体不由自主地产生的、似乎是真实,但却可能被个体所曲解的思维。例如过度概括化、绝对化、灾难化、全或无、贴标签、超常规思维等。

(2)反驳适应不良的假设:假设处于比自动思维更深一层的认知水平上,它们更抽象和概括。适应不良假设常采取一套固有的形式规则,如"应该""必须"、"如果……则……"等陈述。

(3)否定功能失调的图式:图式存在于比假设更基础的水平上,它们反映了自我和他人的深层认知模型。应激障碍者可能更倾向于选择性关注标记他们弱点的图式。如"我是失败者"、"我无能"及"我不行"等。

3. 应激控制训练　是一种主动减少个体焦虑情绪的控制技术。训练程序包括3个阶段:①理解应激反应,将自己的应激体验加以概括化;②学习应对应激的心理技能,包括学习放松技术,加强深呼吸来促进放松等;③要求个体在应激情境中实际运用控制应激的技术,逐渐降低个体在应激情境中的情绪唤醒水平的反应。这种控制技术可用于对于特定情境焦虑、恐惧的个体。

4. 问题解决训练　许多应激的产生源于个体面对问题时不知如何解决,问题解决训练便是主要针对于此的一项技术。问题解决训练属于一种行为矫正技术,其目的是帮助人学习鉴别、发现和创造有效的和适应性的策略来处理日常生活中的问题。它包括下面5个基本步骤。

(1)问题定向:努力使当事人具有积极的解决问题的态度。

(2)问题定义:要求当事人对自己所面临的问题给予明确地表述。

（3）产生解决途径：明确问题之后，训练者与当事人讨论并找出有效解决问题的途径。

（4）做出抉择：训练者和当事人比较各种方法可能出现的结果，从中选择最佳的方法。

（5）具体实施：包括实施、观察和评价3个环节。若满意则进行自我奖赏，若不满意，则返回检查前面的步骤，进行进一步的矫正。

5. 时间管理 随着现代社会的工作节奏的加快，任务的庞杂繁重及时间的碎片化，人们总是感觉时间不够用、紧迫，许多应激的产生正源于时间上的紧张，时间管理便是着眼于此的一种应激管理技术。时间管理是指通过事先规划和运用一定的技巧、方法与工具实现对时间的灵活及有效运用，从而实现个人或组织的既定目标，避免产生过度的时间紧迫感等压力。时间管理的基本过程是按照任务的重要-紧迫性安排个人责任的先后次序，然后排定日程表，最后执行使自己满意的行为策略。

## 三、危机干预

危机干预产生于20世纪40年代，已成为对心理危机者进行干预的一种有效方法。危机干预强调干预的时间紧迫性和干预的效果，尽可能在短时间内帮助个体恢复已失去平衡的心理状态。

每个人在其一生中经常会遇到应激或挫折，一旦自己不能解决或处理这种应激或挫折时，则会发生心理失衡，这种失衡状态便称为危机。换句话说，"危机是指个体运用通常应对应激的方式或机制仍不能处理当前困境时所出现的一种反应"。一般来说，确定危机需符合下列3项标准：①存在具有重大心理影响的事件（应激源）；②引起急性情绪扰乱或认知、躯体和行为等方面的改变；③当事人或患者用平常解决问题的手段暂时不能应对或应对无效。

危机干预是一种短程帮助的过程，是对处于困境或遭受挫折的人予以关怀和帮助的一种方式，国外有时亦称为情绪急救。一般来说，危机包含危险和机遇两层含义，如果它严重威胁到一个人的生活或其家庭，往往会产生自杀或精神崩溃的可能，这种危机就是危险的。如果一个人在危机阶段及时得到适当有效的治疗性干预或帮助，不仅会防止危机的进一步发展，而且还可以帮助其学会新的应对技巧，使心理平衡恢复到甚至超过危机前的功能水平。因此，也可以说危机是一种机遇或转折点。

### （一）危机干预的技术应用

危机干预的最低治疗目标是在心理上帮助患者解决危机，使其功能水平至少恢复到危机前水平，最高目标是提高患者的心理平衡能力，使其高于危机前的平衡状态。围绕这一目标，危机干预过程中所使用的有关心理治疗技术，可根据患者的不同情况和治疗医生的擅长，采取相应的治疗技术，其中包括短程动力学治疗、认知治疗、行为治疗等方法。一般来说，危机干预主要应用下述三大类技术。

1. 沟通和建立良好关系的技术 如果不能与危机当事人建立良好的沟通和合作关系，则干预及有关处理的策略较难执行和贯彻，就难以起到干预的最佳效果。建立和保持良好的沟通和信任，有利于当事人恢复自信和减少对生活的绝望，保持心理稳定和有条不紊的生活，改善人际关系。因此，危机干预工作人员首先要注意与当事人建立良好的沟通和合作关系。其注意点包括以下几项：①消除内外部的"噪声"（或干扰），以免影响双方诚恳的沟通和表达；②避免双重、矛盾的信息交流，如工作人员口头上对当事人表示关切和理解，但在态度和举止上却不给予注意或体贴；③避免给予过多的保证，尤其是那种"夸海口"，因为一个人的能力是有限的；④避免应用专业术语，多用通俗易懂的言语交谈；⑤具备必要的自信，利用可能的机会改善患者的自我内省、自我感知。

2. 支持技术 主要是给予精神支持，而不是支持当事人的错误观点或行为。这类技术的应用旨在尽可能地解决目前的危机,使当事人的情绪变得稳定,可以应用暗示、保证、疏泄、环境改变、镇静药物等方法。如果有必要,可考虑短期的住院治疗。同时,在干预过程中须注意,不应带有教育的目的。教育虽说是危机干预者的任务,但它不是危机解除和康复过程中的工作重点。

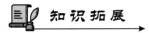 知识拓展

### 着陆技术

着陆技术可以有效地减少恐惧的情绪,使得当事人与当下进行连接,与安全环境相连接,与此时此地相适应;连接当事人的身体与个人控制。例如,关注和感受 5—4—3—2—1 练习。

这是一个很专注的活动,尤其有助于平复强烈的情绪体验,使你能够与环境和外部连接。请你注意你所能看到的、听到的、所能接触的东西。例如:"我能看见的 5 样东西:杯子、条形 T 恤、蓝色咖啡杯、风扇与灯。我能听到的 5 种声音:计算机箱鸣鸣声、键盘打字声、呼吸声、灯的嗡嗡声、走廊里的嘈杂声。我感受到的 5 样东西:我手指敲打的键盘、我的椅子、地板上我的脚、我交叉着的腿、我的办公桌。接着可以继续我看到的 4 样东西、我听到的 4 种声音、我感受到的 4 种感受,以此类推直到我看到、听到、感受到的 1 样东西。

3. 干预技术　亦称解决问题的技术,因为危机干预的主要目标之一是让当事人学会对付困难和挫折的一般性方法,这不但有助于渡过当前的危机,也有利于其以后的适应。常用的干预的基本策略为:①主动倾听并热情关注,给予心理上的支持;②提供宣泄机会,鼓励当事人将自己的内心情感表达出来;③解释危机的发展过程,使当事人理解目前的境遇,理解他人的情感,树立自信;④给予希望和保持乐观的态度和心境;⑤培养兴趣,鼓励积极参与有关的社交活动;⑥注意社会支持系统的作用,多与家人、亲友、同事接触和联系,减少孤独与隔离。

**(二)危机干预的步骤**

1. 问题或危机的评估　工作人员在干预的初期,必须全面了解和评价当事人心理危机的诱因或事件,以及寻求心理帮助的动机,同时建立起良好的关系,取得对方的信任。在这一阶段,一般需要明确目前存在的主要问题是什么。有何诱因? 什么问题必须首先解决? 然后再处理的问题是什么? 是否需要家属和同事参与? 有无严重的躯体疾病或损伤? 什么方式可以起到干预的效果? 另外,必须评价自伤、自杀或伤害他人的危险性,如有严重的自杀或伤人倾向,可考虑及时转诊精神科,必要时住院治疗。

2. 制订治疗性干预计划　危机的解除必须有良好的计划,这样可以避免走弯路或减少不必要意外的发生。要针对评估中发现的具体问题,明确干预目标,结合当事人的功能水平和心理需要来制订干预计划,同时还要考虑有关文化背景、生活习俗以及家庭环境等因素。简单地讲,危机干预的计划是限时、具体、实用和灵活可变的,并且有利于追踪随访。在这一阶段,需要理解危机对当事人生活造成的伤害,以及对所处环境产生的影响,肯定当事人的个性品质和优点,确定其所采取的有效防御应对策略,同时调动可能的家庭成员和社会支持系统来共同帮助当事人。

3. 治疗性干预　这是处理危机的最主要阶段。绝大多数的危机者正在面临重大的生活挫折,同时缺乏应对、处理和解决问题的能力。一旦能解决问题,或者还有其他方法可供选择,相当一部分的当事人会摆脱心理危机。因此,围绕这一改变认知的前提,可以从 4 个方面来帮助当事人:①交谈、宣泄被压抑的情感;②正确理解和认识危机的发展过程;③学习解决问题的技巧及心理防御应

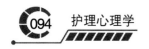

对的方式;④建立新的社会交往关系和环境。

4.危机的解决和随访 一般经过4~6周的危机干预,绝大多数的危机当事人会度过危机,情绪症状得以缓和,此时应及时中断干预性治疗,以减少依赖性。在结束阶段,应该注意强化新习得的应对技巧,鼓励当事人在今后面临或遭遇类似应激或挫折时,学会举一反三地应用解决问题的原理和方法来处理危机,自主调整心理失衡状态,提高自我的心理适应和承受能力。

# 第五节　应激相关障碍

应激相关障碍是一组在发生时序、症状、病程与预后等均与应激密切相关,主要由应激性因素引起的精神障碍。应激相关障碍是应激性因素与个体相互作用的结果,严重者可出现精神病性障碍。在最新版的美国《精神障碍诊断与统计手册(第五版)》(DSM-5)中,此类障碍统称为创伤及应激相关障碍,并进一步将其分为急性应激障碍、创伤后应激障碍、适应障碍、反应性依恋障碍、去抑制性社会参与障碍、其他特定的创伤及应激相关障碍。其中,前三者较为常见,而反应性依恋障碍、去抑制性社会参与障碍多见于儿童。

## 一、急性应激障碍

急性应激障碍(acute stress disorder,ASD)为一种在强烈的应激源作用下而发生的一过性精神障碍。应激源常为突如其来,且个体难以承受的创伤性体验,或对生命具有严重威胁的事件和灾难,如严重的交通事故、配偶或子女突然亡故、突发的自然灾害、战争等。既往无其他明显精神障碍及各种缺陷的个体,可在数小时或数天内缓解。ASD的持续时间一般不超过1个月,正是因为这种自限性,在《国际疾病分类第十一次修订本》(International Classification of Diseases-11,ICD-11)中,它被称为急性应激反应(acute stress reaction),归于影响健康状况或与保健服务接触的因素大类之中。

ASD可发生于任何年龄,但多见于青年人,患病率男女之间无显著差别。如果同时存在器官功能衰竭或器质性因素(如老年人),发生ASD的危险性随之增加。

1.临床表现 典型的ASD表现有:①表情呆滞,处于茫然状态,继而不动不语,呆若木鸡,对外界刺激无相应反应,呈木僵状态;②意识蒙眬状态,可出现定向障碍,对周围事物不能清晰感知,自言自语,内容零乱,表情紧张、恐惧,动作杂乱、无目的,或躁动不安,冲动毁物,事后不能全部回忆发生的事;③常存在惊恐/急性焦虑的自主神经症状,如心动过速、出汗、面红、呼吸急促等。

并非所有遭遇这类生活事件的人都发生了精神障碍,个体性格特征、既往经历、对应激的易感性和应付能力以及身体状况等都会对临床表现产生一定的影响。

除典型表现外,一部分患者可表现为精神病性障碍,以妄想、严重情感障碍为主,症状内容与应激源密切相关,较易被人理解。

2.诊断与鉴别 根据DSM-5中的诊断标准,ASD的诊断须包括以下几个方面。

(1)以一种或多种方式接触实际的或被威胁的死亡、严重的创伤或性暴力:①直接经历创伤事件;②亲眼看见发生在他人身上的创伤事件;③获悉亲密的家庭成员或亲密的朋友身上发生了创伤事件;④反复经历或极端接触于创伤事件的令人作呕的细节中(不包括通过电子媒体等接触)。

(2)症状标准:在属于侵入性、负性心境、分离、回避和唤起这5个类别的任一类别中,有下列9个(或更多)症状,在创伤事件发生后开始或加重。这些症状包括:①对创伤事件有反复的、非自愿的和侵入性的痛苦记忆;②反复做内容和(或)情感与创伤事件相关的痛苦的梦;③分离性反应,个体的感觉或举动好像创伤事件重复出现;④对象征或类似创伤事件某方面的内在或外在线索,产生强烈或长期的心理痛苦或显著的生理反应;⑤持续地不能体验到正性的情绪;⑥个体的环境或自身的真实感的改变;⑦不能想起创伤事件的某个重要方面;⑧尽量回避关于创伤事件或与其高度有关的痛苦记忆、思想或感觉;⑨尽量回避能够唤起关于创伤事件或与其高度有关的痛苦记忆、思想或感觉的外部提示;⑩睡眠障碍;⑪激惹的行为和愤怒的爆发,典型表现为对人或物体的言语或身体攻击;⑫过度警觉;⑬注意力有问题;⑭过分的惊跳反应。

(3)病程:症状持续时间为创伤后的3 d至1个月。

(4)这种障碍引起临床上明显的痛苦,或导致社交、职业或其他重要功能方面的损害。

(5)这种障碍不能归因于某种物质(如药物或酒精)的生理效应或其他躯体疾病,且不能用"短暂精神病性障碍"来更好地解释。

3.治疗原则 主要是保护个体,尽快摆脱急性应激状态,恢复心理和生理健康,避免更大的损害。治疗方法以心理治疗为主,必要时辅以小剂量抗焦虑、抗抑郁药物治疗。

## 二、创伤后应激障碍

创伤后应激障碍(post-traumatic stress disorder,PTSD)是一种与遭遇到威胁性或灾难性心理创伤有关,并延迟出现和(或)长期持续的精神障碍。这类事件几乎能使每个人产生弥漫的痛苦(如天灾人祸,战争,严重事故,目睹他人惨死,身受酷刑,成为恐怖活动、强奸或其他犯罪活动的受害者)。患者常出现创伤性体验的反复重现、持续的警觉性增高、持续的回避等。发生的危险因素有:有精神疾病的家族史和(或)既往史,早期或童年存在严重心理创伤,某些人格特质,持续或叠加的生活事件,社会支持系统不良及躯体健康状况欠佳等。

1.临床表现 PTSD的核心症状如下。①反复出现创伤经历:闪回、噩梦、触景生情、反应过度。②回避和情绪木讷:兴趣丧失、对外界漠然处之、情绪压抑。③警觉性增高:很难入睡、注意力集中困难、烦躁不安或暴怒、提心吊胆。

2.诊断与鉴别 根据DSM-5中的诊断标准,PTSD的诊断须包括以下几个方面。①以一种或多种方式接触实际的或被威胁的死亡、严重的创伤或性暴力(具体同ASD)。②在创伤性事件发生后,存在一个或多个与创伤性事件有关的侵入性症状。③创伤性事件后,开始持续地回避与创伤性事件有关的刺激。④与创伤性事件有关的认知和心境方面的负性改变,在创伤性事件发生后开始或加重,可有社交兴趣的减退和对他人的疏离。⑤与创伤性事件有关的警觉或反应性有显著的改变,在创伤性事件发生后开始或加重。⑥持续时间超过1个月。⑦引起临床上明显的痛苦,或导致社交、职业或其他重要功能方面的损害。⑧不能归因于某种物质的生理效应或其他躯体疾病。

3.治疗原则 PTSD的治疗原则重点是帮助患者提高应对技巧和能力,发现和认识其具有的应对资源,尽快摆脱应激状态,恢复心理和生理健康,避免不恰当的应对造成更大的损害。

须在治疗过程中关注患者可能存在和出现的内疚和自责。治疗方法以心理治疗为主,必要时辅以抗焦虑、抗抑郁或抗精神病药物治疗。

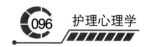 

### 三、适应障碍

适应障碍是一种出现于明显的生活改变或应激性事件(包括患有或可能患严重躯体疾病)之后,产生以烦恼、抑郁等为主的情绪障碍,适应不良的行为障碍或生理功能障碍,同时伴有社会功能受损的异常状态。个体的素质和易感性在发生和表现形式上起着重要作用。患者的性格缺陷、应对及防御方式掌握和使用不当或存在缺陷、社会适应能力不强等是发生适应性障碍的重要原因。也就是说,患者的人格和生活事件起着几乎同样重要的作用。生活改变或应激性事件是本病的主要诱发因素。其他影响因素有:家族史和(或)既往史、早期或童年经历、社会支持系统及躯体健康状况等。适应障碍的发生与应激性事件存在一定的时序关系,通常在应激性事件或生活改变发生后3个月内起病,病程往往较长,但一般不超过6个月。可发生于任何年龄,多见于成年人,女性略高于男性。

1. 临床表现　适应障碍的临床表现各式各样,包括抑郁、焦虑、烦恼(或上述各症状的混合)等,但以情绪障碍为主,感到对目前处境不能应付,无从计划,难以继续,胆小害怕,不注意卫生,生活无规律等,同时有适应不良的行为(如不愿与人交往、退缩等)和生理功能障碍(如睡眠不好、食欲减退等)。此外,患者可能做出出人意料的举动或突发暴力行为,品行障碍(如攻击或非社会行为)可为伴随特征,尤其是在青少年。在儿童,可重新出现尿床、稚声稚气地说话、吸吮手指等退行性现象。

2. 诊断与鉴别　根据DSM-5中的诊断标准,适应障碍的诊断须包括以下几个方面。

(1)3个月内有确定的应激事件,且对应激事件出现情绪或行为反应。

(2)症状和行为具有显著的临床意义,包括个体显著的痛苦与应激源的严重程度不成比例,社交、职业或其他重要功能方面的明显损害。

(3)不符合其他精神障碍的诊断标准,也不代表正常的丧痛。

(4)应激事件消失后,症状持续不超过6个月。

3. 治疗原则　适应障碍的治疗原则主要是减少或消除应激源,解除症状,提供支持,重建适应方式。治疗方法以心理治疗、环境治疗为主,必要时辅以适当的抗焦虑、抗抑郁药物治疗。

► **本章小结** ◄

应激指机体在面临或察觉到内外环境刺激对个体造成威胁和挑战时出现的全身性非特异性适应反应。应激有不同的理论模型与中介机制,应激源是引起应激的刺激。挫折可增加应激的易感性,应对挫折会用到许多心理防御机制。应激反应是由应激源所致的各种生理、心理、社会方面的变化,包括系列的生理、心理和行为表现,应激既有积极意义也有消极影响。做好应激管理有助于更好地应对应激。不同应激相关障碍的临床表现和诊治原则亦有差异。

### 练习题

**一、单项选择题**

1. 有关应激的描述不正确的是(　　)

A. 应激是一种引起机体应激反应的刺激

B. 应激是一种机体对各种刺激的反应

C. 应激是被个体察觉到的威胁或挑战

D. 应激对机体既有积极又有消极的影响

E. 应激反应具有特异性

2.应激管理技术不包括( )

    A.应激免疫训练        B.认知重构             C.应激控制训练

    D.问题解决训练      E.预防性用药

## 二、简答题

1.如何理解应激、挫折、危机、应激源之间的联系与区别?

2.应激的中介机制有哪些? 简述其在应激中的作用。

3.常见的心理防御机制有哪些? 它们在挫折应对中各有何作用?

4.危机干预的基本方法与步骤是什么?

## 三、论述题

试述常见的应激相关障碍及其临床特征。

（张东军　姚桂英）

参考答案

知识归纳

━━━━━━━━━ 学习目标 ━━━━━━━━━

**【知识目标】**

1. 掌握心身疾病的概念。

2. 掌握心身疾病的发病机制。

3. 根据相关理论分析心身疾病的危险因素。

**【能力目标】**

1. 能够识别常见的心身疾病。

2. 能够叙述心身疾病的预防和护理。

**【素质目标】**

运用中华优秀传统文化来调节生活中的不良情绪。

## 第一节　心身疾病的诊断与处理

综合案例

　　患者,张某,男,55 岁,患病前为某处级干部,平时不嗜烟酒,生活有规律,每天按时上下班,工作很认真负责。张某是个性情急躁的人,容易激动,平时做事也比较争强好胜,雄心勃勃。1 年前单位减员时调入工厂,在工厂里他常因小事上火,发脾气。3 d 前因心绞痛入院,诊断为冠状动脉粥样硬化性心脏病(冠心病)。请思考:

　　1. 张某的行为特征有哪些?

　　2. 针对张某所患疾病与行为特点,如何开展心理护理?

案例解析

### 一、心身疾病的概念及演变

#### (一)心身疾病的概念

目前,心身疾病有狭义和广义两种定义。广义的"心身疾病"是指心理、社会因素在疾病的发生、发展过程中起重要作用的躯体器质性疾病和躯体功能性障碍。狭义的"心身疾病"是指心理、社会因素在疾病的发生、发展过程中起重要作用的躯体器质性疾病,例如原发性高血压、消化性溃疡等。心理、社会因素在疾病的发生、发展过程中引起的躯体功能改变,可分别为以下几种。

1.**心身反应**　是指机体在应激状态下所出现的一系列短暂反应,如心率加快、血压上升等。当应激状态解除后,应激反应也随之消失。

2.**心身障碍**　应激源过强或持续时间过长,出现了不伴有器质性改变的功能障碍,则被称为心身障碍,例如,神经性呕吐、偏头痛等。

3.**心身疾病**　应激源过强或作用持续,反应持续存在,并伴有组织、器官器质性变化。

### (二)心身疾病的范围

Alexander 最早提出 7 种经典的心身疾病,即溃疡病、溃疡性结肠炎、甲状腺功能亢进症、局限性肠炎、类风湿关节炎、原发性高血压、支气管哮喘,并认为其与特定的心理冲突相关。现在普遍认为,心理社会因素在此类疾病的发生、发展中具有重要影响。心身疾病种类甚多,分布于全身各系统,主要是受自主神经支配的系统与器官。因心身疾病是以躯体症状为主的一类疾病,因此需将其区别于非心身疾病。

1.**心身疾病不是心理疾病**　心理疾病通常指神经症、人格障碍、精神分裂症等在内的各种精神疾病,其病因虽也与心理因素有关,但其并无明显的躯体症状和阳性体征,更无组织形态学等病理改变。

2.**心身疾病亦非单纯性躯体疾病**　虽然心身疾病以临床躯体症状为重要表现,且伴有病理学改变,但单纯性躯体疾病的病因均较明确,且与心理因素无直接相关。

### (三)心身疾病的发病率及人群特征

关于心身疾病的发病率,因各国对心身疾病的界定范围不同,其流行病学调查结果差异甚大。据统计,综合医院各科心身疾病患者人数占患者总数的 25%~35%。在发达国家心身疾病的发病率占疾病谱的 80%,我国大中城市心身疾病的发病率也占 40%。相关调查数据显示,心身疾病患者群具有以下特征。

1.**性别特征**　总体是女性高于男性,二者比例为 3∶2,但个别病种男性高于女性,如冠心病、溃疡病、支气管哮喘等。

2.**年龄特征**　65 岁以上及 15 岁以下的老少人群患病率最低;患病率从青年期到中年期呈上升趋势,更年期或老年前期为患病高峰年龄。

3.**社会环境特征**　不同的社会环境致其人群的患病率不同,如随着对冠心病防治水平的提高,冠心病年死亡率有下降趋势。

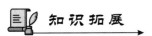
**知识拓展**

**现代心身疾病观**

综合现代学者研究成果的心身疾病观点是:①心身疾病的研究必须在生物-心理-社会医学模式的指导下进行,需要采用多种方法进行研究。②疾病的单因模式必须让位于多因模式。③疾病与人的心理、社会方面的影响是双向和互为因果的,"心→身"和"身→心"式的线性模式应让位于环型模式。④探讨疾病中的心身关系时,要确定心理、社会和生物学过程间的联系及三者在具体患者

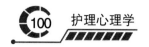

身上相互作用的方式与特点,而不仅仅是搞清何者为因、何者为果。⑤精神疾患同躯体疾病之间没有根本的区别,所有疾病都有其心理和躯体方面,要有心身两方面的诊断、治疗和预防方法和措施。

## 二、心身疾病的发病机制

自20世纪30年代起,人们从不同的角度对心身疾病的发病机制进行了探讨,心身疾病的发生、发展及病理学基础较复杂,它是社会、心理、生理等致病因素在不同程度和时间上相互作用的结果。尽管大量研究已证明,心理、社会因素与心身疾病发病密切关联,但其发病机制仍处在学说或理论阶段,当前主要代表理论如下。

### (一)心理动力学理论

心理动力理论重视潜意识中心理冲突在心身疾病发生中的作用,认为个体特异的潜意识特征决定了心理冲突引起特定的心身疾病,未解决的潜意识冲突是导致心身疾病的主要原因。特殊的无意识的矛盾冲突情境,可以引起患者的焦虑及一系列无意识的防御性和退行性的心理反应。如果危险无法摆脱会导致相应的自主神经功能失调,最终将产生器质性病理变化或心身疾病。例如,潜意识心理冲突在迷走神经功能亢进的基础上,可引起哮喘、溃疡病等,在交感神经亢进的基础上可造成原发性高血压、甲状腺功能亢进症等。

### (二)心理生理学理论

心理生理学的研究侧重于说明发病机制,重点说明心理因素通过何种生理学机制作用于何种状态的个体,导致何种疾病的发生。从大体角度来看,心理神经中介途径、心理神经内分泌途径和心理神经免疫学途径,是心理社会因素造成心身疾病的3项形态学意义上的心理生理中介机制。由于心理社会因素对不同的人可能产生不同的生理学反应,以及不同生理反应过程涉及不同的器官组织,因而不同的疾病可能存在不同的心理生理中介途径。如紧张劳动和抑郁情绪,可能产生不同的心身反应过程。不同心身疾病的发生也可能与特定的心理社会因素有关。

### (三)行为学习理论

行为学习理论对于心身疾病发病机制的解释:某些社会环境刺激引发个体习得性心理和生理反应,如情绪紧张、呼吸加快及血压升高等。由于个体素质上的问题,或特殊环境因素的强化,或通过泛化作用,使这些习得性心理和生理反应可被固定下来而演变成为症状和疾病。紧张性头痛、过度换气综合征、高血压等心身疾病早期症状的形成和发展过程,都可以由此做出解释。心身疾病有一部分属于条件反射性学习,如哮喘儿童可因哮喘发作会获得父母的额外关爱而被强化。

## 三、心身疾病的诊断

目前认为,对心身疾病的诊断应从生理、心理及社会因素进行多方面、多层次、多维度的分析。

### (一)心身疾病的诊断要点

目前心身疾病的诊断标准和方法不尽相同,按照生物-心理社会医学模式,人类任何疾病均受生物、心理和社会因素的影响,心身疾病的诊断也需兼顾个体的心理、躯体和社会3个方面。此外,心身疾病作为整体概念,各疾病之间也有些共同的诊断要点,而心身疾病的诊断要点为正确诊断提供了依据。常见的心身疾病诊断要点有:①存在明确的心理社会刺激因素;②个体患病与其心理应激发生有密切时间关系;③病情波动与心理应激程度及个体情绪体验有关;④个体有特定的人格特征或心理缺陷;⑤个体可能有童年的特殊心理经历。

**(二)心身疾病的诊断程序**

1. **病史评估** 除采取与临床各科病史采集相同的方式,还应注意收集患者心理、社会的相关资料,如个体的心理发展、人格或行为特点、社会生活、人际关系、家庭支持等,初步分析其中与心身疾病发生、发展关联的因素。在听取主诉时,要特别注意其发病原因,将发病原因及时详细地进行记录,对于心理社会因素需标出重点。

2. **身体评估** 除基本的物理检查,还应注意患者在体检过程中的心理行为反应方式,如是否过分敏感、拘谨等。有时可从患者在身体检查时的特殊反应中找出其心理素质特点。

3. **心理评估** 对初步疑为心身疾病者,结合其病史资料,采用访谈、行为观察、心理测量及使用必要的心理、生理学检查方法,对其行较系统、全面的检查,以确定心理、社会因素的性质和内容,以及其在疾病发生、发展和转归中的作用。

4. **综合分析** 依据上述各程序的患者评估结果,结合心身疾病阳性体征,判断其是否为心身疾病,何种心身疾病,哪些心理社会因素具有重要作用,以及可能的作用机制等。

## 四、心身疾病的分类

心理因素广泛地影响人体的各个器官和系统,因此,心身疾病可见于临床各科。一般按器官系统分类如下。

1. **消化系统** 胃或十二指肠溃疡、神经性厌食症、神经性呕吐、溃疡性结肠炎、胆道功能障碍和慢性胰腺炎等。

2. **心血管系统** 心律失常、冠心病、原发性高血压、心肌梗死等。

3. **呼吸系统** 支气管哮喘、神经性咳嗽、过度换气综合征等。

4. **皮肤** 神经性皮炎、瘙痒症、牛皮癣、慢性荨麻疹、湿疹、银屑病、多汗症等。

5. **内分泌系统** 甲状腺功能亢进症、肥胖症、糖尿病、更年期综合征等。

6. **神经系统** 睡眠障碍、紧张性头痛、偏头痛、自主神经功能紊乱、多发性硬化症等。

7. **泌尿生殖系统** 月经紊乱、经前期综合征、功能失调性子宫出血、性功能障碍、激惹性膀胱、遗尿症等。

8. **骨骼肌肉系统** 腰背痛、书写痉挛、肌痛等。

9. **其他** 癌症、咽部异物感、梅尼埃病、原发性青光眼、口腔炎等。

以上所列各种疾病中,一般认为原发性高血压、冠心病、哮喘、溃疡病和恶性肿瘤是较为明确的心身疾病。

## 五、心身疾病的治疗与护理

### (一)心身疾病的治疗

对于躯体症状严重的急危重症患者,应以躯体对症治疗为主,待病情缓和稳定时再有针对性地实施心理治疗;对于某些慢性病程、心身症状并现的患者,适宜在生物医学治疗的同时积极开展心理干预;对于心理症状明显,伴躯体功能障碍或病理改变较轻的患者,则应以心理治疗为主,辅以生物医学治疗,如更年期综合征。

对于心理症状严重的患者,必要时也可选用一定的精神药物辅助治疗,目的在于减轻患者焦

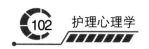

虑、抑郁等心理症状,调节自主神经系统功能,为心理治疗提供良好的条件。

### (二)心身疾病的护理

1.心身疾病与护理原则  心身疾病的护理原则是以生物、心理、社会医学模式为指导,变以疾病为中心的护理为以患者为中心的全面护理。

2.心身疾病的护理措施

(1)满足患者的需要:人类有生理的、安全的、心理的、社会的、精神的5个方面的需求。这些需求是相互联系的,健康的需求可分解成这5种需求。从某种角度来看,康复的过程就是有关需求得到满足的过程。

(2)调整患者的社会角色:在疾病的发展过程中,有的患者病情不见好转,有的病情恶化,更严重的是患者得知身患绝症后会产生恐惧、焦虑和绝望心理,甚至产生轻生念头,一旦发现,应该运用心理护理加以干预。

(3)调节患者的情绪:发展积极情绪,创造能表达情绪的环境,发展积极的自我感觉,学会有效地解决问题的方法。防止或应付消极情绪。

(4)缓解患者的心理社会应激:提高适应环境的能力,建立良好的人际关系和获得社会支持,都有利于缓解心理应激,抵消生活事件的消极作用。增强患者的适应和应对能力。

(5)处理患者的心身反应:由于疾病带来的功能或解剖结构的丧失而导致身体的变化。协助患者接受身体的改变,鼓励患者参与治疗,学会自己照顾自己,争取社会支持和亲属的配合。

## 六、心身疾病的预防

心身疾病在心理上是可以预防的。心身疾病的预防包括社会预防和个人预防两个方面。

### (一)社会预防

进行心身疾病的社会预防可通过以下途径。

1.加强宣传  社会各界力量要联合起来,积极倡导心理卫生,做好不同年龄段的心理卫生工作。

2.做好职业群体心理卫生工作  职业是人生的一大组成部分,来自各种职业的工作环境、劳动条件、劳动强度等形成应激源,不断地作用于人体,会引发各种心身疾病。因此,加强职业心理卫生工作十分必要。

3.积极开展心理咨询与心理治疗工作  全社会都应积极支持心理咨询与心理治疗机构的设立、心理医生的培养,创造良好的心理咨询和心理治疗的社会氛围。

### (二)个人预防

1.培养良好的个性  个性的形成取决于先天和后天两方面的因素。先天因素是个性形成的物质基础和载体,主要指遗传因素和生理素质;后天因素是个性形成的决定性因素,包括个人实践、家庭环境、学校教育、社会制度、文化传统、生产关系、政治条件等。一个人的个性在3~5岁时就开始形成,在青春期中后期逐渐成熟。一个人早年的经历对其个性的形成有很大影响,几乎可以决定其一生。因此,为培养良好的个性,有效预防心身疾病的形成,必须注意后天因素的完善。

2.增强应对能力  所谓应对,是指一个人对困境所做出的尽可能适当的反应及其反应方式。应对能力可以通过有意识的锻炼而加强。如通过学习,掌握正确的世界观、人生观、价值观,丰富自己的生活阅历,学会正确认识挫折、困境和社会不合理现象,培养乐观豁达的人生态度,提高社会忍耐力,掌握应对心理刺激的技巧,如自我安慰、自我摆脱、注意力转移、找人倾诉等。只有不断地认识和实践,才能知道如何应对世间万事。

3.建立和谐的人际关系,营造良好的生活环境  和谐的人际关系、良好的生活环境能够给人以安全感、温暖感、信任感和轻松感,使人少生烦恼、忧愁,从容面对挫折,预防心身疾病。

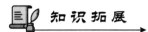 **知识拓展**

### 负性情绪影响疾病的机制研究

临床观察发现,紧张等不良情绪会导致疾病或使疾病恶化。心脏病患者情绪紧张时可出现心律失常,如阵发性房性心动过速、房性或室性早期前收缩。其机制主要是:不良情绪可导致交感神经兴奋,交感神经末梢释放大量的去甲肾上腺素,同时肾上腺髓质分泌肾上腺素进入血液,儿茶酚胺和皮质类固醇配合动员储存的脂肪,使血中的脂质增加。当这些游离的脂肪酸不能被肌肉活动所消耗,就可能导致动脉硬化。同时,由于儿茶酚胺可促进血液凝固,血小板凝集,从而阻塞小动脉,易患心肌梗死。有研究发现,愤怒、激动、焦虑、恐惧都能使胃液分泌增加和酸度升高,而抑郁、悲伤则可使胃液分泌减少和胃肠蠕动减慢,长期焦虑还可使充血的胃黏膜糜烂,导致溃疡的发生。

# 第二节  行为与心理健康

行为是个体在内外环境刺激下所引起的生理、心理变化的反应。人类的行为错综复杂,同一个体在不同的环境条件下有不同的行为表现。另外,由于个体先天遗传因素以及后天教育和社会文化熏陶的差异,不同个体在同一环境条件下也表现出不同的行为。

人的行为既是健康状态的反映,同时又对人的健康产生了巨大的影响。人的行为不仅可以直接影响人的健康状况,甚至影响一些疾病的治疗和康复。行为是心理的外在表现,而行为是否健康又影响着人的心身健康。随着现代医学科技的迅猛发展,医疗卫生条件的改善和人们生活水平的提高,影响人类健康的疾病谱系发生了根本变化,传染性疾病、营养不良、感染性疾病等已得到明显控制,而慢性非传染性疾病却在逐渐增多,形成巨大威胁。半个世纪以来,世界上不少国家在慢性非传染性疾病的防治中,都投入了较大财力和精力,采取了诸多防治措施,但其效果并不显著。例如心脑血管病、糖尿病、肥胖、癌症等慢性病在世界上并没有得到控制,尚有愈演愈烈之势。

慢性病已成为疾病的"主力军",不健康的行为和习惯是导致慢性病泛滥的根源。大量的研究证明,良好的行为是健身防病的关键,更是对健康的最佳投资。

《中国居民营养与慢性病状况报告(2020年)》显示,我国居民健康意识逐步增强,部分慢性病行为危险因素流行水平呈现下降趋势,定期测量体重、血压、血糖、血脂等健康指标的人群比例显著增加;重大慢性病过早死亡率逐年下降,因慢性病导致的劳动力损失明显减少,2019年我国居民因心脑血管疾病、癌症、慢性呼吸系统疾病和糖尿病四类重大慢性病导致的过早死亡率为16.5%,与2015年的18.5%相比下降2个百分点。

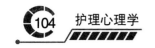

## 一、饮食行为与心理健康

饮食行为是指人们为了个体生存,保障身体各器官的功能活动,以及从事各种活动时所需能量和物质需要所进行的觅食、进食、消化吸收和代谢利用等各种相关的活动。

### (一)影响饮食的因素

人类饮食行为具有一定的模式,包括饮食习惯、进食方式、食品储藏、食品选择及食物偏好或嗜好等,同时也受多种因素的影响,处于不断变化之中。

1. 文化因素  不同文化背景的人群,其饮食行为有很大的不同,仅进餐工具就可分为筷子、刀叉和手。社会文化的发展,可使某些饮食习惯被废除、改造或提高。例如:吃生食的习惯,由于容易致病,已被有些地方摒弃。

2. 社会因素  社会因素影响饮食行为。社会公众认为高胆固醇食品是肥胖症、冠心病的罪魁祸首,所以普遍认为低脂食品相对安全。不同社会背景下,其进餐方式、食品种类、烹调方法都有很大差异。

3. 生理心理因素  心理因素对饮食行为产生着巨大的影响。例如,人们应对紧张的方法,通常表现为多食,以取得心理平衡。紧张强度与进食量呈正相关,由此,紧张→多食→肥胖,以致高血压、心脑血管疾病、糖尿病等多种慢性疾病随之发生。

4. 职业因素  不同职业、不同社会劳动需要会影响人的饮食行为。重体力劳动者、运动员、文娱工作者等,由于各自工作环境、劳动条件的特殊性以及工作性质的差异,所需热量、营养成分会有所不同,对特殊食品的要求、饮食行为模式等亦有不同。

### (二)饮食障碍与心理健康

不健康的饮食行为会导致心身疾病,如饮食过多易导致肥胖症,节食过度又会引起神经性厌食症。

1. 肥胖和肥胖症  肥胖是由于机体长期处于热能摄入大于消耗的状态,多余的热能转化为脂肪在体内积聚,导致机体内脂肪过多、体重过重的一种病理状态。目前,最常见的多为单纯性肥胖。

(1)肥胖对健康的影响:肥胖与高血压、高脂血症、糖尿病、动脉硬化、胆囊炎、关节炎、冠心病等密切相关,这些疾病并存会增加死亡的危险性,随着肥胖时间的延长、程度的加重,会出现焦虑、抑郁、负疚感等异常心理状态。

(2)引起肥胖的原因:主要因素有遗传因素、幼儿期的膳食安排、饮食习惯、下丘脑摄食中枢和饱食中枢的功能状态、个体的情绪及态度、缺乏运动和社会环境等。父母的饮食习惯和对子女的态度明显影响着儿童,不少家长是根据自己的饮食喜好(如嗜吃肉类等)为子女选择食物,或尽量满足孩子对某些食物的偏好,如经常吃快餐、零食等。不良的饮食习惯对肥胖亦有一定的作用,如进食过快,进食时注意力分散、夜间进食过多等。同时,缺乏运动者的肥胖发生率亦较高,腹部脂肪量明显增多,腰围/臀围比明显增加。

2. 神经性厌食症  神经性厌食症是一种慢性进食障碍,指体重明显下降,过分担忧体重,患者存在对自己身体形象的感知障碍。患者因担心发胖而拒绝进食。患者以瘦为美,主动拒食、导吐或腹泻,导致极度的营养不良、消瘦、闭经甚至存在生命危险。发病人群中女性人数显著高于男性。

神经性厌食症的发生与多种因素有关,包括生物、家庭、社会和心理因素等。相关研究认为神经性厌食症是遗传基因和生化因素共同作用的结果。此外,家庭环境不良,对孩子过分溺爱,对儿童的进食行为处理不当等,往往是引起神经性厌食症的主要原因。急性精神创伤或心境持续抑郁,在一定条件下也可能导致此病的发生。

## 二、吸烟行为与心理健康

烟雾包含多种已知的化学物质,主要的有害成分包括尼古丁、焦油、潜在性致癌物、一氧化碳和烟尘等,可对人体产生多种危害。据世界卫生组织统计,全球每年至少有 300 万人死于吸烟有关的疾病。

吸烟还可通过污染环境造成不吸烟者的被动吸烟,有吸烟者的家庭,子女支气管炎的患病率比不吸烟家庭高 2~3 倍。另外,孕妇吸烟可使早产、流产及低出生体重儿的比例增加。

### (一)吸烟对健康的危害

1. 吸烟与疾病

(1)癌症:研究表明,吸烟者死亡率高于终生不吸烟者 2~3 倍。吸烟可导致多种疾病的发生,其中 90% 以上为肺癌、约 1/3 为其他肿瘤。每日吸烟量越大、吸烟起始年龄越小患肺癌的危险性越大;吸烟者戒烟后,死于肺癌的危险比未戒者明显减少。

(2)心脑血管疾病:吸烟者发生心肌梗死的危险性是不吸烟者的 2~3 倍。吸烟还会增加被动吸烟者患冠心病的危险,也能导致吸烟者脑血管意外的概率增加。每日吸烟数量越多,发生脑血管意外的机会越大。

2. 被动吸烟的危害 被动吸烟同样危害身体健康,被动吸烟最常见的不适症状有眼、鼻刺激,咳嗽,头痛,呼吸频率及心率加快,血压升高等,尤其对患有心、肺疾病的人的影响更为明显。

### (二)戒烟的心理干预

除药物戒烟外,行为治疗是戒烟的重要方法,包括阳性强化法、刺激控制法等。

1. 阳性强化法 应用操作性条件反射的原理,强调行为的改变是依据行为后果而定的,对戒烟行为施加奖励,对不良的行为予以漠视和淡化,促进正确的戒烟行为更多地出现。

2. 刺激控制法 确定并控制或消除吸烟的刺激。设置一个可以在固定的时间间隔发出一种信号的计时器,信号发出即告诉某人可以吸烟。因为时间设置是随机的,这就可以打破吸烟与固定的环境刺激之间的联系,也可限定戒烟者可以在某一特定地方吸烟。

### (三)吸烟的预防

由于对吸烟的临床干预效果并不理想,预防就成为长期解决吸烟问题最可行的方法。目前把预防青少年吸烟作为控烟的重点,针对青少年开展系统的控烟教育显得尤为重要,内容包括吸烟的危害,对同伴吸烟的错误认识、影响吸烟的社会因素和抵制第一支烟的技巧等,以劝阻青少年不吸烟或推迟试烟年龄,强调学校干预、社区干预、媒体干预和家庭干预相结合,多方位共同努力,提高效果。这些干预中也包括创建无烟环境,如禁止烟草广告,教师和家长不吸烟或至少在学生面前禁烟等。

## 三、酒精成瘾与心理健康

酒在人们的常生活中扮演着十分重要的角色。过量饮酒对人体各个系统具有不同程度的损害,饮酒对心身健康的危害远远超过其有限的益处。而且,过量饮酒会导致一系列社会问题的产生,如交通事故、意外伤害、自杀及家庭暴力等。

### (一)饮酒行为的分类

1. 社交饮酒 指在社交场合中,为了达到某种社交目的而主动饮酒或被劝饮酒。在社交饮

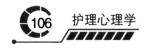

中,饮酒者可以自制,知道适可而止,一般不会造成不良后果。

2. 酒精滥用 如果过度使用酒精而无法自我节制,导致认知上、行为上、社会功能或人际关系上的障碍,无法克制,就达到"酒精滥用"的程度。酒精滥用会导致食管炎、胃炎、溃疡病、肝癌,还可诱发急性胰腺炎、脑卒中等多种疾病。酗酒不仅会造成躯体或精神损伤,而且可构成严重的社会问题。

3. 酒精依赖 酒精滥用的情况进一步恶化,带有强迫性、依赖性的饮酒行为,个体对酒有强烈的渴求和依赖心理,对饮酒已失去自控能力。长期大量摄取酒精而突然断酒后出现的谵妄、幻觉、四肢抖动等一系列神经精神症状,为酒精戒断综合征。

### （二）酒精对人体的危害

1. 神经系统 可导致急性酒精中毒、酒精戒断综合征、外周神经病变及自主神经病变等。酗酒也可造成人格改变,大部分酗酒者不能很好地照料自己的生活,饮食起居无规律,对他人也不关心、体谅,甚至对亲人亦冷漠、无情。

2. 消化系统 酒精对胃黏膜有直接毒害作用,可破坏胃的天然屏障,引发反流性食管炎、胃炎和胃溃疡。反复大量饮酒会导致严重的酒精相关性肝炎,到病情进展的晚期即成为肝硬化。

3. 心血管系统 长期饮酒可导致血管硬化及内皮细胞损伤,这些变化可引起心肌缺血,如缺血的程度过重或持续时间过长,则会出现酒精相关性心脏病,包括心肌炎、心律失常、冠心病等。

### （三）控制饮酒

1. 行为治疗

（1）行为替代疗法:用一种具有诱惑性的行为（如从事患者喜好的体育运动等）作为替代物,当出现饮酒念头和行为倾向时,引导其把注意力转移到替代物上,逐步消除其成瘾前的诱发因素。

（2）系统脱敏法结合奖励法:每天逐渐减少饮酒量,戒酒者在完成了当天规定减少的"指标",自我或亲友应及时给予肯定和奖励,以巩固和强化所取得的效果。

2. 认知-行为疗法 让成瘾者在思想上认识到过量饮酒的危害,同时树立必须戒酒的坚定信念,形成强烈和坚决的求治动机,再结合行为疗法,治疗成功的可能性极大。如果求治者不是自愿的,求治动机不积极、不强烈,该疗法治疗成功的可能性就小。

# 第三节　常见心身疾病

## 一、原发性高血压

原发性高血压为最早被确认的心身疾病,也是危害全人类健康的主要疾病之一,原发性高血压不仅发病率高、死亡率高、致残率高,而且并发症多,非常容易累及心、脑、肾等重要器官,是脑卒中、冠心病的危险因素之一。近年来尽管较多研究表明原发性高血压与基因遗传密切相关,但心理、社会和行为因素在其发病中仍具重要作用。

### （一）社会和环境因素

流行病学调查证明,城市居民的原发性高血压发病率高于农村人口;患者具有一定的职业特点,从事注意力高度集中、精神紧张而体力活动较少、对视听觉形成慢性刺激等职业者,更易发病,如驾驶员患病率高于一般职业人群。此外,长期慢性应激性事件刺激也可促发原发性高血压。有研究表明,失业、离婚、长期生活不稳定、环境中有高噪声者等原发性高血压发病率较高。

### (二)情绪因素

应激情绪反应中焦虑、愤怒、恐惧易致血压升高,而沮丧或失望所致血压变化较轻。当愤怒情绪被压抑时,会造成心理冲突。研究表明,经常处于压抑或敌意的人血液中的去甲肾上腺素水平比正常人高30%以上,引起神经内分泌或血流动力学反应的水平比普通人高,这可能导致血管内壁损伤增加和动脉粥样硬化斑块的累积,最终导致血压升高。

### (三)人格和行为因素

高血压发病率与个体的高盐饮食、超重、缺乏锻炼、大量烟酒等因素有关,而这些不良生活方式又直接或间接受到各种心理、社会因素的影响。此类患者虽不具备某种特定的人格类型,但也有求全责备、刻板主观、容易激动、具冲动、过分谨慎、不善表达情绪、压抑但又难以控制情绪等相应的人格特征,且其可能与遗传因素有关。有研究表明,具有此类人格特征者遇到应激刺激时,总想压抑,但又难以自控其情绪,导致长期心理不平衡,伴随机体自主神经系统功能的紊乱,因而更容易促使高血压的发病。

治疗原发性高血压,除酌情用药,心理行为治疗也可获明显疗效,尤其对临界或轻型高血压患者,心理行为治疗主要包括两种。①情绪宣泄:使患者的愤怒、敌意等情绪及时得以宣泄,切忌强行压抑,指导患者保持心情愉悦,避免过度喜怒,尽量回避可能使血压升高的应激情境。②放松治疗或生物反馈疗法:让患者掌握主动身心放松和自我控制血压的方法,以提高机体对各种紧张状态的耐受力。此外,调整患者的观念,增强其自身社会适应能力,保持情绪平和,对疾病治疗均有益。

## 二、冠心病

冠状动脉粥样硬化性心脏病(以下简称冠心病)指由于冠状动脉粥样硬化、管腔狭窄,导致心肌缺血、缺氧的心脏病。冠心病是威胁人类健康最严重和确认最早的一种心身疾病,发病率呈逐年上升趋势,多见于中老年人。冠心病是最常见的心身疾病,也是全球排在第一位的死因。《中国心血管健康与疾病报告2021》中指出,目前我国冠心病的病例已超过了1 100万,且患病率仍然保持增长的趋势。

冠心病的确切病因还不十分清楚,冠心病的病因有多种,但人格特征、心理应激及生活方式等心理社会因素在冠心病的发生、发展过程中具有重要作用。

### (一)心理应激

社会生活中的应激因素如亲人死亡、环境变化等常被认为是冠心病的重要危险因素之一。国外许多回顾性调查显示,心肌梗死患者出现症状前的6个月内,其生活事件明显增多。有研究表明,与冠心病相关的常见应激源包括夫妻关系不和睦、与子女关系紧张、工作不顺心、事业受挫与失败、离婚、丧偶等。

强烈、持续的心理应激可使机体儿茶酚胺过量释放,血压升高,局部心肌供血下降,使心脏供血不足者发生冠心病。心理社会因素的影响不仅限于冠心病发病,对其转归也存在相当重要的影响。

### (二)社会环境与生活方式

冠心病发病率与社会结构、社会分工、经济条件、社会稳定程度有一定的相关性。研究表明,社

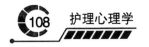

会发达程度高、脑力劳动强度大、社会稳定性差等均为冠心病的危险因素。另外,吸烟、饮酒过量、高脂与高胆固醇饮食、缺乏运动、肥胖既为冠心病易感因素,也是冠心病不良预后、治疗困难的重要因素。

### (三)人格特征

1959年,美国旧金山哈佛布鲁恩心血管病研究所的两位心脏病专家弗里德曼(Meyer Friedman)和罗森曼(Ray Rosenman)通过观察心脏病患者在候诊室中的表现,发现冠心病患者的行为特征多有"雄心勃勃、竞争性强、易激动、好争执、敏捷、没耐心、声音洪亮和时间紧迫感",并将其称为A型行为。弗里德曼在他1996年出版的书籍《A型行为的诊断与治疗》中将A型行为概括为:时间紧迫感、竞争和敌意。

A型行为者主要特点如下:①过分的抱负及雄心勃勃;②过高的工作标准,常对自己的工作成就不满;③富于感情,情绪易波动;④有闯劲和进取心,且表现好斗;⑤过分的竞争性和好胜性;⑥时间紧迫感与匆忙感;⑦变幻不定的敌意;⑧习惯做紧张的工作,休息时间难以得到放松;⑨不耐烦,急于求成;⑩常同时进行多种思维活动和工作安排;⑪言语与动作的节奏感快等。

A型行为者遇应激性事件时,容易紧张、激动、愤怒、攻击和对人敌意,体内儿茶酚胺及促肾上腺皮质激素过量分泌,致血压波动,血黏度增加,血小板黏附力和聚集性增加,血脂增高,加速血栓形成,终致冠状动脉供血不足。A型行为类型还与冠心病患者病情加剧相关。有研究显示,A型行为者患冠心病后继发心肌梗死的可能性约5倍于非A型行为的冠心病患者。故有人将A型行为类型称为"冠心病个性"。

## 三、糖尿病

糖尿病(diabetes mellitus,DM)是由遗传和环境相互作用而引起的一组以慢性高血糖为特征的代谢综合征。长期的碳水化合物、脂肪和蛋白质代谢紊乱会导致心脏、肾脏、血管和神经等多系统器官的损害,这些慢性并发症也是糖尿病患者致残、致死的主要原因。

糖尿病可分为1型糖尿病、2型糖尿病、妊娠糖尿病和特殊类型糖尿病。糖尿病的病因和发病机制十分复杂,目前尚未完全清楚,一般认为,糖尿病是遗传因素和环境因素共同作用所致。情绪、生活事件、人格、心理应激、生活方式等不良心理社会因素,都可以促发和加剧糖尿病。

### (一)心理应激

生活事件与糖尿病的代谢控制密切相关,一些糖尿病患者在饮食和治疗药物不变的情况下,由于生活事件的突然袭击,病情在一夜之间迅速加剧,甚至出现严重的并发症。近年来通过研究和调查发现,严重抑郁、回避痛苦、注意分散、对应激的唤醒水平低、不善于延迟的满足等是糖尿病患者的典型行为特征。由于糖尿病患者的饮食要求较高,不得不改变原有的饮食习惯,因此,担心营养摄入不足,或因不能像正常人一样生活而沮丧、压抑。而患者在疾病早期对疾病的认识不足,不愿改变生活习惯,因而造成疾病的加重。在疾病后期,机体多个系统受累,引发并发症,又容易失去治疗信心而自暴自弃,这些均是糖尿病患者的心理特点。

糖尿病的发生与情绪也有密切关系。糖尿病的发病和加剧与心理冲突和情绪有关,大量临床资料表明,稳定的情绪可缓解糖尿病患者病情,而抑郁、紧张、悲伤和愤怒等情绪常导致病情加剧或恶化。

### (二)人格特征

研究表明,糖尿病患者的性格倾向于内向、被动、感情不易冲动,但也有人认为与A型性格有关。不少患者遇到烦恼时压抑自己,不愿求助或找人倾诉,这种消极的应付方式很容易产生焦虑、抑郁的情绪,而不良情绪通过"免疫-内分泌"机制又成为患病的诱因。有调查发现,大多数糖尿病患者性格不成熟、被动依赖、做事优柔寡断、缺乏自信等。国内学者对一些 2 型糖尿病患者进行了明尼苏达多相人格调查,结果显示:无论是男性还是女性糖尿病患者,他们都具有躯体不适、主诉多,常以否认和压抑来处理外来压力等倾向。

### 四、支气管哮喘

支气管哮喘是由嗜酸性粒细胞、肥大细胞和 T 淋巴细胞等多种炎性细胞参与的气道慢性炎症,表现为反复发作性的喘息、呼吸困难、胸闷或咳嗽等症状,常在夜间和(或)清晨发作、加剧。支气管哮喘是严重威胁人类健康的慢性疾病。虽然近年来逐步阐明支气管哮喘的"变态反应机制",但心理、社会因素仍被认为是诱发或加重支气管哮喘发作的影响因素。

#### (一)心理应激

患者可找到引起其哮喘发作的心理、社会因素。如母子关系冲突、亲人死亡、弟妹出生、家庭不和、意外事件、心爱玩具被破坏、环境突然改变等,均可作为诱发或加重其发作的心理或社会因素。另有研究发现,心理应激可致支气管平滑肌收缩和气喘症状,气管阻力的增减也可因暗示和条件反射性刺激而改变。例如,有些患者可因对自然界花粉敏感发生外因性支气管哮喘,当他们看到同样花粉的图片时,也可引起支气管哮喘发作。

#### (二)职业环境

职业环境包括特殊的家庭居住环境,如经常暴露于烟雾中的儿童哮喘患病率远高于对照组儿童;空气污染、呼吸道感染与儿童哮喘的发生关系密切;摄入某些特异性食物可以引起哮喘;从事油漆工、汽修工等特殊职业的人群高发哮喘等。易诱发哮喘的药物主要有两类:一类是阿司匹林类及类似的解热镇痛药;另一类是作用于心脏的药物,如普萘洛尔等。磺胺药等也可因引起过敏反应而诱发哮喘发作。此外,大哭、大笑等剧烈运动和恐惧、紧张等刺激也可引发儿童的哮喘发作。

#### (三)人格特征

支气管哮喘患儿多表现为过分依赖,敏感易激动、易受暗示、以自我为中心、希望受人照顾、情绪不稳定及有神经质倾向。有学者认为,母亲对孩子要求过高或过分保护的不良母子关系,可致此病的形成或发作。近年研究表明,哮喘患者没有单一的或统一的人格类型。

心理治疗包括催眠方法治疗支气管哮喘;系统脱敏法等行为疗法可减轻哮喘的发作程度(症状);放松训练治疗也能减轻发作症状或减少用药剂量;生物反馈治疗可控制呼吸道的阻力,缓解发作症状;使用安慰剂等暗示性疗法同样可有效缓解支气管哮喘。

### 五、消化性溃疡

消化道溃疡病变可发生于食管、胃或十二指肠,也可发生于胃-空肠吻合口附近或含有胃黏膜的麦克尔憩室内,其中以胃、十二指肠最常见,是较早公认的常见的心身疾病。人群患病率可达 10% 以上,男性是女性的 2 ~ 4 倍。随着女性社会活动的增多,女性患病率也有逐步增加的趋势。长期精神紧张、焦虑或情绪波动的人易患消化道溃疡。在战争年代,溃疡病的发生率增高。消化道溃疡愈合后的患者当有情绪性应激时,容易引起溃疡复发或发生并发症。军人持续高强度军事训练、驾驶战斗车辆、经常精神紧张等与消化道溃疡症状发生的关系较大。严重烧伤、外伤,严重疾病状

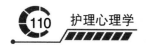

态以及进行大手术的患者可发生应激性溃疡。

### （一）心理、社会因素

心理社会因素在与消化性溃疡的关系中，与十二指肠溃疡的联系比与胃溃疡的联系更为密切。主要因素包括以下几种。

1. **严重精神创伤** 尤其在毫无心理准备的情况下，遇到失业、丧偶、失事、离异、自然灾害或战争等重大生活事件或社会环境改变。

2. **持久的不良情绪** 如长期家庭矛盾、人际关系紧张、事业发展不顺利等所致失落感。

3. **长期紧张刺激** 如不良工作环境、缺乏休息等。有研究显示，消化性溃疡患者发病前血液中胃蛋白酶原水平较高，并被视作发生十二指肠溃疡的重要生理基础。有研究证实，高胃蛋白酶原血症的个体，当其在心理、社会因素作用的激发下，比普通人更容易发生溃疡病。

### （二）人格特征

此类患者的主要个性特点是竞争性强、过度自我控制，精神生活过于紧张，节假日休息仍不能松弛；情绪易波动但又惯于克制，遇挫时特别容易愤怒或抑郁，他们自制力较强，喜怒不形于色，不良情绪虽被其压抑，却可致更强烈的自主神经系统反应，构成消化性溃疡的重要中介。消化性溃疡患者习惯于自我克制，情绪得不到宣泄，从而使迷走神经兴奋，胃酸和胃蛋白酶原水平明显增高。溃疡患者常伴有抑郁症状，抗抑郁治疗有效果。

治疗消化性溃疡，需采取心理治疗在内的综合治疗措施。应以咨询、启发式认知领悟疗法，了解并帮助患者分析不利其疾病治疗的心理、社会应激因素，指导患者调整不良生活方式与饮食习惯，建立正确的自我观念，适度宣泄不良情绪，消除各种心理社会压力，学会放松自我。

## 六、经前期综合征

经前期综合征（premenstrual syndrome，PMS），最初于1931年由美国弗兰克（Frank R. T.）医生提出。PMS是指女性在月经前出现躯体、精神以及行为方面的改变，严重影响生活和工作，月经后症状自然消失的一种病症。正常月经是由下丘脑-垂体-卵巢轴的神经内分泌调节及靶器官子宫内膜对性激素的周期性反应，其中的任何一个环节发生障碍都会导致月经失调甚至闭经。中枢神经接受内外环境的刺激，对下丘脑-腺垂体-卵巢机能产生影响。

由于本病的焦虑情绪症状较为突出，以往曾命名为"经前紧张症""经前期紧张综合征"。近年认为本病症状涉及范围广泛，除精神神经症状外还涉及若干互不相连的器官、系统，包括多样器质性和功能性症状，故总称为经前期综合征。

经前期综合征具体表现为：女性在月经来潮前1周左右出现情绪反常，暴躁易怒，心情烦闷、沉默寡言、郁郁寡欢。食欲增加、腹胀、恶心、呕吐、头晕、头痛、乳房胀痛、下腹坠胀、分泌物增多、便秘、周身关节痛等。

### （一）社会心理因素

月经周期发生改变和经前期综合征加重，大多与情绪波动、环境变化、生活习惯改变、经期体育活动、学习紧张等有关。当女性进入一个新环境，情绪易于变动，如就业的压力，紧张的学习和恋爱的挫折等社会心理因素均可导致心理障碍，引起内分泌紊乱而影响月经。研究发现，疼痛和经前期紧张综合征的体验与自我暗示有关。患者情绪波动、精神紧张等均可使原症状加重。有些女性PMS的形成与不良的社会环境有密切关系，如家庭暴力、父母离异、遭受性骚扰、学习困难、惊吓等。它可能在月经初潮时就发生，也可能在正常的月经周期内因受到不良刺激而发生。不良环境的各种刺激可以通过大脑皮质引起反应,导致功能紊乱,情绪波动。

### (二)人格特点

有研究表明,PMS 以心理症状为主的比例高于躯体症状为主的比例。其中焦虑值过高的妇女是经前期综合征的易发人群。而且,PMS 也与个性有关,与艾森克个性问卷维度中精神质、内外向、掩饰呈负相关,PMS 患者具有易激惹、好偏激、应激强烈等人格特点。

不良情绪会加重和诱发 PMS,一次经期的痛苦体验可影响下一月经周期,久而久之,可产生不良的负性信念,许多女性在月经前或经期表现为心烦、抑郁或易激惹。由于经前期综合征的临床表现多样化、严重性不一,因此,不可能一种治疗方法解决所有症状。目前主要是对症治疗,因人而异,设计个体化的治疗方案,以达到最大疗效。情感支持可以帮助患者调整心理状态,对患者及家庭成员做有关疾病保健的宣教,帮助患者认识疾病和建立勇气及自信心,能显著减轻其病症反应。

## 七、肿瘤

肿瘤是一种严重危害人类健康及生命的常见病、多发病。我国 2022 年死亡构成中,部分地区城市居民恶性肿瘤死亡率为 158.70/10 万,居第二位;部分地区农村居民恶性肿瘤死亡率为 167.06/10 万,居第三位。肿瘤的发病原因至今未完全阐明,一般认为是多因素作用的结果。近年来已有许多研究证实,心理、社会因素在癌症的发生和转归中具有一定的作用。

### (一)生活事件

大量研究证实,负性生活事件与癌症的发生有关。国内外不少研究发现,癌症患者发病前的生活事件发生率较高,尤以丧偶、近亲死亡、离婚等家庭不幸事件为显著。肿瘤症状出现前最明显的心理因素是对亲密人员的感情丧失。有研究发现癌症患者发病前的家庭不幸事件发生率高于非癌症患者。

### (二)社会心理因素

社会事件与癌症的关系,还取决于个体对生活事件的应对方式等心理行为特征与癌症病程的关系。负性情绪是癌症发生的催化剂。抑郁、愤怒、不安全感等情绪反应,特别是抑郁情绪与癌症的关系最为密切。引起负性情绪的原因多是生活中的不良事件,如工作学习压力大、生活规律改变、家庭或社会人际关系不和、配偶死亡等。

### (三)人格特点

人格特征与恶性肿瘤的发生有一定的关系,有研究结果提示,过分谨慎、细心、忍让、追求完美、情绪不稳而又不善于宣泄负性情绪等个性特征,易使个体在相同的生活环境中遭遇生活事件,在相似不幸的事件中也易产生更多的失望、悲伤、忧郁等情绪体验。

◀ **本章小结** ▶

心身疾病必须具有躯体症状和躯体症状相关的体征。其发病原因应是或主要是社会心理因素,通常涉及自主神经系统所支配的系统或器官。原发性高血压、冠心病、糖尿病、消化性溃疡、支气管哮喘、恶性肿瘤等常见心身疾病均有其相应的心理社会因素和干预策略。

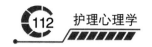 

## 练习题

**一、单项选择题**

1. 心血管系统心身疾病不包括( )

    A. 冠心病     B. 心律失常     C. 过度换气综合征

    D. 原发性高血压     E. 心动过缓

2. 以下哪种类型人格与高血压和冠心病密切相关( )

    A. A 型人格     B. AB 型人格     C. B 型人格

    D. C 型人格     E. O 型人格

3. 心理因素引起的短暂的生理变化称为( )

    A. 心身障碍     B. 心身疾病     C. 心理疾病

    D. 生理疾病     E. 心身反应

4. 人格特点表现为过分依赖的心身疾病为( )

    A. 冠心病     B. 原发性高血压     C. 支气管哮喘

    D. 癌症     E. 银屑病

5. 患者,李某,男,40 岁,性格内向,日常生活工作中经常感到特别压抑,一直担心上班迟到,经常害怕耽误时间而不敢吃早饭。最近感到胃部不适,经常伴有嗳气、反酸、上腹灼热感、食欲减退、恶心呕吐等症状。经过检查,初步诊断为胃溃疡。引起患者溃疡病的主要心理社会因素是( )

    A. 生活有很好的节奏     B. 内向及神经质的特点     C. 进取心不强

    D. 生活负担过重     E. 缺乏运动

**二、简答题**

1. 简述与原发性高血压有关的心理社会因素及干预策略。

2. 心理应激对健康的影响有哪些?

3. 简述与恶性肿瘤有关的心理社会因素及临床干预策略。

（叶　林）

参考答案

# 第六章 护患关系

▩▩▩▩▩ 学习目标 ▩▩▩▩▩

**【知识目标】**

1. 掌握护患关系的概念与特征、护患关系的性质、护患关系的基本模式、护患关系的影响因素。

2. 举例说明构建护患关系的策略。

3. 掌握护患冲突的一般过程及护患冲突的成因及防范。

4. 根据护患冲突的影响因素分析护士层面的因素有哪些。

**【能力目标】**

1. 能够运用护患冲突的成因去分析发生护患冲突时患者和护士的因素有哪些。

2. 能够运用构建和谐护患关系的策略指导临床实践。

**【素质目标】**

运用中华古代良医关爱患者的案例促进护理职业发展、构建和谐护患关系。

## 第一节 护患关系的性质与模式

医疗系统涉及多方面的人际关系,护士在进行医疗服务的过程中,也会面对很多种人际关系,如护士与患者、护士与患者家属、护士与医生、护士与护士等。但其中最主要的是护士与患者的关系,即护患关系,它是整个护理服务的关键因素之一。

护患关系是指在护理过程中护士与患者(家属)之间在相互尊重并接受彼此民族文化差异的基础上,产生和发展的一种具有工作性、专业性、帮助性的特殊的人际关系。

### 一、护患关系的特征

1. 护患关系是一种工作关系 护患关系是护理工作的需要,护士与服务对象之间的人际交往是一种职业行为。无论面对何种身份、性别、年龄、职业、素质的服务对象,不管护士与服务对象之间有无相互的人际吸引基础,出于工作的需要,护士都应与服务对象建立及保持良好的护患关系。因此,护士对所有的服务对象应一视同仁,设身处地地为服务对象着想,并真诚地给予其帮助,以满

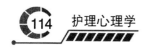

足服务对象的健康需要。

2.护患关系是以治疗为目的的专业性、帮助性关系　护患关系是满足服务对象需要为主要目的的一种专业性的人际关系,这种关系中的所有活动是以专业活动为中心,以保证服务对象的健康为目的。

3.护患关系是一种以服务对象的健康及安全为中心的关系　一切护理活动及护患交往都必须以解决服务对象的护理问题为目的,以服务对象的健康为宗旨。护患关系的评价也应以对服务对象的作用及影响为标准。

4.护患关系是一种多方位的人际关系　护患关系不完全局限于护士与服务对象之间,它涉及医疗护理过程中多方位的人际关系,医生、家属、朋友、同事等也是护患关系中的重要组成部分,这些关系会从不同的角度,以多方位的互动方式影响护患关系。

5.护患关系是一种短暂性的人际关系　护患关系是服务对象在接受护理服务过程中存在的一种人际关系,一旦护理服务结束,一般这种人际关系就会结束。

## 二、护患关系的性质

### (一)护患关系是帮助系统与被帮助系统之间的关系

护患关系是一种人际关系,不是某一护士与某一患者之间的关系,而是医护系统与患者系统,通过特定的医疗护理活动进而形成的帮助系统与被帮助系统之间的关系。它不同于一般的人际关系,是帮助者与被帮助者之间的关系,同时还是两个系统之间的关系,即帮助系统(护士和其他工作人员)和被帮助系统(寻求帮助的患者和家属、重要成员等)之间的关系。

### (二)护患关系是专业性的互动关系

护患关系不是两个人或两个方面的简单相遇,通常还是多元化的。由于护士与患者都有属于各自的知识、感觉、情感、对健康与疾病的看法以及不同的生活经验,而这些因素都会影响互相的感觉和期望,并进一步影响彼此间的沟通和由此所表现出来的任何行为,即护理效果。

## 三、护患关系的基本模式

在临床护理工作中,护患关系的基本模式主要包括以下3种。

### (一)主动-被动型

主动-被动型亦称支配服从型模式,是最古老的护患关系模式。此模式的特点为"护士为患者做治疗",此模式关系的原型为母亲与婴儿的关系。在此模式中,护士常以"保护者"的形象出现,处于专业知识的优势地位和治疗护理的主动地位,而患者则处于服从护士处置和安排的被动地位。此模式护士具有绝对主动地位和权威性,患者基本上不具备发挥自身主观能动性的能力。此模式要求护士以较强的责任心、善解人意的同情心等主动为患者提供全面的照顾与帮助。此模式主要适用于不能表达主观意愿、不能与护士进行沟通交流的患者,如神志不清、休克、痴呆、婴幼儿以及某些精神病患者。

### (二)指导-合作型

指导-合作型是近年来在护理实践中发展起来的一种模式,也是目前护患关系的主要模式。此模式的特点是"护士告诉患者应该做什么和教会患者怎么做",此模式关系的原型为母亲与儿童的关系。在此模式中,护士常以"指导者"的形象出现,根据患者病情决定护理方案和措施,对患者进行健康教育和指导;患者处于"满足护士需要"的被动配合地位,根据自己对护士的信任程度有选择地接受护士的指导并与其合作。此模式要求护士以良好的职业素质、积极的职业心态和良好的角色形象等赢得患者的信任,取得其的密切配合,以实现护士专业价值及指导的最大效能。此模式主要适用于急危重症患者、重病初愈的恢复期患者和手术后恢复期的患者等。

### (三)共同参与型

共同参与型是一种双向、平等、新型的护患关系模式。此模式的特点是"护士积极协助患者进行自我护理",此模式关系的原型为成人与成人的关系。在此模式中,护士常以"同盟者"的形象出现,为患者提供合理的建议和方案。患者主动配合治疗护理,积极参与护理活动,双方共同分担风险,共享护理成果。此模式是"责任制护理""整体护理"的核心模式,不仅要求护士具有丰富的知识,还要求护士具有良好护患关系的较强主导性及增进人际吸引的职业魅力。此模式主要适用于各类慢性疾病患者、心身疾病患者、精神疾病缓解期患者等。

以上3种护患关系模式在临床护理实践中不是固定不变的,护士应根据患者的具体情况、患病的不同阶段,选择适宜的护患关系模式,以达到满足患者需要、提高护理水平、确保护理服务质量的目的。

## 四、护患关系紧张的表现

当前中国正处于建立和完善社会主义市场经济体制的关键时期,人民生活水平得到了显著提高,社会意识发生了很大转变,法制理念也得到了加强,患者选择医疗服务的意识也更加强烈,并且充分行使对护理服务的选择权,要求护士"以患者为中心",提供安全、优质、高效的护理服务,致使护患关系的内涵发生了深刻的变化,主要体现为护患关系平等化、长远化、法制化。在这特定的历史背景下,由于受医疗服务体制不够合理、社会医疗卫生保障制度不够完善、卫生管理相对薄弱、卫生法律法规相对滞后等因素的影响,医疗服务领域医患关系日趋紧张,护患双方陷入了信任危机,两者的矛盾冲突也有不断加剧趋势。这不但影响医疗卫生事业的健康发展,也严重影响社会的和谐稳定,主要表现如下。

### (一)护患间信任危机

虽然我国的医疗机构对医务人员不断地强调一切以患者为中心,不断加强与患者之间的沟通,但是护患之间仍然存在着信任危机,突出表现为患者对护理人员的不信任。

由于患者极少掌握医学护理知识,无法正确和客观地认识护理工作,少数患者会提出一些不切实际的要求与预期,如尽早进行手术、尽快出院、减少用药剂量等,而当这些要求得不到满足,这些患者便会对医护人员心存不满,甚至引发护患之间的冲突。而患者对护理人员的不信任,会使护患之间的沟通产生巨大的障碍,从而影响二者关系的发展。

### (二)护患冲突呈上升趋势

近年来,各地方不断发生护患纠纷,这也成为普通百姓、媒体记者、社会学研究者关注的焦点。经调查发现,引起护患纠纷的直接原因中,不仅仅有护理人员的服务以及医疗事故,还包括心理暴力、媒体导向、患者病情无好转或自认为无好转、要求没有被满足等。随着护患间诚信危机的出现,护患冲突也呈上升趋势。在对两所三级甲等医院的420名护理人员所做的一项调查中发现:一年内有234名护理人员遭遇过工作场所暴力侵犯,发生率达55.71%,其中以心理暴力为主,占40.24%。就其原因分析,受媒体导向影响的有48.29%;因为肇事者酗酒而引发的占38.89%;患者病情无好转或自认为无好转而引发占35.47%;没有满足肇事者要求的占32.48%,这些构成了护理人员在

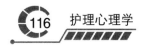

工作场所遭受暴力的主要原因。真正由于医疗事故引发的冲突导致护理人员遭受暴力的只占2.99%,而对服务不满意的占13.68%。由此可见,护士所受到的暴力侵害的主要原因并不在护士自身,这是一个非常值得重视的现象。

### (三)护患矛盾恶性循环

患者对护理人员盲目的高要求以及不断发生的医院暴力事件使护理人员的身心都承受着巨大压力。护理人员的工作性质使其自身处于一个高度紧张的工作状态,不断产生的护患纠纷导致护理人员的压力不断增加,从而产生心理障碍,影响工作质量,进而造成恶性循环。

护患关系的变迁,护患纠纷的出现导致护士的压力不断增加,包括生活压力及心理压力。调查显示,我国护理人员中工作存在高度疲溃感,职业倦怠,这是护理人员流失的主要原因。护士对患者的不理解甚至刁蛮无理取闹感到失望,也感受到前所未有的压力,这些压力很难让护理人员全身心地为患者服务,加剧了护患矛盾。

# 第二节　护患关系的影响因素

随着时代的发展,人类健康事业对护士职业的社会需求不断提高,护理模式有了转变,建立和谐、向上、互动的护患关系,已成为做好护理工作的基础。了解护患关系的影响因素,进而提出防范措施,以便有效地调控护患关系,减少护患冲突的发生,建立和谐护患关系。影响护患关系的因素有社会、经济、医学模式、法律、心理、管理、护士专业能力等。

## 一、社会因素

1. 社会氛围不佳　人们常说"三分治疗,七分护理",但是全社会仍未能够真正认识到护理工作的重要性,没有形成全社会尊重护士、理解护士的良好氛围。

2. 舆论环境影响　在媒体进行相关医疗纠纷的报道时,个别新闻媒体未能够正视医护人员的艰辛,报道存在偏颇甚至是错误性的内容,使原本可以沟通的矛盾进一步激发。建议网络新闻媒体多做公正、客观报道,正性引导,希望医疗活动得到社会大环境的支持,进一步改善人民群众就医环境。

## 二、经济因素

经济因素对护患关系的影响在经济状况较差的重症患者及其家庭中表现得更为突出。危重的病情、高额的医疗费用等给患者及其家庭带来沉重的心理压力,而经济状况差,又加剧了其的心理压力和不满情绪。目前在临床上,若患者欠费,主要由护理人员负责通知交款事宜。在此过程中如果解释不当,容易引起患者及家属的误解。例如,有些患者或家属不认为医院收费是遵照国家医药卫生部门统一制定的价格和收费标准,反而片面地认为医药费用的价格全凭护士定夺,医药费交给了护士,是护士随意支取了他们的医药费,进而对护理服务产生怀疑,影响护患关系,甚至因此引发矛盾,表现出过激行为,导致冲突升级。

### 三、传统医学模式

目前,在传统的医学模式影响下,部分医务工作者由于受其影响,没有及时更新观念,仍将患者看成一个纯生物的人甚至生物机器,忽略患者情感、思想、语言、心理等的作用。护理人员"以疾病为中心",只是机械地执行医嘱和技术操作,忽略患者内心的需求。随着生物-心理-社会医学模式的转变,"以患者为中心"的优质护理服务理念不断地深化改革。因此,护士应把维护人民群众健康权益放在第一位,牢固树立"以患者为中心"的服务理念和为人民服务的宗旨,加强医院安全管理,改善服务态度,和谐医患关系,提升专业技能水平和人文关怀素养。

### 四、法律意识

#### (一)患者过度的维权意识,给护患关系带来新的挑战

随着人民社会文化层次的提高及各项医疗法律法规的普及,患者及其家属的维权意识也在不断提高。但在这个过程中,很多人对相关法律知识和医学条文一知半解,加上各种新闻媒体、社会舆论就当前医疗机构存在的问题及医疗纠纷进行了大量负面的报道和宣传,对医院及医务人员造成了严重的不良影响。患者进入医院,往往带着不信任感及较高的期望,想以最小的付出得到最好的医疗,经常会提出疑问,并在媒体的推波助澜下,过度维权,给医护人员造成不必要的紧张和压力。

#### (二)个别护士法律意识淡薄,影响护患关系

护士与患者的接触极为频繁,护理职业本身也属于高风险职业,外部法治环境和传媒环境的变化,让昔日的"白衣天使"面临着更大的挑战,个别护士法律意识淡薄,在工作中有时会忽视患者的合法权益,对护患关系造成不良影响。因此,全面做好护理工作,维护良好的护患关系,有效防范护患纠纷,必须从护士自身做起,增强护士法律意识与服务意识。在临床工作中严格执行医疗执业过程中的法律法规和各种规章制度、操作规程等,避免不良事件的发生而引发护患纠纷。

### 五、心理因素

#### (一)护士自身良好的心理素质是维持良好护患关系的重要因素之一

良好的心理素质,如性格乐观、开朗、情绪稳定,富有同情心和责任感等,对维护良好的护患关系具有积极的影响。然而,在实际临床工作中,护士常因超负荷工作及各种原因引起的心理压力过大,难以维持较高的心理健康水平,进而影响工作质量及护患关系。

按照国家相关规定,普通病房临床护士与床位的比例是0.6:1,目前国内医院达到这个比例的很少,人力资源不足,导致护士经常要加班加点,不能得到正常规律的休假。长期的超负荷工作,势必会导致工作疲惫感,并影响心理健康。除此之外,误解"优质化护理服务工程"的内涵,认为"护理工作低人一等"的错误认知,还有在临床一线工作中面临细菌、病毒各种传染性疾病的威胁等因素都会加重护士的心理压力。国内一项调查结果显示,护士的心理健康水平低于国内常模,高风险科室和高级别医院如三级医院护士的心理问题尤其突出。低水平的心理素质使护理工作人员的工作效率降低,影响护理水平及沟通能力,且护理中与患者沟通不当就极易引起护患纠纷。因此,护理人员应利用心理学的知识和技能,维持自身良好的心理素质。

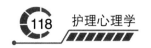

**（二）关注患者的心理变化,满足其心理需求,有利于维持良好的护患关系**

住院期间的患者心理会因疾病病情、住院时间、文化差异等的不同而不同。同时,因社会活动与交往受到限制,会产生非常强烈的社会联系和交往需要。护理人员应具备基本的心理学知识和技能,评估不同时期、不同患者的心理变化及需求,及时满足其心理需要,在尊重和理解患者的基础上建立起护患之间彼此信任、密切合作的关系。

## 六、管理因素

**（一）医院收费管理不规范,直接或间接影响护患关系**

新的医疗体制下,医生所开的药品种类、剂量要严格根据患者的病情而定。医疗费用一直是患者与医院之间最敏感的话题。在临床护理工作中,催费、解释费用明细的工作多由护士来完成,直接或间接地影响了护患关系。

**（二）医德考评机制有待进一步完善和落实**

近年来我们大力提倡医德医风建设,医德考评机制对于医护人员的行为起到了有效的约束和规范作用,但由于机制落实方面还有薄弱环节,考评联挂力度不够,使个别医护人员存在侥幸心理,影响了患方对医护人员服务的满意度和信任度。

在实际工作中,应从加强医德医风建设入手,建立健全各项监督机制,采取院内监督和院外监督相结合的方式,加强"诚信医院"建设。一是公示医生和护士信息,让患者清清楚楚就医。二是公示医疗检查项目收费价格,让患者明明白白消费。三是公示服务承诺和投诉流程,畅通信息反馈渠道,接受社会监督。四是规范首诊负责制,一日清单制,牢固树立"一切为了患者,为了患者一切"的理念。五是通过聘请社会监督员、定期针对门诊、住院患者及家属进行满意度调查等方式,广泛征求在医疗护理服务方面的意见和建议,更好地开展和改进服务。六是加强对医护人员的职业道德的教育力度,使其牢固树立正确的服务观念,明确自己的权利和义务,明是非,知廉耻,自觉维护医院和自身形象,赢得患者的信任和尊重。

## 七、护士专业能力因素

**（一）护理人员扎实的业务能力,是建立和维持良好护患关系的重要因素**

临床工作中,有些患者病情复杂、变化快,加之患者本身缺乏准确的自我表述能力,如果护理人员临床经验不足、病情观察不到位,对一些疾病的发展、治疗、转归、变化缺乏预见性护理,应变能力差,则容易导致纠纷,影响护患关系。专业技术不熟练,如重复穿刺,会增加患者的痛苦,可能因此引发护患冲突。

**（二）沟通交流能力、人文关怀能力的不足也将影响良好护患关系的建立**

护理工作面对的是人而不是机器。良好的沟通交流能力、人文关怀能力的不足也将影响良好护患关系的建立。现代社会医疗技术飞速发展和不断更新,护理院校教育相对滞后,若继续教育不足,将导致护理人员无法及时提升自己的业务水平,不能适应社会发展对护理人员专业技术的需求,最终也会影响良好护患关系的建立。

唐代大医学家孙思邈指出:"人命至重,有贵千金,一方济之,德逾于此。"他强调,学者必须博极医源,精勤不倦。古代医家均认为,医是"至精至微之当",必须有渊博的医学知识和严格的科学态度,来不得半点粗心马虎。只有精湛的业务水平,优质的服务质量才是建立良好护患关系的前提条件。

## 八、其他因素

### (一)护患群体信息不对称,认知存在差异化

医疗市场信息具有不对称性,大部分患者及家属缺乏专业的医学知识,在医疗市场拥有的治疗信息贫乏,在接受医疗服务时迫切希望了解相关信息,且多存在治病心切、对医护的期望过高等不当认知。当医护人员不能及时满足其对治疗信息的需求,或结果不符合期望时,患者及家属会产生紧张不满、不信任医护人员等心理,甚至认为自身权益受到损害,而出现一些过激行为,从而加剧了护患关系的紧张和复杂程度。而某些媒体对医疗纠纷的偏颇报道,使得护患之间的信任更加脆弱,原本可沟通的矛盾进一步激发。

### (二)患者及家属对护士缺乏基本的信任、理解和尊重

1. 部分患者在医疗过程中,即使医务人员事先告知疾病的预后及并发症的可能,患者预后不佳,仍将自身疾病的风险转嫁给医护人员,引起护患纠纷。

2. 对护士角色与职业地位的偏见,使得部分患者及家属对护理工作不理解、不配合,导致护患关系紧张。

3. 部分患者不了解医疗服务的特殊性,不懂医学知识,将诊疗服务过程作为商品消费对待,导致过度维权。

### (三)护士角色与患者的期望不相吻合

在临床工作中,护士接触来自社会各阶层的患者,对患者角色的不适应,对护理工作的偏见,使护士角色与患者的期望不相吻合,常常影响护患关系。缺乏就医道德规范,无端提出不合理要求。

# 第三节 护患冲突

冲突是组织中不可避免的现象,同样也存在于医疗机构中。不论是医生、护士、患者还是家属,由于角色分工,价值观念不同,冲突难以避免,一味地回避冲突已经不能适应现今的医疗现状。有效的冲突处理能力是护理人员必须加强学习的一种管理能力。

## 一、冲突与护患冲突

冲突是指两个或两个以上相互作用的主体,彼此之间存在互不相容、互相排斥的行为或是目标,可能发生于人与人之间、人与群体之间、群体内部之间等,是一种普遍的现象,可以是由双方观念、立场、看法的差异引发,也可能是具有不同的目标导向,或者存在情绪与情感上的差异。心理冲突又称动机冲突,指两种或以上不同方向或相互抵消的动机同时出现,因不能同时获得满足而产生的矛盾心理。心理冲突与动机的区别在于,动机由需要产生,而心理冲突则由两个以上动机的争斗引起。心理冲突以动机为基础,有冲突必定有动机,但有动机不一定有冲突。心理冲突是导致人们心理失衡、产生挫折感的重要缘由。

护患冲突是在护患关系的基础上形成的冲突。在医疗实践中,护患双方对某些医疗行为、方

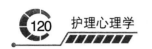

法、态度及后果等存在认知理解上的分歧以致发生争执和对抗,属于人际冲突中的一种类型,它不仅遵循人际冲突的一般规律,也有其特殊性。护患关系指护士与患者在特定环境中交感互动所形成的特殊人际关系,是护士、患者为达到医疗护理等共同目标所发生的互动过程。随着我国医疗制度改革的不断深入以及人们对自我保护意识的不断提高,越来越多的人在就医过程中维护自身的权益,从而对医护人员的职业道德、技术水平及服务质量提出了很高的要求。受惯性的工作流程制约及个别护士的服务意识相对滞后,往往导致护患冲突。

## 二、护患冲突的过程和成因

### (一)护患冲突的过程

护患冲突一般经历如下过程:①一方不满(主要是患方对护理人员的言行举止表现出不满);②另一方不满(感知到对方的言行后作出相应反应);③双方恼怒、泄愤(双方的情绪因彼此指责或被强化而升级);④争吵或过激行为(情绪失控);⑤冲突双方被隔离,冲突源于不满,因愤怒、冲动而升级。

### (二)护患冲突的成因

冲突包含两个必要因素:①被双方感知;②存在意见的对立或不一致,并带有某种相互作用,以上因素决定了冲突过程的出发点。根据冲突过程的出发点可分为双趋冲突、趋避冲突、双避冲突、多重趋避冲突。

护患冲突的常见类型有7种:①期望和现实的冲突;②休闲和忙碌的冲突;③伤残和健康的冲突;④外行和内行的冲突;⑤依赖和独立的冲突;⑥偏见和价值的冲突;⑦制度和己欲的冲突。引起护患冲突的原因如下。

1. 患者因素

(1)患者对疗效的期望值过高:当发现疗效与预期不相符甚至病情恶化时,患者及家属不能理解,认为应该药到病除,否则就是误诊或医护人员没有尽心服务,因而向医护人员发泄怒气。

(2)患者及家属对医院性质认识偏差:少数患者认为医院纯属福利事业单位,认为医院应不计成本地向患者提供医疗服务,把护患关系作为商家与消费者的关系。

(3)部分患者或家属受认知水平限制,对护士职业抱有偏见:认为护理工作就是单纯的服务,无论护理人员的工作是否繁忙,都要招之即来,稍有怠慢可能会产生不满,某种程度上伤害了护理人员的自尊心和积极性。

(4)患者因自身陷入病痛不能自拔时,情绪极为冲动,对护士任何善意劝说、耐心解释充耳不闻,反而产生偏执的认知和行为,拒绝配合实施护理计划。

(5)患者自身需求和医院管理制度发生冲突:如医院的探视、陪护制度与部分患者及家属的意愿相抵触。

2. 护士因素

(1)护理制度不完善:一般医院对患者进行规章制度等的解释时,只强调患者应承担的义务,而对患者应享有的权利则介绍少、强调少,易使患者产生"都是我承担的义务,就没有我应该享有的权利"的心理,拉大了护患的心理距离,一旦引起冲突,双方很难沟通。

(2)履行规章制度不认真:少数护理人员没有认真执行查对制度,出现打错针、发错药、输错液体等差错事故;有的护理人员未认真履行抢救工作制度,以致造成抢救仪器未及时检修、抢救药品未及时补充等,一旦遇到抢救则会导致抢救不及时,使患者失去最佳的抢救时机。

（3）缺乏良好的职业道德：由于受社会大环境的影响，部分护理人员自觉社会地位低下，待遇不高，导致工作缺乏主动性、责任心不强，机械执行医嘱，观察病情不详细，病情记录简单、千篇一律，在患者病情变化时不能及时报告医生，导致抢救不及时，引发护患冲突。

（4）专业技术不精：每个护理人员专业知识、疾病观察的能力、护理技术操作水平不同，护理工作也存在着一定的差异。例如年轻护士工作时间不长，操作技术不熟练或不严谨，缺乏临床经验，造成抢救危重患者和处理应急事件时手忙脚乱，给患者及其家属造成恐慌，对各种抢救仪器、呼吸机连接操作不熟练，一旦患者死亡或患者病情恶化，很容易导致护患冲突甚至医疗纠纷。

（5）服务态度生硬：患者到了医院，总想把自己的身心感受及不适全部告诉医护人员，因缺乏医学知识，对自己所患疾病考虑很多，希望得到医护人员更多的关心，但少数护理人员有时因工作繁忙或知识水平有限，不愿与患者多交谈或对患者的提问不予理睬，甚至出现不耐烦、言语冷漠、态度生硬的现象，极易使患者对护理服务不满，从而引发冲突。

（6）发表不适言论引发护患冲突：少数护理人员在未全面了解或掌握患者或家属的心理和疾病时，直接面对该患者或家属随意发表医疗、护理方面存在争议性的治疗或护理方法，从而引发冲突，导致护患关系不和谐。

（7）法制观念淡薄：在护理管理和护理实践中有忽视患者权益的现象存在，如有的护理人员实行危重患者床头交接班时，不顾及周围环境是否适宜及患者是否愿意让周围人了解自己的躯体隐私，而随意暴露患者的身体。有的患者因诊断、治疗、护理的需要，把一些个人隐私诸如婚姻、恋爱、性生活等告知护理人员，而护理人员却在不适宜的场合谈论，侵犯了患者的隐私权，从而引发冲突。

**3.其他因素**

（1）第一印象：第一印象具有重要的作用。人际交往中，双方自然会注意到对方的衣着、谈吐、风度、表情、身材、年龄以及对自身的反应，然后根据这些资料互相给对方一个初步的判断评价。因此护士应注重仪表美，通过适当的淡妆，庄重仪表及舒适利落的发型，以及语言、体态行为来体现美感，给患者一种赏心悦目的感觉，这往往是良好沟通的开始。

（2）相似性吸引：患者总是希望医护人员知识渊博，技术熟练，工作认真，热情服务；医护人员则期望患者遵章守纪，配合治疗，早日康复。当护士与患者对双方的角色期待引起共鸣时，则有利于促进护患关系。因此高尚道德感，准确的记忆力，敏锐的观察力，健康的心理，成熟的思想，娴熟的技术有利于护理工作的开展。

（3）个性特征：热情开朗，关切真诚，认真负责，富有朝气的性格容易被人喜欢，反之则令人反感。因此护士要做好心理和物质准备，用坚定的语言，关切的目光，处理好各种人和物的关系，为建立良好护患关系奠定基础。

（4）交往频率与内容：护患交往频繁，容易加深了解，彼此间会出现共同语言和感受，形成亲密关系可能性越大，因此护士要有较强参与能力，才能高质量地完成护理工作。

（5）情绪状态：交往双方中一方情绪不良，都可能导致对方的不良反应。因此护士要有稳定的情绪、和蔼的态度、认真地倾听、沉默的应对，了解患者问题所在，用坚定的目光对患者产生心理起镇静作用，使患者身心得到放松，有利于疾病的治疗。

（6）沟通技巧：沟通是人际交往的最主要形式。护患关系的建立与发展，需要在沟通过程中实现，有效沟通有助于建立良好的护患关系；缺乏或无效沟通可导致护患间形同陌路或发生冲突。因此，护患沟通对建立融洽护患关系起着举足轻重的作用。护士要注意以下4点：①要尊重患者的人格、个人习惯，注意人性化服务。②语言沟通时应体现同情、关心、爱护、和谐、安慰的情感与态度。③掌握最理想的护患关系距离，距离太近会使患者产生错觉，距离太远会使患者感觉护士对与

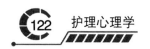

他的交流不够重视。④注意掌握面部表情、身体语言等非语言沟通技巧。据统计5%以上信息都是通过无声的身体语言传达的,并用来表达对患者的关爱,体会患者需要,从而建立融洽护患关系。

## 三、护患冲突的应对

冲突本身不是问题的关键,如何处理冲突才是至关重要的,处理冲突的最佳目的是达到双赢。护理工作强调团队协作,需要院内各部门的支持及共同运作,如何应对各种冲突情境、选择合适的冲突处理模式,对护理人员的工作至关重要。

### (一)护士应对技巧

面对护患冲突,护士需冷静分析其起因。任何冲突的发生,总有原因。冲突的起因最先或主要源自患者,但护士作为护患关系的主导者,也应从责任与义务的角度,体谅、理解患者不稳定的心态与情绪,切忌以"受伤者"的心态应对患者的一时冲动。化解常见护患冲突,主要可运用以下技巧。

1. 深呼吸法 冲突的处理最忌讳情绪激动、不冷静,而深呼吸恰是最有效控制情绪激动的方法之一。当个体感知被他人激怒时,马上运用深呼吸法,可达快速控制情绪的效果。

2. 换位思考 换位思考指人际沟通过程中互动双方发生冲突时,彼此能以对方的立场思考问题。换位思考以诚信为基础,以沟通为桥梁,是一种利他心态的触发介质。换位思考对护士来说有促进护患关系、化解护患冲突的作用。护士与患者互动时,若善于多从患者角度思考,理解患者的感受,了解患者的需求,便可更多地想患者所想,急患者所急,维护患者的利益,促使护患关系的和谐发展。

3. 转移法 对患者运用转移法对平衡、恢复其适宜身心状态有益。护士主动掌握消遣转移法、有事转移法、欢娱转移法等常用转移法,有利于随时宣泄、释放各类人际冲突所致不良情绪,维护双方的身心健康。

4. 冷处理法 是在矛盾激化、冲突双方失控时,先将矛盾控制住,并暂时搁置,待冲突双方冷静后,再解决矛盾的方法,若人们在矛盾激化、双方理智失控时急于求成,往往会事与愿违、适得其反。患者有时可因疾病致情绪不稳定,对与之互动最多的护士发火,如癌症患者等,此时护士宜采取冷处理方式,暂时搁置与患者的争议,待患者冷静后,耐心分析、解释其情绪不稳定的原因和后果,同时可有效避免再次发生同类冲突。

### (二)护患冲突的调控

护患冲突的调控是一项系统工程,它需要管理者、教育者和护士个人三方面共同为之努力。

1. 严格执行各项规章制度 首先要建立健全的规章制度,做到有章可循、有章必循,如"三查七对"制度、急危重症患者的床头交接班制度、岗位责任制度、患者身份识别制度等。进行护理操作时,严格执行各项技术操作规范,做到准确、及时、有效、严格进行"三查七对",防止差错事故的发生。如做青霉素皮试时需两人核对皮试结果,若为阳性,应在床头挂上醒目的红牌,将皮试结果写入病历;输血时需两人核对,"三查八对",动态观察,防止输血不良事件发生;抢救设备、急救药品、仪器做到"五定"(定数量品种、定点放置、定期检查维修保养、定专人管理、定期消毒灭菌),确保抢救时处于完好状态。

2. 加强护士职业道德教育 护理人员具备高尚的道德情操,进一步确立"以患者为中心,以健康为目标"的整体护理观念,对任何患者一视同仁,时刻把患者的心身健康放在第一位。要理解患者、尊重患者、关心和体贴患者,自觉维护患者的基本权益,并尽一切可能满足患者的合理要求,建立融洽的护患关系,使每个患者都能得到安全、满意的服务,使每个护理人员都真正成为患者及家属心目中的"白衣天使"。

3.加强护士业务学习和技能训练 为避免护理过程中的冲突和纠纷,护士不仅应具备高尚的职业道德,还必须有丰富的专业知识和娴熟的操作技能,这是建立护患关系的基础。护理技术是护士的基本技能,能够为服务对象提供的最直接帮助,是护患关系的土壤,在培养良好护患关系中发挥着不可替代的作用。如果不能为患者提供良好的专业服务,就很难建立相互信任的护患关系。

4.增加护理人力资源 通过加大护理人员的配置、减少护士的工作量,护士有充足的时间与患者进行有效的沟通,及时发现患者语言中隐藏的信息,疏导和解决患者的心理需求,将护患冲突消灭在萌芽状态,建立了良好的护患关系,促进患者早日康复。

5.加强法律知识的学习 法律是人们行为规范的准则,护理人员应积极主动地运用法律手段维护护患双方的合法权益。

6.正确对待和处理好每次护患冲突 对于患者及家属来讲,一旦患病,希望能在医院得到安全、满意的治疗、护理、服务;对于医院来讲,应该为患者提供高质量的治疗、护理、服务。当出现护患冲突时,说明患者在接受治疗、护理服务过程中有不满意的地方,向医院提出意见和建议,这是他们应有的权利,也是对医院工作的一种客观评价和有效的监督。正确的意见和有利于改进工作的建议应虚心接受;对因不懂医学知识但善意者应做好耐心的解释和疏导工作,化解矛盾;对提出无理要求者要进行严肃的批评和教育。

7.转变社会公众对医院某些不正确的认知 目前媒体对医疗市场的关注、对医疗纠纷的报道都对卫生管理的决策者、医院的管理者、医务人员起到了警示作用,但也存在着由于媒体工作者因医学知识的欠缺而片面报道医疗纠纷导致激化医患矛盾的现象。医院应充分认识到改善社会公众对医疗事业再认识的重要性,一方面净化内环境,加强内部管理,使医院的工作让患者和社会公众满意;另一方面优化外环境,经常性地向媒体宣传和解释医院的工作性质,获得社会公众的理解和支持。

8.规范服务行为 以患者为中心,注意沟通技巧,使用文明用语,尽量解决患者的困难,处处为患者着想,避免冲突,建立良好的护患关系。

9.运用两维方式调控冲突 护患冲突主要是指两个或两个以上个体、群体之间在目标、观念、行为期望、知觉等方面不一致时存在互不相容或互相排斥的紧张状态。两维方式解决冲突具有实际操作意义。美国教育心理学家戴维·约翰认为,当人们面临冲突时,一般应从两方面进行考虑:一是满足需要和实现目标;二是维持与对方的人际关系。按照两维方式处理冲突包括回避、强迫、顺应、折中、协商5种基本途径。护理工作的最终目的是最大限度地帮助患者恢复和促进健康,而护患关系的质量可以影响人们健康的程度和疾病的转归。在日常工作中,可以利用两维方式中的回避途径及时调整工作方法和服务态度来化解冲突。

# 第四节　构建和谐护患关系的策略

护患关系是否融洽,不仅影响护理工作环境,而且影响护理工作效果、患者安全、就医体验,以及护士的成长和发展。坚持"以人为本",护患双方相互尊重,维护双方的合法权益,坚持人性化管理,坚持科学发展观,才能找到适合当代中国国情的方法和途径,走出护患关系问题的困境,构建和谐的护患关系。

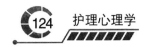

## 一、医院层面

### (一)注重医院人文文化建设,强化医护人员医德培养

医院文化是指具有医院自身特点又符合社会主义核心价值观、传统文化意识的一种综合体,服务于医疗体系之中,发扬光大仁爱、慧术、廉洁、救死扶伤的职业道德,明确"以患者为中心"的护理宗旨,构建和谐、人性化的就医环境,是和谐护患关系的重要突破口之一。营造人文关怀的医院文化氛围,为患者创建一个宽敞、优美的诊疗和康复环境,将现代人文精神融入医院环境和硬件建设中,尊重患者的生命价值、人格尊严、个人隐私,提高患者的生命质量,满足患者的健康需求。坚持"以患者为中心"的护理服务理念,临床护理工作以患者的需要为服务导向,改善护理服务流程,从入院到出院的每一个环节都要尽可能让患者感受到医护人员对他们的关注,形成一个长效的反馈机制,促进护理服务的持续改进,逐步形成人文关怀的文化氛围,促进护患关系走向和谐。其次,在实际工作中,应从加强医德医风建设入手,建立健全各项监督机制,采取院内监督和院外监督相结合的方式,加强"诚信医院"建设,营造良好的护患关系。

### (二)完善护理人员绩效考核、奖励机制

绩效考核是护士奖惩的重要衡量标准,完善的绩效考核制度可以增加护士对自身工作价值的认可和肯定,有利于加强护理人员对自身工作内容和工作重点的把握,在考核激励体系中加入护患关系的相关内容,引导护士加强对护患关系的认识,使其自觉掌握改善护患关系的技巧,加强护患沟通的能力,对和谐护患关系具有重要意义。同时应构建护理人文关怀质量评价标准,明确护理关怀服务的实践标准,将人文关怀护理质量管理常态化,让护士的人文关怀行为有章可循。

护理人文关怀服务质量评价标准需具备可操作性、普及性与权威性的特点,需全面涵盖人文交流能力、人文决策能力、人文行为能力、人文共情能力等各个评价指标,从关怀流程、关怀礼仪、关怀语言及行为多方面进行综合考评。应用激励机制,激发护士护理服务潜能,护理管理应该恰当运用激励机制,提高护理管理效能。对护士的激励方式有很多种,通过岗位竞聘、绩效考核、评选优秀、给予更优质的继续教育机会等均可对护士形成有效激励,充分激发护士的潜能和工作热情,从而全身心地投入护理工作中,为患者提供更为优质的护理服务。进入护理管理科学化的良性循环,增强医院护理管理的生机和活力,实现科学管理和人文精神的完美结合。

### (三)医院内部信息透明化,缓解信息不对等

信息不对等即双方在掌握信息量上存在不对等,在护患关系中广泛存在,是出现不和谐因素的重要原因。公示医院收费项目和规范医院收费标准,公示护士信息,公示服务承诺和投诉流程,在门诊等醒目地方公示患者的权利和义务,畅通信息反馈渠道等"透明医疗"举措,可明显地缓解由于信息不对等造成的护患冲突。

### (四)建立健全医疗质量管理体系,加强职业培训考核

医疗质量和医疗安全是医疗机构的核心竞争力,护理安全是其中的重要一环。医院应设立护理质量监督管理组织,尤其是要涵盖护理人文关怀服务质量评价标准,各行政部门、临床科室形成督导监察小组,发现问题后持续改进,不断完善相关规章制度。同时加强职业培训和考核,对低年资的护士要进行全方位的岗位考核,对实习护生要使其具有熟练的临床操作技能后方可在带教老师指导下操作,避免由于操作技术不娴熟造成不必要的冲突。通过打造良好的护理服务团队,建立投诉管理系统,优化会诊制度,完善应急处理预案等措施,可以有效地提高医院的运转效率,真正的

便民、利民,改善护患关系。

### (五)引入互联网+等现代医疗技术手段

数字化医疗信息服务为护患双方提供高效便捷服务,如微信掌上医院,微信、支付宝等预约挂号、3D可视化数字影像系统。移动护理等技术的发展,提高了护理工作效率,优化流程保证护理安全,促进护患关系和谐。

### (六)建立健全危机管理制度,避免护患冲突发酵

医疗行业作为高风险、高压力行业,医疗事故在所难免,如何化解危机,降低损害是医疗管理必不可少的内容。危机管理虽以预防为主,但在危机发生时也要沉着应对,妥善解决,进行危机干预后的恢复与重建。医院应成立由院领导、专业公关人员、法律专家、新闻发言人等组建的危机管理团队,对医疗风险进行评估、制定并贯彻应对措施,定期对护理人员进行培训以提高危机应对能力。

### (七)完善护患沟通渠道

在患者的整个就医过程中,应给予患者一定的话语权和表达权,存在异议时可以通过正常的渠道向上级反映,合理合法表达诉求。通过在醒目位置设置投诉电话,设置信箱等措施可以及时化解矛盾,避免矛盾升级。

### (八)推进护理人性化管理,提高护士的职业满意度

医疗机构的护理管理工作应充分体现"以人为本"的人性化管理理念。人性化即人文精神或人本精神,在护理管理方面,人性化应体现两方面的含义,一是对患者的人性化护理,二是对护士的人性化管理。人性化护理是以患者为核心而形成的一种基本观点,要求尊重患者在情感上、思想上、行为选择上的自由。这种理念有助于处理好护患关系,也有助于临床上整体护理的深入开展。在对护士的人性化管理方面,将护士当成重要的人力资源,提高护士工作生活质量,尊重护士的意愿,充分调动其积极性和创造性,提高护士工作满意度,才能进一步提高患者满意度,让护患关系更加和谐,保证患者的安全及护理质量,也保证护士心身健康。

### (九)重视护士继续教育,提高护理团队整体服务水平

护理团队的服务水平取决于每一位护理人员的服务能力与服务品质。服务能力及服务品质的提高与护士的继续教育水平密切相关,所以医疗机构必须重视对护士的继续教育,增加对护士教育的投入,要实现从消极压缩成本到积极开发才能的转化,给护士提供自由发展的空间,提高其工作满意度和积极性。充分发挥护士的主观能动性,变他律为自律,力求将护理管理目标和成员的内在需求相结合。最终让每位护士找到适合自己发展的道路,提高护理团队的凝聚力,使护理人员的整体素质不断提高,促进护理专业持续健康地发展。

### (十)完善护理人员培训体系

护理团队的整体服务水平与每一位护理人员的层次水平密不可分,护理培训便显得尤为重要。完善护士继续教育培训体系,完善补充护理人文关怀培训师资体系,发展高精尖技术,遵循个性化原则和梯度化建设方案,针对不同年限的护士提出不同的培训方案,有的放矢,有利于实现护士个人的职业价值,增强职业认同感和责任心,增强护患间的有效沟通。

## 二、护士层面

### (一)加强对护生人文精神的培养,增强其护理服务责任意识

护士的人文精神缺失是引发护患冲突的重要原因,学者们普遍认为,新时代大学生的成长环境

具有其独特性,护士缺乏人文关怀精神与护生教育效果不明显有很大关系。校园氛围建设不仅要打造独特的医学院校文化,培养道德感情,规范道德行为;在教学实践中,要加强护生人文课程建设,学校课程的设置应紧紧围绕护理学领域,同时与人文、历史、法律等课程相互交叉;人文精神的内化是人文知识传播的根本目的,对人文精神的培育需要持续的评价、跟进、教育,注重实践,在护理实验课程及临床中使护生身临其境地去体验和感知,真正将人文精神体现在行动上。

古往今来,在中国悠远历史长河中有无数为构建和谐护患关系与社会进步做出杰出贡献的良医良将,如良医有扁鹊、华佗、孙思邈、李时珍等,良将有孙武、孙膑、白起、王剪、李牧、霍去病、卫青等;还有一张网上流传很久的百年老照片,时任杭州广济医院(现浙江大学医学院附属第二医院)院长的英国人梅腾更医师查房时,一位小患者彬彬有礼地向梅医师鞠躬,梅医师也鞠躬回礼,他们的人格魅力和精神一直感染和鼓舞着我们。

护理服务品质的提高,不仅需要护士具有优良的护理专业素质,更要具有深厚的护理人文素质修养。因此,护士应强化人文素质的培养,包括自身伦理学修养、心理护理水平及沟通能力等,逐步提高人性化护理的水平。

1.提高护士对人性化护理重要性的认识　患者在入院后,社会活动与交往因疾病而受到限制,因而会产生非常强烈的社会联系和交往需要。护士和患者的心理随着社会的发展而不断变化,因此保持良好的护患关系要做到:护理人员要尊重患者,平等对待每一位患者,积极协调医疗和护理过程中的各种人际关系,加强与患者的交流沟通,为患者提供足够的医疗、护理和康复等信息,增强责任感,提高技术水平,给患者以最大的安全保障的同时要满足患者与社会联系及交往的需要,建立新的交往与联系方式,保持与原有社会的联系与交往,增强患者战胜疾病的信心。

2.坚守生命伦理学的基本原则　加强护士的伦理教育,包括尊重原则、自主原则、不伤害原则以及公正原则教育,并引导护士在护理实践中不断体会这些伦理学原则的内在含义,不断提高护理伦理的理论与实践水平。设身处地,换位思考,体察患者被尊重的需要。患病会损伤患者的自尊心。"求助"被视为弱势行为,医疗过程中对自身的不可支配性和不可控制性,隐私的被迫暴露等,使患者更希望得到医务人员的尊重。

3.培养护士心理护理技能,注重对患者的心理护理　及时了解患者的身心状态,才能有的放矢地提供合适的护理服务,提高患者的满意度。树立"以患者为中心"的理念,尽最大能力满足患者的合理需求。具体内容如下。

(1)培养敏锐的观察能力:从患者的呼吸、脉搏、体温、皮肤颜色、嘴唇干燥或湿润等情况获取的信息,有助于及时察觉到患者的症状和心理需求。

(2)培养准确的记忆能力:执行如注射、发药、量体温、测脉搏等医嘱时,要求记忆准确,因为一旦发生混淆,后果不堪设想。

(3)培养创造性思维:护士需在针对不同的患者、执行不同的医嘱时拥有独立思维,从病情的动态变化中发现问题,对每个患者做出准确的护理诊断,拟定全面的护理计划。

(4)练就良好的注意力:要求护士练就注意的稳定性与广阔性,做到"眼观六路,耳听八方",做到心中有数聚精会神地做好每项具体的、精细的护理工作。要做到每一项工作之间清清楚楚,准确无误和互不干扰。且患者在就医过程中,容易产生紧张、焦虑、烦躁等消极情绪,这就要求医护人员密切关注患者的心理变化,与患者进行良好有效的心理沟通,加强心理干预,从而与患者保持良好的关系。

(5)培养护士积极稳定的情绪:护士情绪的变化尤其是面部表情对患者及其家属都有直接的感染作用。护士积极的情绪可以唤起患者治病的信心,增强安全感。

(6)培养良好的沟通和环境适应能力:护士在整个医疗工作中处于人际交往的中心,与患者家属的联系比医生多,且在工作中又必须与医生密切合作,这些复杂的多方关系,需要护士具备良好的人际关系。

（7）不断提高沟通技巧,提高护患沟通的有效性:在尊重、理解、关怀患者的基础上,与患者建立新型护患关系,促进情感交流。护士与患者交流时应注意以下几个方面。①注意语言的规范性。语言使用应准确,交代问题要通俗易懂,尽量避免使用难懂的医学术语。②注意礼貌用语的使用。如"请""谢谢""对不起"等。对不同年龄层次、不同职业的人,要采用恰当的称谓。③注意安慰性语言的使用。患者及家属心理压力大,敏感、易激怒,因此,护士要用良好的、支持性的、明确的语言来帮助患者面对疾病,安抚患者的焦虑情绪。④注意语言的道德性。护士的语言应符合道德伦理原则。尊重患者的人格与权利,除治疗需要的特定情形外,护士应对患者的隐私保密。⑤运用倾听技巧。护士在与患者沟通的过程中应注意倾听技巧,要根据患者身体姿势、动作、表情了解患者所要表达的意图,对患者的诉说应有适当的反馈,如点头、微笑、手势等。合作型护患关系的建立,可以获得患者的认同,让患者获得被重视感,恢复与人接触的信心。

总之,保持良好的护患关系,需要护理人员做到:尊重患者,设身处地,换位思考,平等对待每一位患者;积极协调医疗和护理过程中的各种人际关系,加强与患者的交流沟通,为患者提供及时、恰当的医疗、护理和康复等疾病相关信息;增强责任感,提高技术水平,为患者提供最大的安全保障;满足患者社会交往的需要,增强患者战胜疾病的信心。

### （二）提倡奉献精神,实现护士自身价值

现代护理创始人南丁格尔弘扬无私奉献精神,即像蜡烛一样,燃烧自己照亮别人。护士在为患者解除病痛的同时,用自己的爱心、耐心、细心和责任心去好好对待和照顾每一位患者,抚慰其心灵的创伤。生命相系,性命相托,护士在与患者的沟通交流中时刻体会着患者信任的珍贵、责任的凝重,感受自我价值的神圣与意义。

### （三）强化道德伦理约束,提高护理服务品质

医德是医务人员与患者及社会之间道德关系的总和,同护理技术一样,医德对患者的生命健康也有直接或间接的联系,对护理人员加强道德素质培养,树立全心全意为人民服务的宗旨,倡导敬业奉献精神,有助于护理人员和患者开展有效沟通,建立信任,营造良好的护患关系。

### （四）提高护士的法律意识和自我保护意识

护理人员要不断丰富自己的法律知识,改变"懂医不懂法,懂法不执法"的被动现状,在临床工作中严格执行法律法规和各种规章制度、操作规程、医疗护理常规等,避免护患纠纷。与此同时,医院应组织护士学习《医疗纠纷预防和处理条例》《医疗机构投诉管理办法》《信访工作条例》《医疗事故处理条例》《中华人民共和国基本医疗卫生与健康促进法》《中华人民共和国民法典》等法律法规。工作中要遵循法律程序,依法履行自己的职责,保证医疗护理安全,维护护患双方的合法权利。

## 三、患者层面

### （一）规范患者就医行为,增进护患间理解

来医院就诊的患者及家属的道德素质参差不齐,医院管理者应加大对文明就医行为的引导,纠正不端行为和心理,改变对护士的"偏见"或过分的期待,能够正确面对某些医疗后果,加强护患间的信任,维护医院和社会的和谐与稳定。

### （二）加强护患沟通,减少护患纠纷和过度维权

由于护理工作繁忙琐碎,难免会出现护理失误或者护理缺陷的现象,也会因为与患者沟通不畅

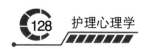

导致护患冲突,部分患者维权和自我保护意识过强,有时容易使护理失误和缺陷升级为护患矛盾,甚至是流血暴力事件。护理人员应首先提高操作技术水平减少失误发生的概率,在患者提出质疑和发生误解时,要第一时间做好解释工作,用真诚的态度和患者进行沟通来换取最大的理解,将矛盾消除在萌芽状态,杜绝护患纠纷及患者过激行为的发生。

## 四、社会层面

### (一)强化政府职能,维护护患合法权益

1. 加大政府财政投入,完善医疗服务体制　国家体制体现我国卫生事业的公益性,没有政府的支持和投入是不可能实现的。应该强化政府在医疗卫生事业发展中应承担的责任,结合当今中国社会的医疗体制,坚持"以人为本",切实加大卫生资源的投入,并通过制定卫生政策,保障卫生资源的合理配置与使用,改变医疗机构追求经济效益的不正常现象,也使有限的卫生资源发挥其最大的功用。在医疗服务体制改革中,医疗机构应坚持为人民服务的宗旨,正确处理社会效益和经济收益的关系,把社会效益放在首位。保障人民群众的健康、促进生产力发展和保持社会稳定。

2. 完善卫生法律法规,维护护患双方的合法权益　护患之间的问题应受法律规定的保护和制约,任何规范和要求都应以明确的法条来界定。谁的问题,如何解决,法律条文中都应有规定,双方都按照规定来走程序,这样就可以使医患双方的利益都得到保证,从而促进医患关系和谐,医患关系的发展也会更加顺畅。政策的形成是从实践中来,是从实践中悟出的道理达成的共识,其背后应该体现全社会人员的利益问题。所以政府在制定相关政策法律法规时,要坚持"以人为本",用发展的眼光,坚持科学发展观,不断完善卫生政策法规,用法律来保障医疗护理活动健康有序地进行,促进护患关系和谐发展。尽快完善相关法律法规,进一步明确护患双方的责任和义务,法律在保护患者的合法权益不受侵犯的同时,也要维护护理人员的正当利益,切实维护护患双方的合法权益。

3. 合理配置护理人力资源,促进护理事业发展　目前对护理事业的支持首先是保证护理人力资源的配置,重视护理队伍的建设,保障护士的合法权益得以维护。在护理人力资源配置的问题上。卫生主管部门一方面应积极与政府部门沟通,增加投入;另一方面应从维护患者权益、保证护士履行义务的角度加大医疗机构的责任,确保医疗机构在护理人员配置上达标,进而保证对患者的安全护理。

4. 提高医护人员待遇,完善全民医疗保障体系　医生、护士的工作繁忙,成才周期长,工作压力大,收入和付出不呈正比,健全医疗卫生运行机制,提高医务人员待遇,高薪养医有利于护患关系。疾病的治疗过程需要患者家庭的经济支持,更需要国家的支持,完善的全民基本医疗保障制度是缓解患者"看病难,看病贵"的有效办法,深化改革、健全国家医疗保障体系、落实全民医疗保险制度,是淡化护患之间因经济原因产生的矛盾,有效维护良好护患关系的积极措施。

5. 建立完善的医患纠纷解决体系　医学作为经验性学科,具有很大的风险与不确定性,在社会层次上应构建完善、多样的医疗纠纷解决体系,对构建和谐的医患、护患关系具有重要意义。媒体报道应忠于事实真相,在不同的层面立场,充分核实调查后报道,做护患关系热点、难点的疏导者,为营造和谐护患关系提供正能量,同时舆论监督应该出于职业道德,以建设性为出发点。医患双方协商解决、行政调解、第三方调解、仲裁调解、医疗责任保险等多种形式适应于不同类型的医患纠纷,为我们在医患纠纷的处理上提供了新的思路。

### (二)营造"和谐护患"社会态势,弘扬尊重护士的传统美德

1. 营造社会积极态势,弘扬尊护传统美德　近年来,全球新冠疫情肆虐全球,护士是生命的守

护者,充分展示了医护人员尤其是护理人员,在突发公共事件中的价值和重要性。尊重护士,爱护士,保护生命的护士更值得全社会的尊重。要体现全社会对护士的尊重,一是要切实提高护士的社会地位,切实保护护理人员的合法权益,维护其心身健康。这就离不开各级政府、卫生行政部门的重视和政策上的支持。二是要改变"重医轻护"的观念,对护理劳动价值给予合理补偿,提高护士对专业的自信度及职业满意度,充分调动护士的积极性,发挥潜能,为患者提供优质护理服务,具有重要的意义。

2.扩大传媒正面引导,认同护士优良品质　医患矛盾、护患矛盾乃至各类争议、纠纷、冲突的发生很大程度上源于相互的不理解,尤其是患方对基本医疗知识的缺乏,对医疗风险客观存在不能预知,也不愿接受造成的。通过媒体对医疗护理知识的宣传,普通百姓对健康与疾病有基本的认知,对治疗风险也能有客观预见性。当他们遇到健康问题到医院就诊时,就容易与医护人员之间达成共识,对健康有较为客观的期望值,与医护人员密切合作,风险共担,共同努力与病魔斗争,不会再出现一旦治疗效果不满意,就把责任归罪于医院的状况。医院还应该借助媒体的力量,通过对护士的正面宣传,将护士的奉献精神、敬业精神加以宣扬,形成尊重医学科学、尊重医疗护理人员的风气,对护士群体的道德品质给予认同,使护患关系得以和谐发展,为和谐医院、和谐社会的建立营造良好的氛围。

## ◄ 本章小结 ►

良好的护患关系是促进患者心身健康的重要保障。护理工作的最终目标是帮助患者最大限度地减轻痛苦、恢复健康、预防疾病、促进健康,或帮助临终患者安详地、有尊严地逝去。随着社会的进步和人民文化生活水平的不断提高,医学知识的普及和健康观念的转变,国家法治建设也日趋完善,患者及社会对护理工作的要求与期望值越来越高,因此提高心理人文素质和专业素养,成了每位护理工作者必须思考的重要课题。

## 练习题

### 一、单项选择题

1.关于护患关系的特征,错误的是(　　)
　　A.工作关系
　　B.以治疗为目的的专业性、帮助性关系
　　C.以服务对象的健康及安全为中心的关系
　　D.朋友关系
　　E.多方位的人际关系、短暂性的人际关系

2.护患关系的基本模式不包括(　　)
　　A.主动-被动型
　　B.指导-合作型
　　C.共同参与型
　　D.完全依赖型
　　E.支配服从型

3.护患关系的性质是(　　)
　　A.一般的人际关系
　　B.某一护士与某一患者之间的关系
　　C.专业性的互动关系
　　D.简单的人际关系
　　E.帮助系统的内部关系

4.构建和谐护患关系的策略是( )

　A.单一的护士层面　　　　　　　　　B.单一的患者层面

　C.单一的医院层面　　　　　　　　　D.社会、医院、护士、患者共同努力

　E.单一的社会层面

5.护患冲突的应对技巧错误的是( )

　A.以"受伤者"的心态应对　　　　　　B.深呼吸法

　C.转移法　　　　　　　　　　　　　D.冷处经理法

　E.换位思考法

二、简答题

1.医护人员如何树立"以患者为中心"的理念?

2.如何加强医德医风建设?

3.作为护理人员,护患冲突的应对技巧有哪些?

(郭舒婕)

参考答案

# 第七章 护患沟通

知识归纳

########  学习目标  ########

**【知识目标】**

1. 掌握沟通及护患沟通的概念,沟通的特征,沟通的层次,护患沟通的特点、类型及基本内容。

2. 举例说明非语言沟通的表达形式、治疗性沟通的影响因素。

3. 分析促进及培养护士沟通技巧的方法。

**【能力目标】**

1. 能够运用沟通的常用技术及恰当的沟通技巧协调护患关系。

2. 能够在护患活动中初步开展治疗性沟通。

3. 能够运用适当的方法开展护患沟通能力评价。

**【素质目标】**

引导学生爱伤观念、珍爱生命、和谐友善、关爱尊重患者,培养职业情感。

# 第一节 沟通的基础知识

综合案例

　　护士小王是方舱医院的一名护士,她是20名轻症新型冠状病毒感染患者的责任护士。有一天她准备对患者进行输液治疗,看到患者李某在走廊里焦急地走来走去,边打电话边流眼泪。等患者挂断电话,她关心地问道:"你好,你怎么了? 有什么可以帮你的吗?"只见患者非常气愤地说:"你能帮什么,就是你们非要把我关起来的。"因为要给别的患者治疗,当时小王也没说什么就走了。临近中午12点,另一护士小张给患者分发午餐,到李某房间时,李某拒绝领餐,也不愿与小张说话,其间患者仍不时掉眼泪。小张分发午餐后将情况告诉了责任护士小王。请思考:

　　1. 针对患者的不良情绪,你认为护士小王该如何沟通呢?

　　2. 你认为应如何理解在护理工作中关爱、尊重患者,构建和谐、友善的社会环境呢?

案例解析

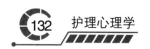

沟通是指人与人之间的信息传递和交流的过程,是人际交往最主要的形式,有效的沟通是护士工作顺利进行的基础,也是建立良好护患关系的前提。

沟通原是社会心理学名词,又称交往、交流等,有广义和狭义之分。广义的沟通是指人际间、人与机器、人与大自然界之间的信息交流;狭义的沟通主要指人际沟通。社会生活中,沟通是信息发送者与信息接收者之间的言语或非言语、面对面或非面对面的信息相互作用的过程,在这个过程中,沟通的双方可彼此交流各种思想、情感、观念、态度和知识等。

## 一、沟通的过程

沟通的过程,是信息发送者在一定的沟通背景下,将特定的信息(思想、观点、表情和动作等)翻译为信号传递给信息接收者,信息接收者通过翻译、理解,反馈给信息发送者,以获得预期反应效果的全过程。心理学家海因(Hein)1973年提出沟通过程包括6个基本要素,即信息背景、信息发送者、信息本身、信息传递途径、信息接收者及反馈。沟通是动态、多维而复杂的双向互动过程。

1. **信息背景**　是指沟通发生的场所、环境及事物,是引发沟通的"理由"。海因认为,一个信息的产生会受到信息发出者既往经验、对当前环境的认知以及对未来的预期等影响。因此,要了解信息所代表的意思,必须考虑背景因素的意义。

2. **信息发送者**　是指发出信息的人。信息发送者需要将自己想要表达的内容,编制成一定的语言文字符号或表情、动作,这一过程又称为编码。信息编码的方式受信息发送者个人的教育程度、价值观念和生活背景等因素的影响。

3. **信息本身**　是指沟通者希望传达的观念、思想、意见和情感等的具体内容。信息需要通过一定的信号(符号)来显示,包括语言符号和非语言符号。

4. **信息传递途径**　又称信道、媒介、渠道或通道,是指传递信息的工具或手段。信息传递途径多种多样,不仅包括以视听途径为主的面对面沟通,还包括以网络、电视、报纸和杂志等为渠道的媒体途径。一般来说,沟通者使用的渠道越多,对方越能更好、更快地理解信息。

5. **信息接收者**　信息传递过程中,接受信息的一方称为信息接收者。信息接收者根据自身兴趣、需要、态度和价值观等,经过注意的选择与过滤功能,接收并理解所传递的信息,即接收者的解码。

6. **反馈**　信息接收者通过反馈把信息返回给信息发出者,以形成闭环。沟通过程是一个交互作用的过程,沟通双方不断地将自己接收到的信息,反馈给对方,使对方了解自己所发送的信息,了解对方对信息的理解和反应程度,从而调整自己的信息发送过程,以达到沟通的预期目的。

## 二、沟通的特征

1. **社会性**　沟通是社会得以形成的工具,没有沟通就没有社会;同样,没有社会,也不会有沟通。人们生活在社会中,以信息沟通为主要方式,通过运用复杂的符号系统来交换信息、交流思想、融洽感情、建立联系、增强信任和调整行为,不断推动社会的进步。

2. **互动性**　沟通过程是双方参与、互动的行为。在沟通过程中,沟通双方通过反馈不断进行角色的互换,一旦沟通一方停止互动,沟通即终止。护患沟通时,护士应注意及时反馈信息,并调动患者的积极性,以实现有效沟通。

3. **实用性**　通过沟通,可以建立各种各样的人际关系,在彼此交往中获得工作、学习、生活和娱乐等相关信息,为工作和生活提供服务;还可能产生情感吸引,形成亲密关系。

**4.情境性** 人际沟通受许多现实因素的影响,如时间,空间,沟通者的情绪、性格、文化、宗教背景等,这些因素都有可能制约和影响沟通的效果。护患沟通前,护士应注意选择合适的时间、地点,根据患者的个体情况选择合适的沟通方式等。

**5.关系性** 人际沟通不仅涉及沟通的内容,同时也是双方人际关系的体现。应保证关系和内容的统一,才可能实现有效沟通。护患双方在交往中是平等的关系,这一关系也应体现在沟通中,语言上不能使用如"你必须……""你应该听我的……"等命令式语言,在非语言信息中也应显示出平等关系。

**6.整体性** 除了注意语言在沟通中的重要作用外,非语言行为也是影响沟通的重要因素。护患沟通中护士应注意自己的语言、表情、行为、态度等,同时注意患者的非语言行为,以获得患者的准确信息。

## 三、沟通的层次

在沟通过程中,随着沟通双方信任程度的增加,沟通信息量的增加,沟通层次也逐渐升高。美国心理学家鲍威尔将沟通分为5个层次。

**1.一般性沟通** 属于沟通中的最低层次,一般指日常社交的寒暄语。如"您好"之类的寒暄、应酬式语言,这种沟通方式有利于短时间内打开沟通局面和帮助建立关系,不需要深入思考,能够让人很快有"安全感"。但是护患之间如果长期停留在这个低沟通层次上,将不利于构建和谐的护患关系。

**2.事务性沟通** 指报告客观事务,不添加个人意见,不涉及人际关系的沟通。在沟通双方还未建立信任关系前,沟通多采用陈述事实的方式,以防止产生误解或引起不必要的麻烦。护患关系建立初期,护士可以采用这种沟通方法了解患者的病情和基本情况。在此层次上的沟通,主要是让患者主动诉说病情,医护人员最好不要用语言或非语言性行为影响或诱导患者的行为。

**3.分享性沟通** 是指沟通双方已经建立了一定的信任关系,可以彼此交流看法、意见的沟通。在此层次上,双方很容易引起共鸣,获得彼此的认可或产生同理心。这个层次也是护患沟通中常见的,沟通时医护人员应做到坦率、真诚、热情并能换位思考,理解患者,使患者产生信任,愿意说出自己的想法和建议,与医护人员交换意见。

**4.情感性沟通** 是指沟通双方彼此尊重,建立了高度的信任和安全感。在此层次上,沟通双方愿意主动说出自己的想法、对各种事件的看法和反应,主动分享沟通时的感受。这是较理想的护患沟通层次。为了给患者创造和谐、温馨的沟通环境,医护人员应该用爱心、耐心、责任心主动帮助患者,使患者主动说出自己的想法,树立治疗疾病的信心,主动参与到治疗中。

**5.共鸣性沟通** 是沟通双方一种短暂、近乎一致、高度和谐的沟通,不需要任何语言就能够完全理解对方的体验和感受,是沟通双方分享沟通时感受的最高层次,也是沟通双方交流希望达到的理想境界。

在护患沟通中,各种沟通层次都可能出现,而沟通双方的信任程度是决定沟通层次的关键因素。与患者的沟通过程中,护士应让患者自主选择沟通方式,不要过早让患者进入更高层次的沟通。护士自身需要加强对护患沟通的学习和对沟通层次的评估,选择合适的沟通方式,创建温馨和谐的沟通环境,达到有效的沟通效果。

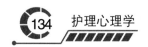

### 四、沟通的常用技术

#### (一)注重"第一印象"

良好的第一印象能使护士在短时间内赢得患者及家属的好感及信任,对良好护患关系的建立起着事半功倍的效果。因此,如何建立良好的第一印象,对护士而言至关重要,护士应注意以下 4 个方面。

1. 自我介绍　自我介绍包括主动向患者介绍自己的姓名、职务或身份。

2. 恰当称呼　称呼语是护患沟通的起点,称呼得体,会为以后的交往奠定互相尊重、互相信任的基础。护士称呼患者的原则包括:①要根据患者身份、职业、年龄等具体情况因人而异。②避免直呼其名,尤其是初次见面会显现出不礼貌。③不可用床号称呼患者。如护士应该说:"张老师,该吃药了,请您吃药。"若护士大声喊:"3 床,吃药!"可能会引起患者的不满甚至投诉。④与患者谈及其配偶或家属时,适当用敬称如"您夫人""您母亲"等,以示尊重。⑤一般不宜以患者的职位来称呼,不利于患者的角色转变,还可能给护士及其他患者带来心理压力。

3. 介绍护理单元　介绍护理单元包括介绍科室的环境结构、病房设备的使用、饮食安排和探视陪护制度等。这有助于消除患者对环境的陌生感,缓解患者初入院的焦虑和恐惧感,使患者感到护士考虑得很周到。

4. 注意外在形象　仪表、举止、言行和态度等对良好第一印象的形成至关重要。护士应做到仪表端正、举止大方、服饰整洁、微笑、语调轻柔等。

#### (二)倾听

狭义的倾听是指凭助听觉器官接受言语信息,进而通过思维活动达到认知、理解的全过程。广义的倾听是指通过语言及非语言行为全面理解对方所表达的全部信息的过程,需要护士用耳朵倾听患者的语言及声调,用眼睛注意患者的手势、身体姿势等行为,用头脑去领会患者要表达的潜在信息等。倾听是护士对患者关注和尊重的表现之一。要成为一个有效的倾听者,应做到以下几个方面。

1. 聚精会神　避免分散注意力,如左顾右盼、看表等不安心的小动作,不因患者的语音、语速等分心,护士往往不经意就会思考其他的护理问题而将注意力从患者的讲述中分散开来。

2. 距离适当　倾听时要和患者保持适当距离,姿势自然,保持眼神交流。

3. 不随意插话　不无故打断患者说话,不对患者做是非判断。

4. 辅助性的回应　在倾听患者说话时,可以轻声地说"嗯""是的""然后呢"或点头等,表示正在接受对方所表达的内容,并希望他能继续说下去;或采用如微笑、眼神关注、身体前倾等非语言行为,表现出自己在用心倾听,以引起患者的注意及说话的欲望。

5. 注意观察患者的非语言行为　倾听时仔细观察患者的面部微表情和肢体语言,有助于护士理解患者真实的想法和感受。

#### (三)非语言行为

非语言行为受"边缘大脑"的控制,更能够准确反映一个人的思想、态度和情感等。非语言行为是指人们的面部表情、眼神、身体姿势、人际距离、触摸、辅助语言和类语言等,是影响护患关系的重要因素。护士恰当运用非语言行为,是调控护患关系的一种有效手段。同时,护士也要注意观察患者的非语言行为,以获得患者的真实信息。

## (四)善于交谈

1. **充分准备** 无论是评估性交谈还是治疗性交谈,都是一种有目的、有主题的谈话,都有助于更好地了解患者、获得患者的信息、赢得患者的信赖。护士应在交谈前做好充分的准备,如明确交谈的目的与任务,选择合适的交谈时间与地点,了解患者基本的病情资料。交谈前的充分准备,有助于护士控制交谈过程,避免漫无边际的闲谈。

2. **善于提问** 提问是收集和核实资料的重要方式,保证提问的有效性及选择正确的提问方式很重要,常用的方式有开放式提问和封闭式提问(又称闭合式提问、会聚式提问)两种。开放式提问所问问题范围广,不过分限制回答的内容,表达信息较多,常用"什么""如何""为什么"等词来发问,一般为了解患者情况时运用;闭合式提问省时、效率高,只需回答"是"或"不是"或客观的数字,缺乏全面性,常在核实或澄清患者的反应时运用。提问时应注意:①一次只问一个问题;②问题应简明、通俗、易懂,用患者能理解的语言提问;③尽量少问"为什么"的问题,以免使患者感到回答不出而紧张;④尽量少问只用"是"或"不是"就能回答的问题。

3. **巧避讳语** 交谈时,对于患者的诊断结果、治疗方案和疾病预后等问题应谨慎,对不便直说的内容或话题、患者忌讳的事情改用委婉的方式表达,如:耳聋或腿跛,可代之以"重听""腿脚不方便";患者死亡,"死"用"病故、走了"表示,"临死前"改说"临终前";"尸体"说"遗体"等,以示对死者的尊重。

4. **恰当反应** 交谈过程中,护士的反应非常重要,是沟通达到目的的关键要素。常见的反应技巧如下。①复述:重复患者所述的部分或全部内容,以鼓励患者进一步讲述,并能协助患者表达其思想和感受,使患者感到护士的关心。如患者说:"我太累了""我的腿很疼",护士可问:"您累了?""您的腿很疼?"以促进进一步探索。②澄清:是将患者一些模棱两可、含糊不清、不够完整的陈述弄清楚。澄清时,常用"我不完全了解您所说的意思,能否告诉我……""您的意思是不是……";有些常用的字或词往往需要澄清,如一些、有些、许多、少许、通常、基本等,这些词语不够具体,每个人可有不同的理解,应加以明确。例如患者说:"我每天抽少量烟",护士可问:"请问您每天抽几支烟?抽了多少年了?"③沉默:沉默可给患者一个思考和回味的机会,同时也给护士提供观察患者非语言性行为的时间,尤其是在患者焦虑或勾起伤心事时,若能保持一段时间的沉默,患者会感到护士很能体会他的心情,感受到被尊重。④共情:又称移情。它要求护士首先能理解和体谅患者的感受或困惑,其次,能用支持的方式将自己的理解表达出来。表现同感能克服个体在疾病时的孤独感,具有一定的治疗功效,一般可用支持性的评论来表述,尤其是将护士的"我"和患者的"您"具体联系起来,如"我明白您……""我能体会到您……""我能看得出您……"等。

5. **小结** 顺利地结束交谈常为今后的交谈和护患关系打下良好的基础。在结束前,不要再提新的问题,可事先提醒时间快到;并把本次交谈的内容小结一下,核实有疑问的地方,检验收集资料的准确性;向患者表示交谈很成功,对制订护理计划很有帮助;并相约下次交谈的时间和内容。

## 五、沟通的效果

按效果,沟通可分为无效沟通和有效沟通。

1. **无效沟通** 是指信息发送者和信息接收者花了较多时间却没有取得预期信息传递和反馈的效果。造成无效沟通的原因很多,如事实表达不清楚、不善于倾听、缺乏反馈、缺乏沟通技巧等。如患者拒绝做一项检查,护士进行了 20 min 的劝说,患者仍然拒绝去做检查,这就属于无效沟通。

2. **有效沟通** 沟通过程中,信息发送者和信息接收者必须保持沟通的内容与其关系相符,才能

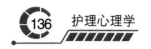

达成有效沟通。沟通双方能在和谐的沟通氛围中,改善双方关系,交流彼此感情,发现彼此需要,达成一致意见。患者到医院就诊,医生态度和蔼、面带微笑,详细询问患者的症状和本次就诊的原因,在医生的耐心询问下,患者放松紧张的心情,和医生愉快地交流,顺利地完成就诊,这属于有效沟通。

有效沟通的意义:①可以满足沟通双方彼此交流的需要;②可以使沟通双方达成共识;③可以建立平等、和谐的关系;④可以获得有价值的信息,提高工作效率。

# 第二节　护患沟通的特点与方法

护患沟通是护士与患者之间的信息交流及相互作用过程。交流内容包括与患者相关的治疗、护理信息,同时也包括双方的思想感情与要求等方面的沟通,是建立良好护患关系的一种非常重要的形式和必要的手段。护患沟通的概念有狭义和广义之分,狭义的护患沟通是指护士与患者之间的沟通,临床护理中经常提到的是狭义的护患沟通。而广义的护患沟通是指护理人员与患者的一方包括患者本人、患者家属监护人及单位组织等的沟通。

护患沟通的目的是建立良好的护患关系,以顺利执行治疗方案与护理方案,促进患者早日实现生理与心理的全面康复。

## 一、护患沟通的特点

### (一)护患沟通不以人的意志为转移

沟通随时随地都会发生,它不以人的意志为转移。一个人的动作、神态、仪表、举止等能充分体现个体的风度气质、个性特点、精神面貌。有人认为:"我不与别人说话,不将自己的心思告诉别人,沟通就不会发生,别人也不会了解我。"实际上这是一种错误的观念,人与人在感觉可及的范围内自然发生的沟通是任何人都无法阻止的。

临床工作中,有的护士为避免与患者冲突,索性在患者面前保持缄默,自以为这样做可以避免冲突。但事实上,其职业行为传递给患者的信息就是冷漠,极易导致患者的不满。护患互动过程中,尽管双方无语言交流,但护士的表情、举止等非语言行为同样向患者传递着丰富的沟通信息。

### (二)护患沟通的内容必须与其关系相符

任何一种沟通信息,无论是语言还是非语言信息,在传递特定内容的同时,还提示着沟通者之间的关系。沟通过程中,沟通者必须保持沟通的内容与其关系相符,才能达到有效沟通。例如,下级向上级汇报工作时,下级使用"您听明白了吗"一类语句显然不恰当,或许用"我说清楚了吗"等表达方式更符合其下级与上级沟通的语气,也更体现其与沟通者之间的真实关系。

护患关系中,护士与患者应该是人际等位关系。护患沟通过程中,护士应尽可能避免职业角色的"居高临下"。与患者沟通时,多使用"您看可否这样……""您要不要试试……"等协商式、建议式用语,并在沟通的态度、眼神等非语言信息中体现平等关系,会更容易赢得患者的信任与合作。

### (三)护患沟通是循环往复的动态过程

护患沟通以信息发出者发出信息为起始,但并不以信息接收者接受信息为结束,信息接收者通过反馈维持沟通的循环往复。整个护患沟通中,护患双方互为信息发布的主体与信息接收的客体,并且总在动态变化中。可见,护患沟通双方均可对有效沟通发挥重要作用。这就要求护士在沟通中,给予患者身心康复指导的同时,应特别注意患者对其指导或建议的反馈,基于患者的反馈来调整沟通的内容或策略,以便更好地发挥护患沟通的效果。

### (四)护患沟通是整体信息的交流

护患沟通看似只是护患间简单的信息交流,根据双方发出的语言或非语言信息理解其意图。其实护患的任何沟通行为,均基于其整个个性背景,传递一个人的整体信息。沟通过程中,对方说一句话、做一个动作,或者理解对方的一句话、一个动作,投入的是整个身心,反映了其整体特征。护患沟通中,要做到关注患者说话的"潜台词",需要应用护理学、社会心理学、人文学、医学等相关知识。另外,还应注意护士的言谈举止、表情姿势等,这些非言语行为反映了护士的整体职业风貌。

### (五)护患沟通应注意保护患者隐私

护患间的沟通有时涉及护理服务对象的隐私,具有一定的法律及道德意义,护士需自觉注意保护患者的隐私。

## 二、护患沟通的意义

护患沟通是护士与患者之间的信息交流及相互作用的过程。所交流的内容是与患者的护理及康复直接或间接相关的信息,同时也包括双方的思想、感情、愿望及要求等方面的内容。护患沟通的意义在于以下几点。

(1)建立相互信任、开放性的护患关系,为护理工作提供良好的人文环境。

(2)全面了解患者的情况,收集有关信息,为患者的护理提供充分的依据。

(3)与患者商讨有关健康问题、护理目标及护理措施,取得患者的合作,鼓励患者的参与,与患者共同努力,达到护理目标。

(4)向患者提供有关的健康知识及相关信息,帮助患者预防并发症,并努力提高患者的自我护理能力。

(5)向患者提供有关咨询及心理支持,促进患者的心身健康,提高护理质量。

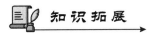 **知识拓展**

### 流程化沟通方式在提高护理服务质量中的作用

流程化沟通方式,简称 CICARE,即"接触(connect)-介绍(introduce)-沟通(communicate)-询问(ask)-回答(respond)-离开(exit)"的英文首字母缩写,它是美国医疗机构使用的一种以流程为导向的沟通方式,指导护士利用治疗、护理的时间,通过循序渐进、环环相扣的6个步骤与患者沟通,加快护士人文理论知识到实际应用的转化,已有研究显示,其可有效提高护理服务质量。

CICARE 沟通服务流程,即:C,称呼对方喜欢的称谓;I,告诉患者"我是谁";C,告诉患者"我为什么来,我将要做什么,需要配合什么";A,询问患者需要什么,担心什么;R,对患者的问题和要求给予恰当的反馈;E,有礼貌地离开。

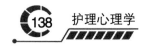 

### 三、护患间的治疗性沟通

治疗性沟通是一般人际沟通在护理实践中的具体应用,是护士与患者之间进行的以患者的治疗为主题的沟通。在治疗性沟通中,信息发送者是护士,信息接收者是患者,沟通的内容属于护理范畴内与健康有关的专业性内容。治疗性沟通除了具有一般意义上的人际沟通的特点之外,还具有独特的沟通特征。二者的区别见表7-1。

表7-1 治疗性沟通与一般人际沟通的区别

| 要点 | 治疗性沟通 | 一般人际沟通 |
|---|---|---|
| 目的 | 确定护理问题,进行健康指导 | 加深了解,增进友谊 |
| 地位 | 以患者为中心 | 双方对等 |
| 结果 | 促进护患关系,解决护理问题 | 可有可无 |
| 场所 | 医疗机构与健康相关的场所 | 无限制 |
| 内容 | 与健康相关的信息 | 无限制 |

#### (一)治疗性沟通的特征

治疗性沟通的特征体现在沟通的目的、作用和原则上。

1. 目的 治疗性沟通的目的主要是更好地解决患者的健康问题。它也是向患者提供健康服务的重要手段。其沟通目的主要有:①建立融洽的护患关系,有利于治疗与护理的顺利完成;②收集患者资料,评估患者需要,明确健康问题;③共同制定治疗护理方案,使患者积极、主动地配合,达到事半功倍的效果;④与患者共同讨论确定需要护理的问题,明确治疗护理的目标;⑤进行健康知识宣教,提高患者的健康意识和自我护理能力;⑥了解患者的心理社会问题,满足其身心需要。

2. 作用 治疗性沟通是通过医护人员的行为或语言,对患者进行有意识的、有计划的影响和帮助。其作用表现为以下几个方面。

(1)支持和帮助的作用:由于所要沟通的内容是事先通过评估而得到的,是患者急需解决的健康和治疗的问题,所以这种目的明确的沟通,可以起到有针对性的支持和帮助作用。

(2)交通枢纽和桥梁的作用:在患者的求医行为和医护人员的行医行为之间,建立起沟通的桥梁。在这种沟通桥梁的作用下,患者得到了实现健康需要的沟通,护士得到了实现职业理想的沟通,从而使护患双方的社会价值与人生价值得以充分实现。

(3)制定医疗护理方案的作用:制定医疗护理方案时需要护患间的充分沟通。行之有效的治疗性沟通既维护了患者选择医疗护理方案的权利,又维护了医疗护理方案的行使权。

(4)遵医行为的指导作用:护士按照患者的需求进行沟通,指导患者的遵医行为,可充分发挥患者的积极性及主动性,使其自觉配合医疗和护理,不但有利于患者的康复、治疗和护理,更有利于医疗护理方案的顺利执行。

(5)提供健康教育的作用:为患者提供卫生保健知识,使其树立健康观念,自愿采纳有利于健康的行为和生活方式,增强患者的自我照顾能力,从而促进身心康复。

(6)心理支持的作用:患者由于疾病预后的不确定,对检查及治疗手段的恐惧、对医院环境的陌生等,会产生焦虑、抑郁、恐惧、愤怒等不良情绪,尤其是重病、慢性病、残障等患者,甚至出现自杀念头,后果较为严重。护士通过治疗中的信息传递和心理支持,耐心倾听,鼓励、疏导患者表达真实的感受,从而减轻患者的焦虑、恐惧等不良情绪。

(7)预防、化解医疗纠纷的作用:近年来,医疗纠纷呈上升趋势,调查显示,约80%的医疗纠纷和投诉是由沟通不良引起的。因此,对护士而言,良好的治疗性沟通将能更好地满足患者的各种需要,更能得到患者的理解,从而有效地预防和化解医疗纠纷。

**3. 原则**

(1)目的性、针对性原则:是在评估患者各种需求的基础上进行有意识、有计划的沟通。治疗性沟通有着明确的目的和较强的针对性,它始终围绕着患者的心身健康需求而展开。

(2)治疗性原则:是指在不违背医疗护理原则下,沟通应该起到促进治疗的作用。

(3)融洽性原则:恰当地运用真诚、倾听、同理心等有效沟通技术促进护患双方融洽相处。

(4)平等尊重的原则:护患双方沟通时应该是平等的、相互尊重的关系。在这种平等关系下,不但会带来应有的治疗性效果,而且还会给护患双方带来意外的收获。

(5)心理与社会原则:根据患者不同的年龄、职业、文化程度、社会角色、心理特点等来组织沟通内容,有针对性地运用不同的沟通方式和技巧,进行有效的治疗性沟通。

## (二)影响治疗性沟通的因素

治疗性沟通的影响因素主要包括护士和患者两个方面。

**1. 护士因素**　护士是护患关系后果的主要承担者,医护因素是影响护患间治疗性沟通的主要因素。常见的因素包括以下几个方面。

(1)非技术因素:①服务态度冷淡,工作责任心不强,语言生硬,让人难以接受;②无同情心,厌烦患者的病体和痛苦呻吟,对患者的痛苦和濒临死亡的状态反应麻木;③在实施护理操作时,缺乏必要的说明、解释和指导;④整体护理观念不强,个别护士仍存在以疾病为中心的护理理念,没有将患者从生物、心理、社会3个方面进行整体护理,而是"只见病,不见人"。⑤沟通技巧因素:护士经验不足,缺乏沟通技巧,可造成护患沟通障碍。护士不良的沟通行为常见以下几点。

转移话题:当患者集中精力与护士进行沟通、反映自己的真实感受时,护士随意改变话题或转移交谈重点,可能会阻止患者讲出一些有意义的信息。如患者说:"我真的很担心以后站不起来了,我每次想到这儿都会掉眼泪!"护士说:"您赶快准备一下,我马上就要给您打针了。"这种沟通方式完全改变了患者想要表达的话题,使得患者感到不被理解,有可能这位患者再也不会向护士谈及自己的内心感受,影响更深层次的护患沟通。较好的沟通应该是:"您现在很担心自己的身体状况是吗? 等一会儿打完针我们再谈这个话题好吗?"这样的回答既转变了话题,又让患者感到了护士对自己的理解和尊重。

评判性说教:是指当患者的话题内容与自己的看法或意见有分歧时,就擅自评判对与错,用说教的口气指责、埋怨患者。这种沟通方式传递了患者不应该有这种想法,或者他的想法和观点是错误的、不恰当的信息。例如:应卧床休息的患者为了不麻烦别人,自行下床如厕。护士这样指责道:"您怎么可以下床呢? 谁让您下床的?""您应该听从医生和护士的安排,切不可自作主张。"又如:"您怎么还不吃药,这是不可以的。"类似这样责备、教训的口吻,患者听了都不会满意,势必影响护患之间的沟通效果。

虚假地安慰,不恰当地保证:为了使患者减轻焦虑,讲一些肤浅的、表面宽心的安慰话。如患者担心自己不能康复,护士以轻松的语气回答说:"当然啦,您的身体不会有任何问题的。"这种方法使患者无法或不愿意进一步将他的害怕与焦虑表达出来。他可能会觉得护士无法理解他或不愿意了解他的真实感受。这样的话听起来似乎给人以鼓舞,但并不恰当,不会令人满意。

主观下结论或提出解决办法:有些护士不能耐心倾听患者的讲述或自认为经验丰富,在患者讲述之初,就急于主观地下结论或提供答案,结果由于未能获得全面的信息,不但易使结论或提供的解决办法有失正确和客观,还会妨碍患者的真情流露,使患者感到被孤立和不被理解。如患者说:"我今天不太好,好像病情加重了。"护士回答:"对,您的病情是加重了,您肯定是昨晚睡前没有服药!"或者:"不会的,您的病情不会加重,那是幻觉,昨天的用药肯定是有效的。"类似这种匆忙的回答,不仅可能耽误病情,而且可能影响之后的沟通效果。有时患者会向护士征求意见,护士切忌用"如果我是您,我会……"的方式回答,更好的回答方式是列出备选方案的优缺点,让患者自己做出决定和选择。

陈述个人的观点和意见:在某些情况下,个人的观点和意见对他人可能起到帮助作用,但在特殊情况下会适得其反。如一位孕妇到保健站来做健康咨询,保健护士接待了她,护士说:"您这是第几次怀孕?"孕妇说:"我这是第二次。"护士说:"为什么是第二次怀孕呢?"孕妇说:"因为第一次怀了一个死胎。最近我总是焦虑,睡不好觉。"护士说:"哦,您焦虑啊!平时我焦虑的时候,出去散散步,回来心情就好了,您也试试看。"这种解决问题的方法是针对护士自己的,而不是针对患者的。患者会认为事情在护士眼里没有受到足够的重视,从而影响护患间更深一步的沟通。

(2)技术因素:丰富的专业知识、娴熟的护理技术是护士与患者进行有效的治疗性沟通的重要保证。如果护士知识匮乏,临床经验不丰富,操作技术不过硬,在实施护理的过程中,会给患者造成不必要的痛苦和麻烦,也会影响患者对护士的信任,造成护患关系的紧张和恶化,甚至使患者产生敌对情绪,拒绝护理服务,产生护患沟通障碍。

2.患者因素

(1)患者病情的轻重程度:是影响护患沟通的重要因素之一。一般情况下,与病情较轻或处于恢复期的患者沟通时阻碍相对少些;而对于重病患者,或由于疾病、情绪等原因,与之沟通时阻碍可能要大些。

(2)对护患双方的权利与义务缺乏正确的认识:患者可能会错误地认为交钱就医、得到医护人员的照顾是天经地义的,片面地强调护士的义务,而忽略了自己的义务。具体表现在以下两个方面:①遵医行为不文明。个别患者故意违反规章制度,不合理的要求一旦遭到拒绝或得不到满足,则表现得十分不满。②个别患者缺乏医学知识,不配合治疗和护理。

(3)对治疗护理效果期望值过高:患者可能会认为应药到病除,对不可避免的药物不良反应不能正确理解,甚至对预后不好的急危重症或疑难病例都不能正确对待等。

(4)动机不纯:当花费高额医疗费或疗效不佳时,患者可能会产生不良动机,故意制造矛盾,拒付医疗费,甚至制造护患纠纷,扰乱了正常的医疗护理秩序,这种情况下也难以实现有效沟通。

**(三)治疗性沟通的过程**

治疗性沟通是医疗护理过程中的一个重要环节,沟通过程中要以患者为中心,体现诚实、关怀、理解、共情。加强治疗性沟通可以增加患者对医护人员的信任,增进医护人员与患者之间的信息交流和相互理解,取得患者最大限度的配合,使很多医疗纠纷得以化解或使医疗纠纷消灭在萌芽状态。实施过程包括以下4个阶段。

1.**准备期**　准备期是护士与患者进行沟通时打开的第一扇门,为收集患者病情资料、进行有效沟通奠定基础。为了使治疗性沟通能顺利开展并进入下一阶段,护士在交谈前应做好患者信息搜集、个人及环境的准备。

(1)沟通资料准备:在进行沟通前,护士首先要做好以下工作。①明确沟通目的和特定的专业内容。②获取有关患者信息,包括一般情况、健康史、身体评估、辅助检查、心理活动等内容。③拟写沟通提纲,合理设计问题,以便集中话题,达到有效沟通的目的。

(2)护士个人准备:沟通前护士需要做好以下准备。①仪表准备:首先应做到仪表端庄。②心理准备:主要是情绪的调节,使个人情绪处于积极稳定的状态,避免将不良情绪在沟通中传递给患者。③沟通方法和技巧的准备:在充分了解患者的个性特点、情绪表现和沟通目的及内容的基础上做好交谈的准备。

(3)患者准备:护士应提前告诉患者沟通的目的、内容、所需时间,让患者做好准备,与患者共同商量沟通的时间及地点等。沟通前帮助或指导患者用便器或去卫生间、取合适体位或姿势等。

(4)沟通环境准备:护士应尽量优化沟通环境,以增进沟通效果。①保持环境安静;②避开治疗与护理的时间,以避免检查或治疗的干扰等;③环境隐蔽,请旁人暂时离开以保护隐私,关上收音机或电视机,以避免分散注意力,使患者感到舒适和隐私安全;④谢绝探视。

2. 初始期

(1)目的:通过初步沟通,给对方留下良好的第一印象,使患者对护士建立初步的信任感,为将来进行实质性沟通打下良好的基础,使以后的沟通能顺利进行。

(2)方法:主要沟通方法有两种。①护士可向患者主动打招呼、寒暄、问候,礼貌地称呼对方;②告诉患者有什么需要可随时提出,不明白的问题可随时提问。

(3)内容:可从一般性问题开始。如:"王女士,您好! 今天感觉怎么样?"或"占用点儿您的休息时间,我们谈谈有关您后天准备手术的事宜,您看可以吗?""您这样躺着或坐着感觉舒服吗?"等。当征得患者的同意,双方感到自然放松时,便切入正题。如果是与患者第一次交谈,还应该做自我介绍。总之,沟通的初始期应努力给患者留下良好的第一印象,这是交谈成功的重要环节。

(4)注意事项:①称呼得体;②问候恰当;③态度和蔼、自然;④关系平等;⑤适可而止。要注意的是,初始期主要是引导患者开口谈话,创造融洽的氛围,为后续沟通搭桥铺路。

3. 工作期　此期是沟通主题的切入与展开的重要环节。护士要有较全面的沟通知识,且保证沟通目的明确、内容准备充分、时间安排恰当,充分发挥自己的专业技术,运用语言和非语言沟通技巧,协调好护患关系,使患者主动配合并参与其中。除一般人际沟通技巧外,具体方法和策略还应注意以下几点。

(1)把握沟通主题:①创造良好、融洽、和谐的沟通环境。②将沟通的内容分清主次,梳理好沟通程序,按沟通目的引导患者朝主题方向交谈。③鼓励患者倾诉,告诉患者可以无所顾忌地将自己的真实想法、感受、需要全部诉说出来。若新出现的问题是原来没有发现的重要内容或心理问题,可适当调整沟通主题。④把握沟通内容,防止偏离主题。首先,护士的提问应紧扣主题;其次,一旦患者偏离了主题,应用良好的应变能力和丰富的经验,及时巧妙地拉回到主题内容,这并不是不尊重患者,故意打断患者的谈话,而是为了沟通过程按原定计划顺利进行,获取需要的信息和资料,实现有效沟通的目的。⑤把握沟通时间,使沟通内容与时间相适应,恰到好处。

(2)及时记录:对沟通内容应认真、及时地记录,充分体现真实性与实用性。

4. 结束期　结束期是沟通过程的最后一步,良好的结束和开端一样重要。这一时期如果可以恰当巧妙地处理,将有助于提高对患者医嘱的依从性、住院满意度和健康转归。

(1)结束时机恰当:结束时间的控制既要根据计划,也要考虑现场的实际情况。当护患双方感到所谈的话题已尽、需要的内容已搜集完整、沟通目的已达到、沟通即将结束时,护士应主动征求患者意见是否结束话题。结束前护士应进行适当小结,简明扼要地总结所交谈的重点内容,核实记录的准确性,并感谢患者的配合和支持,为下次沟通打下良好的基础。

(2)为下次沟通做准备:在小结的基础上评价沟通效果后,如需继续沟通,要初步约定下次沟通

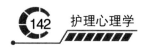

的时间、内容、地点等。

以上是治疗性沟通过程的4个时期。实际上在临床工作中,很多治疗性沟通过程比较简单,分期并不明确,有时几句话就能解决问题,沟通内容也很简单。因此,护士在治疗性沟通时要灵活多变,因人、因事、因时、因地而异,灵活而高效地进行治疗性沟通。

## 第三节　护患沟通的内容

### 一、护患沟通的要求

护患沟通是护士与患者及家属之间的信息交流和相互作用的过程,所交流的内容是与患者的治疗、护理及康复直接或间接相关的信息,同时也包括双方的感情、期望和要求等方面的交流。良好的沟通可以增进护士与患者之间的满意度,是医护人员与患者之间关系良好与否的关键。因此,为了便于和不同层次、不同性格的患者进行良好的沟通和交流。对护患沟通的具体要求如下。

1. 护理人员配置要合理　当今临床一线存在护患比例不足现象,护理人员工作强度相对较大,加强临床一线护理人员的配置是实现优质护理服务、促进良好护患沟通的首要保障。

2. 提高自身的综合素质,树立良好的护理形象　扎实的专业知识和专业技术是架起患者及家属对护理人员理解与信任的桥梁。同时,还需要掌握社会及人文道德知识,使患者对护理人员产生信任感,对患者做出个性化的沟通和指导。

3. 掌握护患沟通中的主动性　主动的关心、帮助、照顾患者,主动耐心地安慰患者,主动热情地接诊患者,主动巡视病房,主动相送出院患者,主动随访出院患者。

4. 灵活掌握沟通技巧　入院时多介绍,操作时多说明,晨间护理多问候,当患者询问病情时,多解释,出院时多关照。

### 二、护患沟通的基本内容

沟通的内容要全面而广泛,从疾病到患者心理及影响健康的社会因素。患者入院时,护理人员要向其介绍医院和科室的各项规章制度,宣教的同时要认真倾听患者的诉求,了解患者的文化层次和家庭背景,举止得体,回答专业,建立良好的第一印象。治疗期间如晨间护理时,对患者细心观察,主动关心、问候患者,并将患者的病情变化及时向管床大夫反馈,赢得患者的信任。治疗操作时,要向患者进行详细说明,娴熟的业务技术是做好护理工作的前提。当患者出现不适时,及时进行询问和安慰。手术前后向患者交代清楚注意事项,当患者出现焦虑时,耐心进行安抚。当患者及家属询问病情时,运用自身丰富的理论知识及扎实的临床经验与患者及家属进行充分沟通。多巡视病房,尤其是夜间,让患者感到放心。学会倾听和沉默,倾听中要注意了解患者的感情,患者的"倾诉"还可以起到消除心理紧张的作用。当患者受到打击,情绪低落或哭泣时,护理人员可以沉默的态度陪在患者身边,表达对患者的同情和支持。对于新患者、重患者、疑难病患者、病情反复的慢性病患者,要进行特别沟通。患者出院时,要向患者交代清楚注意事项,并对患者进行定期随访。

### 三、护患沟通的类型

#### (一)按沟通符号分类

按照使用的符号系统可分为语言沟通和非语言沟通。

1. 语言沟通　通过语言、文字或符号进行的沟通,是最准确、最有效、运用最广泛的一种沟通方式。根据表达形式不同,又可分为书面语言和口头语言。

(1)书面语言:如书本、文件、报纸、杂志等以文字及符号为传递工具的沟通方式。书面沟通不受时间、空间限制,具有标准性和权威性,便于保存。对于聋哑患者或因诊疗不能说话的患者,可采用书面语言沟通并借助手势,了解患者的需求和病情。

(2)口头语言:以言语为传递工具的沟通,如护患交谈、汇报、电话、讨论等。可直接迅速地获得完整的信息,并能及时获得对方的反馈,是最有效、最富影响力的沟通形式之一。

2. 非语言沟通　是借助于非词语符号,如动作、手势、眼神、表情、距离等帮助表达思想、情感、观点等的方式。美国心理学家艾伯特·梅热比曾提出一个公式:信息的全部表达 = 7% 的语调 + 38% 的声音 + 55% 的表情,由此可见非语言行为在情感、态度表达中占据的重要作用。非语言沟通的表达形式如下。

(1)面部表情:面部表情是面部各部位情感体验的反应,可准确地传递个体的情绪状态,是理解对方情绪最有效的途径。护士应注意观察、善于识别患者表情的变化,以获得真实的信息。微笑是最常用、最容易被对方接受的面部表情。微笑能消除陌生感,增加沟通者的信任和安全感,可使患者增添战胜疾病的信心和勇气。

护患沟通中微笑应真诚、自然,不做作、不刻板,是内心情感的真实流露;微笑还应遵循适度原则,根据不同的情景、对象、目的等适度应用,不可用于患者疾病发作、身心痛苦之际等不适情景中。

(2)目光接触:眼睛是心灵的窗户,是人际交往中重要的沟通方式之一。眉目传情、瞠目结舌、怒目而视,一个人的喜怒哀乐往往在眼神中表现得淋漓尽致。护士与患者的目光接触,可以产生许多积极的效应,如护士镇定、热情、鼓励、专注的目光,可以使患者得到安全、温暖、自信和尊重,责备、批评的目光则可使人产生内疚感等。

当目光接触时,不同的眼神、注视角度、部位及注视时间长短可反映沟通双方的内心感受。①角度上:注视他人的角度有平视、侧视、仰视、斜视等,与患者交流应平视,目光与对方在同一水平线上,以体现平等和尊重。②部位上:应把目光停留在对方的两眼至唇心的倒三角形区域,这是人们在社交服务场合常用的注视区域。③时间上:一般交谈时,注视对方的时间应占全部相处时间的30% ~60% 。以表示友好、重视、感兴趣。注视异性时,每次目光对视时间最好不要超过 10 s,长时间盯着对方是不礼貌的表现。

(3)仪表:仪表包括一个人的着装及修饰等,它可传达个体的内在文化修养、审美情趣、身份、地位、经济实力等信息,同时,也会影响对沟通者的感知、第一印象及接受程度。心理学研究表明,一个人仪表端庄、衣着讲究,则个体自尊会上升,更相信自己的能力;相反,衣着邋遢,则自尊会明显下降,对自己的认知和判断也将趋向消极。

护士的仪表应符合专业角色要求,符合护理工作和礼仪的规范,既能为患者带来视觉上的美感,又能带来心理上的安全感,体现出对患者的尊重。

(4)体态:体态是人们在沟通时的姿势动作,它体现了个体沟通时特定的态度及当时情景所包含的意义,包括身体运动、姿势和手势。不同的身体运动及姿势常表达不同的含义,如摆手表示否

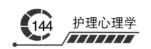 

认或制止,双臂外展表示阻挡,搔首表示困惑,搓手表示紧张等。手势可以用来强调或澄清语言信息,包括握手、招手、手指的动作等。在人际交流过程中,个体会形成自己的手势习惯,具有个体差异性。同时,手势也会受到社会文化、传统习俗的影响,如竖起大拇指,有些国家表示赞扬,而有些地方被视为猥亵。

(5)触摸:触摸是通过接触、抚摸的动作来表达情感和传递信息的一种方式。常见形式包括抚摸、握手、搀扶、拥抱、拍肩或做一些手上游戏等,护士在适当的时机和范围内对患者触摸,可使患者感到支持和关注。临床上触摸护理大多用于新生儿、婴幼儿和临终关怀护理中。而对于年轻的异性患者,应注意避免引起不必要的误解。同时,应考虑对方的社会文化背景,如东南亚一带,人们认为头部包含着一个人的灵魂,是很神圣的,因此无论大人、儿童,都不允许别人随便抚摸自己的头部。

(6)人际距离:人际距离是交往时双方之间的距离。美国人类学家爱德华·霍尔将人与人之间的距离分为4类。①亲密距离:0.5 m以内,适用于家人、恋人之间,如果有陌生人突然进入我们的亲密距离,就会引起紧张不安。②个人距离:0.5~1.2 m,适用于亲朋好友交谈时。③社交距离:1.2~3.5 m,是在正式社交和公务活动时可采用的距离。④公共距离:3.5~7.0 m,这是在公共场所进行沟通时采用的距离。

在护理工作中,护士要重视给患者提供合理的空间距离,要有意识地控制和患者的距离。表示亲切关爱时,尤其是对孤独可怜的患者、儿童、老年人,可适当缩短人际距离,进入个人距离,以促进情感间交流;与一般患者或家属交谈时,多采用社交距离;对患者或家属进行集体宣教时,一般采用公共距离;一些操作如口腔护理、肌内注射、静脉输液等必须进入亲密距离时,应该向患者解释清楚,使患者有所准备,避免产生紧张和不安。

(7)辅助语言和类语言:辅助语言包括声音的音调、音量、节奏、停顿、沉默等;类语言是指有声而无固定意义的声音,如呻吟声、叹息声、叫喊声等。在人际沟通中,辅助语言和类语言具有十分重要的作用,它能强化信息的语意,护士可借以判断患者的真实感受。

### (二)按沟通渠道分类

按照沟通渠道可分为正式沟通和非正式沟通。

1. 正式沟通　指通过正式的组织程序,按规定的线路和渠道进行的沟通。如会议、汇报、公函等。这类沟通信息传递比较准确,信息具有权威性、约束力,缺点是沟通速度较慢,缺乏互动性。

2. 非正式沟通　指除正式沟通形式之外进行的沟通,一般没有明确的规范和系统,不受正式体制、时间、地点的约束,信息传递较快,内容不受限制,沟通便捷,缺点是信息内容的真实性有待考证。

### (三)按沟通流向分类

按照沟通流向可分为纵向沟通和横向沟通。

1. 纵向沟通　指信息在上下级之间进行的信息传递,包括下行和上行沟通渠道两种。下行沟通渠道即"上情下达",上级对下级传达的指令、政策和任务,具有法定性、权威性和强迫性等特点;上行沟通渠道即"下情上达",又称为反馈,是自下而上的信息交流,具有非命令性、民主性、主动性等特点。

2. 横向沟通　指信息在组织内部横向部门和人员之间的交流传递,包括平等沟通渠道和斜行沟通渠道两种。平等沟通渠道是组织内同一层次人员进行的沟通,具有双向性、协商性的特点;斜行沟通渠道是组织内不在同一指挥链、不同层次的人员进行的沟通,具有主动性、协商性等特点。

### (四)按沟通方向分类

按照沟通方向可分为单向沟通和双向沟通。

1. 单向沟通 指一方为信息发出者,一方为信息接收者的沟通方式,如演讲、看电视、听广播、作报告等。其特点是信息传递速度快、传播影响面广,但不易进行反馈、容易造成误解等。因此信息传递前应根据接收者的能力选择合适的渠道,准确完整地传递信息。

2. 双向沟通 指沟通双方互为信息的发出者和接收者,如讨论、聊天、采集信息等,沟通双方通过反馈转换信息发出者和信息接收者的角色,使沟通循环进行,这种方式一般传递信息较为准确,有利于双方情感的交流。

## 四、特殊情况下的护患沟通

护理对象表现千差万别且有特殊表现。因此,要求护士采取不同的方式,灵活地与患者沟通。

1. 面对愤怒者 多数情况下患者的愤怒都是有原因的。此时护士应该有耐心,对患者言辞或者行为不多计较,视其愤怒为一种心理反应,给患者表达或发泄的机会,促使其冷静下来,再采取动之以情,晓之以理的方法,通过疏导、关心和感化,稳定他们的情绪,缓解他们心理上的压力,解决他们的问题。

2. 面对病情严重者 沟通的时间要尽量简短明了,对有意识障碍的患者,语调应该缓慢,并且适当重复。对预后不良的患者,要谨慎用词,把握分寸。

3. 面对过高要求者 过高要求者往往有两种可能:一是认为得到的重视不够;二是习惯化的行为方式。护士应该予以鉴别,采取不同的方法对待。在允许患者抱怨的前提下,用说理的方法改变他们的认知。

4. 面对疑病者 疑病心理倾向者总是过分地关注自己的身体健康。对这类患者,首先要排除是否真的患有疾病,然后应给予患者更多的解释,帮助患者分析原因,正视自己的问题,转变关注焦点,促使其生活方式的改变。

# 第四节 护患沟通的技巧

## 一、运用恰当的沟通技巧

随着医学的发展,患者对医疗护理质量的要求越来越高,这就要求我们建立良好的护患关系,必须加强护患间的心理沟通。护理人员在与患者的言语沟通中,使用语言总的要求是遵循恰当原则,即避免使用伤害性语言,并把准确表达意图和积极的心理影响二者有机结合起来。

### (一)良好的护理道德修养是护患沟通的前提

患者入院后面对的第一位医务人员即为护士。护理人员仪表、面部表情、身体姿势、语调速度、手势、眼神都能影响沟通的效果。护理人员应加强职业道德修养,树立良好的公众形象,面带微笑

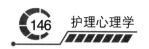 

主动热情地接待患者,亲切自然地做好自我介绍。征求患者的意见和要求,使其有一种被接纳的感觉,消除陌生感,让患者觉得自己面对的是可亲、可敬、可信、可靠的朋友,为以后的护患沟通打下良好的基础。

### (二)丰富的医学知识是护患沟通的纽带

整体护理的护理模式要求临床护士不仅要有丰富的医学护理知识,还要掌握心理学、社会学、伦理学、营养学、管理学等多种学科的知识。根据患者所患疾病的不同时期,向他们讲述所需了解的知识进行必要的心理疏导,使其树立战胜疾病的信心,积极配合治疗。

### (三)书面沟通是增进护患沟通的重要手段

书面沟通教育贯穿于患者护理全过程。在实施整体护理时,应制订详细完整的护理计划,从患者入院后、住院期间、出院前、出院后,对疾病有关知识、用药、检查前后、饮食、休息、预防保健等方面,除口头宣教外,可根据患者自身情况采用书面教育的形式,以提高患者的自我保健能力。此外出院患者征求意见表的使用促进了护理工作的改进,使病房护理工作满意度明显增高。入院须知、患者家属须知、出院指导等书面卫生宣教材料均增进了护患之间的了解与沟通。

### (四)良好的语言是护患沟通成功的保证

语言是护理实践中护理人员与患者进行交往的最基本、最常用的工具。护患之间的沟通多是通过语言的交流来完成的。要达到预期的效果须注意语言的通俗易懂,注意观察患者的兴趣和爱好,注意交谈时间不宜过长,注意与特殊患者的沟通方式等。

## 二、避免不当的沟通方法

沟通中,护理人员应该注意语言的修饰,加强语言修养。积极的良性语言可以治病,消极的恶性语言可以导致疾病。因此,护理人员要学会在沟通中根据不同的对象、不同的环境、不同的时间,运用不同的语言有效表达自己的意图。和患者进行有效的沟通,应该使用规范化的服务用语,养成良好的语言习惯,恰当地使用解释性语言、鼓励性语言、安慰性语言和积极的暗示性语言来帮助患者。同时在沟通中,护理人员应该重视和反馈所表达的信息与对方接收的信息是否相同。

### (一)沟通要充分考虑当时的情境

如果护理人员对沟通时机掌握不适宜,只考虑遵守医院的规章制度,缺乏灵活机动性,当患者病重或病痛不安难以接受外来信息时,不合时宜地自顾自地说教,反而达不到沟通的效果。护理人员应主动迎接,使用尊称,热情接待和介绍,给患者的渴望以满足,痛苦以安慰,恐惧以保护,把握说话的语调、语气、语速,使患者产生亲近感,提高患者接受治疗和护理的信心,也为今后的沟通、交流打下基础。

### (二)沟通要站在患者的角度考虑问题

由于护患双方所处位置不同,存在信息不对等,所以患者对护理工作有意见时,护士要抱着理解对方的态度,与患者进行心理沟通,尽量消除误会,使患者从护士的语言中得到心理上的满足。护士对患者偶尔出现的冒犯、敌意、不信任的语言要容忍,不要批评、训斥,善于对患者进行安慰和鼓励,体会对方的心情。护士应学会角色转换,调节好自己的情绪,使患者心情愉快地接受治疗。

### 三、促进及培养护士的沟通技巧

促进及培养护士的沟通技巧非常重要,良好的沟通可提高护理质量,增进护士对患者的了解,降低护理差错事故的发生,降低患者的投诉率,同时护士也可以通过沟通的方式去识别和满足患者的需要,促进患者康复。

为使护士能灵活运用各类护理语言技巧,根据各类岗位护士在不同场合、不同情况及与不同对象进行沟通的特点,设计了12种特定环节语言的表达策略和要求,并提供了几种语言表达范本,以供临床护士参考和选择应用(表7-2)。护理语言表达范本如下。

表7-2 12种特定语言环节护患沟通语言表达策略

| 特点 | 特定环境 | 语言表达策略 | 语言要求 |
| --- | --- | --- | --- |
| 体现亲切温馨 | 入院接待时 | 安慰性语言 | 态度真诚、热情达意 |
| | 日常交往时 | 礼貌性语言 | 表情自然、有理有节 |
| | 交流沟通前 | 问候性语言 | 关爱贴切、掌握分寸 |
| | 情绪激动时 | 劝导性语言 | 同感理解、合情合理 |
| 传递真诚体贴 | 患者出院时 | 祝福性语言 | 选准时机、祝福艺术、掌握艺术 |
| | 病情反复时 | 鼓励性语言 | 传递爱心、分寸适宜 |
| | 治疗检查后 | 致谢性语言 | 掌握技艺、灵活应变 |
| 体现坦诚可信 | 护理查房时 | 保护性语言 | 注意方式、严谨稳妥 |
| | 病情好转时 | 激励性语言 | 针对个性、善于肯定 |
| | 治疗检查时 | 解释性语言 | 语言明确、言简意赅 |
| | 操作失误时 | 致歉性语言 | 及时、坦率、诚意 |
| | 健康教育时 | 指导性语言 | 通俗易懂、利其操作 |

### (一)病情反复时

语言方式:鼓励性语言。

语言要求:传递爱心、分寸适宜。

语言表达范本:

1.请您不要紧张焦虑,您的病情总体上已经向康复的方向发展了,出现这种情况只是暂时的,只要积极地配合治疗和护理,很快会消失的。

2.伊伊的爸爸(妈妈),请不要担心,我们正在做进一步的检查,报告结果出来,我们立即向您转告。

3.这几天您的病情虽然有点不稳定,但医生已进行讨论,制定出新的治疗方案,只要您配合,相信在我们的共同努力下,您会一天天好起来的。

4.您看,12床的患者和您的情况一样,他现在恢复得很好,您也会好起来的,您要有信心。

5.疾病恢复需要一段时间,不要因为没有进展就沮丧,我们将为您采取进一步的措施。

6.您不要着急,虽然您的疾病恢复得并不顺利,但我们医护人员不会放弃。目前,医生正在寻找病因,我们一起努力,希望您自己也要有信心。

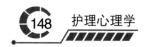

7. 不要担心,放松心情,您的病情总体而言还是在向好的方向发展,病情略有反复是正常现象,只要您积极配合我们,您会好起来的。

8. 您要有战胜疾病的信心,相信医生,更应相信自己,病魔并不可怕,可怕的是您轻言放弃,相信在我们的精心治疗与护理下,您会恢复健康的。

9. 不要着急,疾病的恢复是需要一个过程的,您看您比入院时已经好多了,要注意休息,配合治疗。

10. 最近您的病情出现了反复,但心情不能随病情而变化,请保持积极向上、开朗乐观的精神状态,这对身体的恢复是很关键的。

11. 战胜疾病需要信心,更需要毅力,相信自己会恢复健康的。

### (二)操作失误时

语言方式:致歉性语言。

语言要求:及时、坦诚、诚意。

语言表达范本:

1. 对不起,给您增加痛苦了,请您千万见谅!

2. 请原谅,允许我再为您另选一处注射好吗? 若您不满意,我帮您请另外一位护士完成您的治疗工作,好吗?

3. 真抱歉,我的操作失误,让您产生不必要的痛苦,真是对不起了。

### (三)情绪激动时

语言方式:劝导性语言。

语言要求:同感、理解、合情合理。

语言表达范本:

1. 请您不要生气,有什么不满意的地方请指出,我们将尽快为您解决。

2. 对,我们能理解您的心情,我知道您……我们先坐下,慢慢地谈好吗?

3. 您先别生气,您要知道,生气是拿别人的错误来惩罚自己,岂不是得不偿失? 激动情绪对您的疾病不利。

4. 您这样的情绪状态会对病情带来负面影响,我建议您首先为自己的健康想想,先平静一下好吗? 我们会尽力帮助您的!

5. 既来之、则安之,情绪激动不利于您的恢复,为了您的健康,请您慢慢说。如果由于我们的工作做得不好,给您带来了麻烦,请您及时提出,我们一定改正。

6. 我们能体会您的心情,您情绪这么激动对疾病康复会造成影响,什么事都可以商量解决,您先平静下来好吗?

### (四)非语言沟通技巧

在人际交往中,单靠语言很难达到沟通和理解的目的。只有在运用语言的同时,借助表情、手势和身体等辅助手段,才能更有效地进行沟通,以利双方的信息传达。只有把语言同表情、手势等辅助手段结合起来,形成一个全方位的信息网络才能赋予沟通以更具体、更生动的个性色彩。

# 第五节　护患沟通能力评价

## 一、护患沟通能力评价的意义

鉴于护患沟通的重要性及实践性,客观分析护患沟通效果,形成科学、系统、可行的评价体系,测评护士沟通能力尤为重要。护患沟通能力评价的测量结果能直接反映护患沟通的实施效果,可为护理管理者针对临床护理管理提供借鉴;为今后全面评价及提高护士沟通能力,构建针对性的沟通培训框架提供参考;同时,护士也能从中发现哪些沟通环节存在缺陷,从而改善沟通方式,提高护士自身的沟通能力,为患者提供更好的专业服务。

## 二、良好护患沟通的判断标准

语言与非言语沟通是否成功,可从路易斯(J. Ruysch)提出的反馈、恰当、效率及灵活性4个方面来判断。

1. 反馈及时　是指护患双方能及时地将信息反馈给另一方,使双方对信息的内涵得到及时的确认、扩展或修正。

2. 反应恰当　是指护患双方接受信息时,理解与反应符合实情,与传递的信息没有偏差。传出信息时,内容强度适宜,既不使对方因刺激太强而感到超负荷,也不因刺激太弱而被忽略。

3. 效率高　是指传递的信息简洁明了,主题突出,表达清晰,没有对方不易理解的术语。

4. 灵活　是指沟通过程自然流畅,不拘谨,形式和内容都比较灵活,护患双方通过交谈能产生新的信息,但又不随意放任,而是因势利导把握方向,达到预期的沟通效果。

## 三、护患沟通能力评价方法

护患沟通质量亟待有效的护患沟通评价工具来测量。目前,国内外已广泛开展护患沟通测评工具的研究,包括质性研究工具及量性研究工具。国外已有较多护患沟通的测评工具,而我国护患沟通评价工具的研究尚处于起步阶段,建立适合我国国情、社会文化背景的测评工具十分必要。

### (一)国外护患沟通评价工具

1. 阿姆斯特丹态度与沟通量表　阿姆斯特丹态度与沟通量表(Amsterdam attitude and communication scale, AACS)来自荷兰多学科项目团队的共识会议,该量表涉及9个条目:礼貌和尊重,信息收集,信息提供,处理情绪,构建沟通,洞察自己的情绪、规范、价值观和偏见,与护士和同事充分合作,了解自己的局限、评判性地评估自己的行为意愿以及对反馈的充分处理,表现出奉献精神、责任感和参与感。该量表采用 Likert 5 级评分,分别赋值 1~5 分,得分范围 9~45 分,旨在评估包括护士临床沟通行为及态度。该量表适宜评价护生、护士的沟通能力。

2. Calgary—Cambridge 观察指南　该指南最初由加拿大 Calgary 大学的 Kurtz 和英国 Cambridge 大学的 Silverman 于 1998 年开发,并于 2003 年修订,包括开始会谈、收集信息、解释和计划、结束会谈、提高会谈构架及发展医患关系等 56 项条目。该指南在我国护患沟通中被广泛应用,不仅用于在

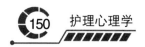

校护生沟通能力的培训,也用于促进在职护理人员沟通能力的提升及评价。

3.质性研究测评工具 Roter 互动分析系统(Roter interaction analysis system,RIAS)被广泛应用于护患关系的质性研究,该系统将沟通归纳为两类:社会情感类(移情、关怀、社会交流)和任务驱动类(信息提供、体格检查、专业问题咨询及解答)。此外还有医学互动过程系统(MIPS)、医学访谈听觉分级量表(MIARS)、肿瘤研究协会之沟通评价手册(CRC-WEM)等护患沟通质性研究工具。

4.其他评价工具 利物浦态度沟通评价量表(Liverpool attitude communicating scale,LACRS),由利物浦医学院创制,由 6 个维度构成;全球人际交往能力量表( global interpersonal communication competence scale,GICCS)由 Hur 在 2003 年研制,包括 12 个问题,用于测量被研究者的沟通能力水平。此外,还有 Kalet 等设计的沟通技能任务和技能模型、Makoul 等设计的医患沟通技能评价量表(set elicit give understand end framework,SEGUE framework)等,都是国外常见用于护患沟通的评价工具。

### (二)国内护患沟通评价工具

1.临床护士沟通能力量表 由曾凯研制,包括团队沟通能力、护患基本语言沟通能力、护患基本非语言沟通能力、情感感知能力、情感支持能力及困难情境沟通能力 6 个维度,共 58 个条目。采用 Likert 5 级评分法,得分范围 58～290 分,得分越高,反映沟通能力越好。

2.护士沟通能力评估量表 该量表由李晓辉研制,包括交流及反馈、沟通行为、沟通价值观 3 个维度,共 63 个条目。得分范围 63～189 分,得分越高,反映沟通能力越好。可用于测量不同级别医院护士沟通能力水平。

3.其他 由叶倩研制的临床护士沟通能力评价的自评表、许亚红编制的护理专业学生护患沟通能力评价量表、王侣珍等研制的护士临床沟通能力测评量表、由杨芳宇研制的护生临床沟通能力测评量表等,以上均可用于评价护生或护士的临床沟通能力。

总之,在选择护患沟通能力评价工具时,必须结合沟通环境或沟通对象的不同而改变,不同评价工具均有其特定的适应范围和局限性,在使用过程中还需根据研究目的选择合适的评价工具。

### ◢ 本章小结 ◣

沟通是指人与人之间的信息传递和交流的过程,而护患沟通是护士与患者之间的信息交流及相互作用过程。护士应善于运用语言沟通和非语言沟通,其中非语言沟通包括面部表情、目光接触、仪表、体态、触摸、人际距离、辅助语言和类语言等。同时要加强治疗性沟通,以增进护患间的信息交流和相互理解,避免不当的沟通方法,促进及培养沟通技巧,并能根据研究目的选择合适的评价工具。

### 练习题

**一、单项选择题**

1.属于语言沟通的是( )

  A. 点头示意              B. 面带微笑             C. 愉快表情

  D. 宣教资料              E. 肢体运动

2.护患沟通中正确的倾听技巧是( )

  A. 患者叙述时,护士要思考问题       B. 避免直视患者的眼睛

  C. 用心倾听,表示对所谈话题有兴趣       D. 避免看清对方表情

  E. 回应患者声音宜大,避免听不清楚

3.患者与护士交流时,对住院的高额收费不满,情绪激动。缓解患者情绪可采用的交谈技巧是
（　　）

  A.争论      B.安慰      C.提问

  D.教育      E.沉默

4.治疗性沟通的目的不包括（　　）

  A.减轻患者身体上的痛苦   B.创造良好的治疗环境  C.提供心理社会支持

  D.利于患者共同参与治疗护理  E.为患者提供个性化整体护理

5.与患者交谈时正确的做法是（　　）

  A.尽量避免跟患者的眼神交流  B.尽量使用专业术语

  C.适当点头或轻声说"是"   D.及时对患者谈话的内容作出是非判断

  E.不断提问以引导谈话的进行

6.护士与哭泣的患者交流时,方法不正确的是（　　）

  A.安慰并阻止患者哭泣   B.待患者平静下来可主动聆听

  C.鼓励其将哭泣的原因说出来  D.不能训斥、评论患者

  E.陪伴患者

7.下列符合开放式问题的表达是（　　）

  A."您今天感觉怎么样?"   B."服药后,您还感觉头晕吗?"

  C."您今天还拉肚子吗?"   D."您是刚刚吃过药了吗?"

  E."您昨天睡得好吗?"

8.关于语言沟通和非语言沟通,下列说法错误的是（　　）

  A.语言沟通可以澄清非语言沟通的含义

  B.非语言沟通往往比语言沟通信息更可靠

  C.非语言信息包括动作、手势、眼神、表情、距离等

  D.非语言信息可以强化语言信息的含义

  E.语言沟通和非语言沟通是相互联系的

9.个人距离是护患沟通的最理想距离,它指护患沟通时双方相距大约（　　）

  A.15 cm   B.30 cm   C.50 cm   D.1 m   E.3 m

二、简答题

1.简述护患沟通的意义。

2.简述治疗性沟通与一般人际沟通的区别。

3.美国心理学家鲍威尔将沟通分为哪些层次?

4.爱德华·霍尔定义的人际距离有哪些?

（井晓磊）

参考答案

知识归纳

▨▨▨▨▨▨ **学习目标** ▨▨▨▨▨▨

**【知识目标】**

1.掌握心理评估、观察法、访谈法、心理测验法、比率智商、离差智商、常模、信度、效度的概念、标准化心理测验的判断。

2.熟悉观察法的意义及注意事项、访谈法的优缺点及访谈技巧。

3.了解心理测验的分类及护理心理评估的作用与过程。

**【能力目标】**

1.能够运用心理测验去评估和分析患者和护生自身的心理状态。

2.能够运用心理测验的基本原则指导实践。

**【素质目标】**

结合心理测验结果来促进自己的心理健康发展。

**综合案例**

　　李某,男,42岁,1年前因生意失败,回北京借居在父母家。入院半年前的一个深夜,李某发现对面楼里有灯光照到自己的房间。此后渐渐发现街坊邻里常常"话里有话",内容多涉及患者的隐私,开始怀疑自己的房间被人录音、摄像。入院前3个月,李某听到脑子里有一个自称"国家安全部少校"的人同自己讲话,声称他已成为"全国一号嫌犯",正在对他实施全面监控。后又出现一个自称是"老书记"的女声为他辩解,说李某是一个好同志。"少校"与"书记"在许多方面都发表针锋相对的意见,令李某不胜其烦。入院前半个月,李某多次走访各个政府部门,要求"澄清事实""洗脱罪名",并计划给世界各大报刊写信,申诉自己"受人迫害"的经过。请思考:

　　1.请分析李某的主要心理问题。

　　2.请分析护士该如何运用心理测验评估分析李某的心理状态。

　　3.根据李某的心理问题,应选用哪种心理测验工具进行心理评估?

案例解析

# 第一节　护理心理评估的方法与过程

护理心理评估是指护士在护理中,应用观察法、访谈法和心理测验等多种心理学方法所获得的信息,对患者心理现象作全面、系统和深入的客观描述。护理心理评估是心理护理不可缺少的环节,是实施心理护理的前提和基础,并对心理护理的质量评价具有指导意义。

## 一、护理心理评估的方法

护理心理评估常用的方法有观察法、访谈法和心理测验法。

### (一)观察法

观察法是指评估者通过对被评估者的行为表现直接或间接的观察或观测而进行心理评估的一种方法。观察法的优点是用途广泛,方法简单易行,所收集的信息直接、丰富。观察过程一般不让被观察者知道,而且有时是在完全自然的条件下进行的,从而保证了被观察者心理表现的自然性,所获资料也较真实、可靠。缺点是不仅观察的质量很大程度上依赖于观察者的能力,而且观察活动本身也可能影响被观察者的行为表现,使观察结果失真。

为了使观察结果具有良好的客观性、准确性和科学性,在进行观察时观察者需注意以下几点。

1.确定观察的目标行为　观察者应尽可能客观、系统、全面而准确地观察目标行为,并充分意识到自己的角色,做到"客观",分清是客观的描述还是自己的感觉、反应。

2.设定明确的观察指标　包括确定观察期、观察次数、间隔时间、总持续时间等指标。若观察期需跨越若干天,则每天观察的时间、次数应一致;若需一天内多次观察,应分布在不同时段,以便较全面地观察患者不同情境、不同时段的行为特点及其规律。每次观察的具体时间,需依据影响目标行为的时间因素确定。

3.选择适宜的观察方式　观察方式有连续性观察、轮换性观察和隐蔽性观察,观察方式的选择要与观察的目标行为相呼应。如采用隐蔽性观察,则为防止患者觉察后抵触或迎合护士的观察活动等。

4.选择适宜的观察资料记录法　常用的记录方法有叙述性记录、评定性记录、事件记录和特殊事件记录。如病情突然加重、需接受高风险诊疗方式、诊疗需支付超预算的高额费用等事件接踵而至于同一患者时,必须记录其特殊事件的概况以及对患者行为的影响。

5.观察者应认识到自己对被观察者的整体印象　通过对整体印象的认识来评价自己的主观判断是否对观察结果产生影响。

6.对于与自己年龄、文化背景或价值观相差悬殊的人　观察者在分析结果时应尽可能从被观察者的角度而不是从自己的角度去理解他们的行为。

### (二)访谈法

访谈法是指访谈者与被访谈者之间所进行的有目的的会晤,是访谈者收集信息、诊断评估和治疗干预的基本沟通手段。

1.访谈法的类型　访谈法的形式多种多样,按照访谈者对访谈结构的控制程度可分为:结构访

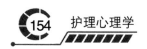
谈、无结构访谈和半结构访谈。在结构访谈中,访谈者根据事先设计好的、有固定结构的提纲进行提问,选择访谈对象的标准和方法、所提问题的内容和顺序以及记录方式都标准化了,而且访谈者对访谈的过程和步骤起主导作用。与此相反,无结构访谈事先没有拟订好固定的访谈问题,访谈形式灵活,访谈者只是起一个辅助作用,鼓励和激发访谈对象谈论自己认为重要的问题、发表自己的看法,从而了解他们使用的概念和语言表达方式。而在半结构访谈中,访谈者虽然对访谈结构有一定的控制,但访谈对象主动积极地参与,研究者事先拟订的访谈提纲可以根据情况灵活地进行调查。

2. 访谈法的优缺点及访谈技巧　访谈法是一种开放式的、灵活性强、弹性较大的心理评估方法,访谈者可对某一问题进行深入观察和询问。访谈法在临床心理护理过程中应用广泛,比如了解患者在进行某项特殊治疗或者检查前的心理反应,可采取与患者面对面交谈的方式,了解其焦虑水平、应对方式、对治疗的期待等。但访谈法也存在以下局限性:①容易产生"偏好效应",从而导致偏差的结论。②访谈法特别是非结构式访谈的信度和效度很难确定。③被访谈者在访谈中有可能提供不准确的信息,从而导致访谈者错误地理解他们的本意。④民族习惯和文化背景差异很大时,也很容易产生访谈偏差。⑤访谈所需时间较多,而且对环境要求也较高,在进行大范围评估时,访谈法的使用会受到限制。

为了更好地使用访谈法,访谈者掌握和正确使用一些访谈技巧就显得非常必要:①建立良好的信任与合作关系。访谈能否成功的关键取决于访谈者与被访谈者之间能否建立良好关系。②注意言语沟通,言语沟通包含说与听,有时听比说更重要。访谈者要耐心地倾听被访谈者的表述,抓住问题的每个细节。听的过程也是观察的过程,在听的同时还要注意搜集被访谈者的情绪状态、行为举止、思维表达、逻辑性等方面的情况,综合地分析和判断,为评估提供依据。③应用非言语沟通,在访谈中可以通过微笑、点头、注视、身体前倾等姿势和表情,表达对被访谈者的接受、肯定、关注、鼓励等,从而达到对被访谈者的启发和引导,促进被访谈者的合作,将问题引向深入。④掌握提问技巧,语言要兼顾科学性和通俗性,表达清晰、通俗易懂,尽量少用医学术语,避免使用模棱两可的词语;无论采用开放式还是封闭式提问,均要避免诱导;如果患者回答不完整、不明确或答非所问,护理人员可以根据目的灵活进行追问。

### (三)心理测验法

心理测验法是运用标准化的心理量表对被研究者的某些心理品质进行测定,以研究其心理活动的一种方法。心理测验法在心理评估中占有非常重要的地位,可对心理现象的某些特定方面进行系统评定,并且测验一般采用标准化、数量化的原则,使所得到的结果可以与常模进行比较,避免主观因素的影响,使结果评定更为客观,但心理测验不可替代观察与会谈。对心理测验的应用与解释目前也有许多不同的意见,对此应有辩证的认识,不可夸大测验的作用而滥用测验,而应在一定范围内结合其他资料正确发挥测验的作用。

护理心理评估的作用具体有以下4个方面。①了解患者的心理特征:心理评估能了解不同患者的心理特征,使护理人员能有的放矢地对不同患者进行心理卫生指导。②筛查心理护理的重点对象:通过心理评估,可知道哪些患者心理健康,哪些患者心理亚健康,哪些患者心理不健康。亚健康和不健康的患者都是心理护理的重点对象。③提供心理护理实施依据:心理评估不仅能筛查出存在心理问题的患者,而且对患者心理问题的性质和严重程度也能给予评估,另外还可以帮助护理人员进一步了解患者心理问题引发的原因及主要影响因素。因此,护理心理评估为护理人员及时、主动和有针对性地对患者实施干预提供科学依据。④评估心理护理实施效果:护理心理评估的另一个作用是可以对心理护理干预的效果进行评价,了解心理问题是否解决及恢复进度。若干预措施有效,患者之前存在的负性情绪反应强度会显著降低,反之将持续存在,进一步危害患者的心身健康。

## 二、护理心理评估的过程

护理心理评估的一般过程主要包括以下几个环节。

1. 确定评估目的　如了解患者的心理状况、鉴定其智力水平、测查其人格特质及判断其是否心理异常(如抑郁、焦虑)等,这是心理评估的首要环节。

2. 搜集相关信息　这一环节可应用心理评估的常用方法,如心理测验法、观察法和会谈法等,详细了解和明确评估患者当前的心理问题,包括问题的起因及发展、可能的影响因素、早年的生活经历、家庭背景以及当前的人际关系和适应状况等。

3. 对信息进行处理和分析　这一环节还需要对患者的一些特殊问题、重点问题进行深入的了解,然后对所搜集的资料进行登记处理分析。

4. 完成评估报告　通过前面的分析处理得出结论,写出患者心理评估报告,并对患者或家属及有关人员进行解释,提出可行性建议,以确定进一步处理问题的方案。

# 第二节　心理测验

## 一、测验与心理测验

测验是用以测量个体的行为或作业的工具。它通常由许多经过适当安排的项目(问题、任务等)构成,被试对这些项目的反应可以计分,分数被用于评估个体的情况。如在医院看病的时候,医生会用一系列的测验工具对患者的一些生理指标(如血压、血红蛋白、尿蛋白含量等)进行测量。同样,心理学家也常用心理测验对人的心理现象进行测量,来评估人们的某种行为,判断个体的心理差异。所谓心理测验就是指根据一定的心理学理论,在标准的情境下,使用一定的操作程序对个人的心理特征进行客观分析和描述的一种方法,是一种测量技术。在心理评估中,心理测验占有十分重要的地位,如患者的智力、人格、特殊能力、症状评定等;在临床护理领域,心理测验的应用范围也很广,如临终患者的心理特征、癌症患者的心理问题等。

## 二、心理测验的基本原则

心理测验是一种比较严谨的心理评估方法,它从理论的提出到工具的制定,都要经过大量反复的论证和修正,在最后实际应用时,也要不断修订常模和验证效度。因此在应用心理测验时,应坚持下述原则。

1. 标准化原则　因为心理测验是一种数量化手段,因此必须坚持标准化原则。具体表现为:测量需采用公认的标准化工具;心理测验人员必须经过严格的专业培训,能熟练掌握测验的量表;施测方法、计分标准、解释方法和施测环境等都要严格按照测验指导手册的规定执行。

2. 客观性原则　心理测验工具的选择要实事求是,不能滥用,要根据评估需要去选择。同时,

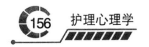

对结果的解释不要草率,要符合受试者的实际情况,遵循客观性原则。

3. 保密原则　这是心理测验的一条道德标准,因为心理测验涉及个人的隐私权,因此,相关工作人员应高度重视。

### 三、标准化心理测验

标准化是一切科学测量的共同要求,也是心理测验的基本特征。心理测验标准化的目的是减少测量误差,使测量结果可靠、有效。要想达到标准化心理测验的要求,必须从以下 3 个方面去努力:一是测验的编制必须按照一套标准的程序建立测验内容、制定评分标准、固定实施方法;二是所编制的测验必须具备心理测量学的技术指标要求,并且达到一定的标准;三是在施测过程中,施测人员必须严格按照测验的操作程序执行。标准化心理测验的技术指标主要有以下几个。

1. 常模　心理测验的目的有两个:一是确定被试某方面心理特征在其对应的正常人群中所处的相对位置或水平;二是比较被试相对于正常人群心理特征之间的差异。要实现这个目的,必须有个"标准"可供比较,并用来解释测验的结果。这个标准在心理测验中称为常模,所谓常模就是一种可供比较的某种形式的标准量数,是测验分数相互比较的标准,是解释测验结果的参照。有了常模,才能比较出一个人的测验成绩是优还是劣,是正常还是异常。常模有很多形式,平均值是最简单的常模形式,此外还有 Z 分数、T 分数、百分位、标准九分、划界分等。由于人的心理现象较生理活动更为复杂,所受影响因素更多,所以每一种心理测验工具都要建立自己的常模,甚至同一量表在不同国家、地区应用或随着时代的变迁,都要重新修订,建立新的常模。

2. 信度　信度是指一个测验工具在对同一对象的几次测量中所得结果的一致程度。它反映工具的稳定性和可靠性。例如我们测量一个物体的长短,用钢尺量,则几次量的结果都会是一样的,但如果用有弹性的尺子来量,则可能时长时短。这说明有弹性的尺子作为测量工具既不稳定也不可靠,信度低。信度系数值在 0～1,越接近 1,说明信度越高,反之,则越低。不同内容测验对信度标准要求不同,如标准智力测验的信度系数应达到 0.85 以上,人格测验和兴趣测验一般应在 0.70～0.80,学业成就测验一般应在 0.90 以上。信度有以下几种。

(1)重测信度:也称稳定系数,即使用同一个测验工具在同样条件下对同一组被试前后两次实施测验,求两次测验得分之间的相关系数。重测信度的优点是能提供被试是否随时间而发生变异的资料,可作为被试将来行为表现预测的依据;缺点是易受被试练习和记忆的影响。

(2)分半信度:是指将一套测验的题目先按难度排序,再按奇偶序号分成两半,然后对两半所测结果进行相关分析,以说明测验内部各项目之间的稳定性。

(3)复本信度:是指当同一测验不能用来实施两次时,可编制平行的正副本两套测验对同一组被试进行测量,然后计算正副本测验结果的相关系数。

3. 效度　效度是指一个测量工具能够测量其所要测东西的真实程度。它反映工具的有效性、正确性。如测量一个人的智力,如果选用的工具不是一种公认的智力测验量表,而是某门功课的考题,虽然前后测量得分可能一致,但效度并不高,因为这样得到的是一个人掌握某门功课的知识而不是智力。检验效度的方法主要有以下几种。

(1)内容关联效度:是指测验中的项目反映所测查内容的程度,即测验的行为取样是否能代表所测量的心理功能及其代表的程度,一般通过专家评审的方法进行,主要在项目设计时用到内容效度。

(2)结构关联效度:反映编制的测验与所依据理论的符合程度。例如,编制一个智力测验,必定依据有关智力的理论,那么该测验反映所依据的智力理论程度用结构效度检验,因素分析是结构效度检验最常用的方法。

（3）效标关联效度：将测验结果与某一标准行为进行相关分析，用于检验所编制的测验是否能预测被试在特定情境中的行为表现。

信度和效度是评价一个测量工具的两项最基本的指标。信度、效度很低或只有高信度而无效度的测验都会使测量结果严重失真，不能反映所测内容的本来特性。因此，每个心理测验工具编制出来后都要进行信度和效度检验，只有这两项指标都达到一定标准后才能使用。

**4. 难度**　难度是指反映题目难易程度的指标。一般以被试通过所有题目的百分比来判断，如果百分比太高，说明题目太简单，百分比太低，说明题目太难。由于标准化的样本所构成的测验分数的分布一般是常态分布，因此中等难度的题目应该居多。

**5. 鉴别力**　鉴别力也称为区分度，是指题目对不同水平的被试者反应的区分程度和鉴别能力。如果测验鉴别力高，能力强的被试应得分高，水平低的被试得分低，由此区别开不同水平的被试者。相反，如果鉴别力不高，也就不能将不同水平的被试很好地区分开来。

## 四、心理测验的分类及应用

心理测验根据其测验人数、沟通方式、测量方法和功能等可以有不同的分类。

### （一）根据测验人数分类

**1. 个别测验**　在某一时间段内，由一位施测者对一位被试实施的测验。此类测验施测者能仔细观察被试的言语、情绪状态和行为反应，容易控制施测过程；但时间不经济，不能在短时间内收集大量的资料。

**2. 团体测验**　在某一时间段内，由一位施测者或几位施测者同时测量多名被试的心理测验。此类测验在较短的时间内搜集较多的信息资料，节省人力、物力和时间；但施测者和被试很难建立和谐的关系，施测者无法对被试进行仔细的观察。

### （二）根据沟通方式分类

**1. 语言测验**　又称文字测验，是指施测者以语言或文字呈现问题，被试用文字或语言作答的一类测验。此类测验可测量人类高层次的心理功能，但不能用于有语言障碍的个体，测验结果也会受到语言文化背景和教育背景的影响。

**2. 非语言测验**　又称操作性测验，测验题目以图画（或图形）、符号或实物为材料，被试只要理解指导语，用手足操作来完成测验。此类测验不受文化因素的限制，可用于儿童或文盲成年人，也可用于不同文化背景差异的比较研究；但不适宜团体实施，在时间上不经济。

实际上，在许多大型成套心理测验中，其内容呈现方式是混合式的，既有文字类测验，也有非文字测验，如 Halstead-Reitan 神经心理成套测验、韦氏智力量表等。

### （三）根据测验方法分类

**1. 问卷法**　测验多采用结构式问题的方式，让被试以"是"或"否"或在有限的几种选择上做出回答。这种方法的结果评分容易，易于统一处理。

**2. 作业法**　测验形式是非文字的，让受试进行实际操作。多用于测量感知和运动等操作能力。对于婴幼儿及受文化教育因素限制的受试（如文盲、语言不通的人或有语言残障的人等），心理测验中也主要采用这种形式。

**3. 投射法**　测验材料无严谨的结构，如一些意义不明的图像、一片模糊的墨迹或一句不完整的

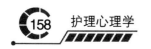
句子。要求被试根据自己的理解随意做出回答,借以诱导出被试的经验、情绪或内心冲突。投射法多用于测量人格,如洛夏测验等,也有用于异常思维的检测,如自由联想测验、填词测验等。

### (四)根据测验功能分类

1. 智力测验　临床上智力测验主要应用于儿童智力发育的鉴定以及作为脑器质性损害及退行性病变的参考指标,此外也可作为特殊教育或职业选择时的咨询参考。常用的工具有比奈-西蒙智力量表(Binet-Simon Scale)、韦克斯勒智力量表(Wechsler Intelligence Scale)、丹佛儿童发展筛选测验(Denver Development Screening Test,DDST)等。

2. 人格测验　目前,人格测验在临床上多用于某些心理障碍患者的诊断和病情预后的参考,也可用于科研或心理咨询时对人格的评价等。常用的工具有明尼苏达多项人格调查表(Minnesota Multiphasic Personality Inventory,MMPI)、艾森克人格问卷(Eysenck Personality Questionnaire,EPQ)、卡特尔16项人格因素问卷(sixteen personality factor questionnaire,16PF)等。

3. 神经心理学测验　神经心理学测验可用于脑器质性损害的辅助诊断和脑与行为关系的研究。常用的工具包括一些个别能力测验,如感知运动测验、记忆测验、联想思维测验等,还有一些成套测验,主要以 Halstead-Reitan 神经心理学测验为代表。

4. 评定量表　目前在临床和心理卫生工作中,还应用一些评价精神症状及其他方面的评定量表,这些量表对临床工作以及科研等具有特殊的意义和应用价值。如焦虑抑郁量表、生活事件量表和心身健康调查表等。

# 第三节　常用的心理测验

## 一、智力测验

智力测验是指根据有关智力的理论或智力概念,经标准化过程编制而成的评估个人一般能力的测验。智力测验用途广泛,目前在教育、临床医学、司法鉴定、人事管理等诸多领域中都有所应用。

### (一)智商与智力

智商(intelligence quotient,IQ)是智力的量化单位,即通过智力测验将智力水平数量化,用数字的形式表达出来,以便于人们的理解与比较。智商的计算公式有比率智商和离差智商2种。

1. 比率智商　比率智商(ratio IQ)是美国心理学家推孟(L. M. Terman)提出的,它的计算方法是:

$$IQ = MA/CA \times 100$$

MA 为智龄,指智力所达到的年龄水平,即在智力测验上取得的成绩;CA 为实龄,指测验时的实际年龄;设定 MA 与 CA 相等时为 100。例如,某儿童智力测验的 MA 为 10,而他的 CA 为 8,那么他的 IQ 为 125,说明该儿童比同龄儿童的智商高。比率智商有一定的局限性,因为它是建立在智力水平与年龄呈正比的基础上,实际上智力发展到一定年龄后会稳定在一定的水平,呈平台状态,随着年龄的增加智力便开始下降。因此,实际年龄超过 15 岁或 16 岁,比率智商就不再适用。

2.**离差智商**　为了解决上述问题,美国医生韦克斯勒(D. Wechsler)提出了离差智商(deviation IQ),他用统计学的标准分概念来计算智商,表示被试的成绩偏离同年龄组平均成绩的距离(以标准差为单位),设定每个年龄组 IQ 均值为 100,标准差为 15。当某被试的 IQ 为 100 时,表示他的智力水平恰好处于平均位置;当某被试的 IQ 为 115 时,则高于平均智力一个标准差,为中上智力水平;当某被试的 IQ 是 85 时,则表示低于平均智力一个标准差,为中下智力水平。离差智商克服了比率智商计算所受年龄限制的缺点,已成为通用的智商计算方法。其计算公式为:

$$IQ = 100 + 15(x-m)/s$$

公式中 $m$ 为样本成绩的均数,$x$ 为被试者的成绩,$s$ 为样本成绩的标准差,$(x-m)/s$ 是标准分(Z)的计算公式。

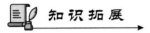

**离差智商的产生**

离差智商是智商的一种形式,是智力发展水平测试指标,1949 年大卫－韦克斯勒(David Wechsler)在他编制的儿童智力量表中首次采用了离差智商取代比率智商。这是因为韦克斯勒认为比率智商的基本假定是智力发展和年龄增长呈正比,是一种直线关系,但随着人年纪的增长,到 26 岁左右智商就停止增长进入了高原期,所以比率智商不适用于年纪大的时候。离差智商采用了一种新的方法,放弃了智龄,运用了离差。其基本原理是:把每个年龄段儿童的智力分布看成常态分布,被试的智力高低由其与同龄人的智力分布的离差的大小来决定。韦克斯勒是继法国比奈(Binet)之后对智力测验研究贡献最大的人,其所编的多种智力量表,是当今世界最具权威的智力测验量表。

3.**智力分级**　根据 IQ 值将智力水平进行分级,通常做法是将智商平均值(100)和其上、下一个标准差(15)的范围定位为"平常智力",其余根据高于或低于平常智力水平依次分级,详见表 8-1。

表 8-1　智力水平的分级

| 智力水平 | IQ 值 | 标准差范围 |
| --- | --- | --- |
| 天才 | 145 ~ 160 | +3 ~ 4 $s$ |
| 极超常 | 130 ~ 145 | +2 ~ 3 $s$ |
| 超常 | 115 ~ 130 | +1 ~ 2 $s$ |
| 平常 | 85 ~ 115 | ±1 $s$ |
| 边界 | 70 ~ 85 | −1 ~ −2 $s$ |
| 轻度智力低下 | 55 ~ 70 | −2 ~ −3 $s$ |
| 中度智力低下 | 40 ~ 55 | −3 ~ −4 $s$ |
| 重度智力低下 | 25 ~ 40 | −4 ~ −5 $s$ |
| 极重度智力低下 | <25 | −5 $s$ 以下 |

注:$s$ 为标准差。

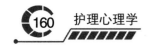

## (二)常用智力测验

国际上通用的智力测验有斯坦福-比奈量表(Stanford-Binet Scale,S-B),韦氏量表(Wechsler Scale,W-S)和考夫曼儿童能力成套测验(Kaufman Assessment Battery for Children,K-ABC)等。

1. 斯坦福-比奈量表　1905 年法国比纳(Binet A.)和西蒙(Simon T.)所编制的比奈量表(B-S)是世界上第一个智力量表。1916 年美国 Terman 对比奈量表(B-S)进行改进,提出比率智商概念,此量表称为斯坦福-比奈量表(Stanford-Binet Scale,S-B)。该量表项目沿用 B-S 方法,难度按年龄组排列,每一年龄组包括 6 个项目,每通过一项计月龄 2 个月,6 项全部通过,说明被试者的智力达到了这个年龄水平。S-B 被进行了 4 次修订,1960 年改为离差智商计算法,1986 年测验项目不再按年龄组分段,改为按功能相同的项目组成分测验。共有 15 个分测验组成4 个领域,即词语推理、数量推理、抽象推理以及短时记忆。我国陆志韦于 1937 年修订了 S-B 的 1916 年版本,1986 年吴天敏在此基础上再作了修改。

2. 韦氏量表　韦氏量表包括成人(16 岁以上)、儿童(6~16 岁)和学龄前期(4~6 岁)三个年龄版本,采用离差智商的计算方法。最早是 Wechsler 在 1939 年出版的 W-B,先后几次发展和修订,现在成为韦氏成人智力量表(Wechsler Adult Intelligence Scale)、韦氏儿童智力量表(Wechsler Intelligence Scale for Children,WISC)和韦氏学前和初级小学儿童量表(Wechsler Preschool and Primary Scales of Intelligence,WPPSI)。我国已有 WAIS、WISC 和 WPPSI 的修订本,并根据我国国情分别制定了城市和农村两套常模。在此以 WAIS 为例作介绍。

韦氏成人智力量表的中国修订本称为"中国修订韦氏成人智力量表(China Revised Wechsler Adult Intelligence Scale,WAIS-RC)"。WAIS-RC 全量表含 11 个分测验,其中 6 个分测验组成言语量表(verbal scale,VS),5 个分测验组成操作量表(performance scale,PS),各分测验及其功能如下。

(1)言语量表的分测验及其主要功能。①知识:由一些常识所组成,测量知识及兴趣范围和长时记忆。②领悟:由一些社会价值、社会习俗和法规理由的问题所组成,测量社会适应和道德判断能力。③算术:心算。测量数的概念,数的操作能力,注意集中能力,以及解决问题的能力。④相似性:找出两物(名词)的共同性。测量抽象和概括能力。⑤背数:分顺背和倒背两式。即被试听到主试读数后立即照样背出来(顺背)和听到读数后,按原来数字顺序的相反顺序背出来(倒背)。测量短时记忆和注意力。⑥词汇:给一些词下定义,测量词语的理解和表达能力。

(2)操作量表的分测验及其主要功能。①数字-符号:9 个数字,每个数字下面有一个规定的符号,要求按此规定填写数字下面所缺的符号,测量手-眼协调、注意集中和操作速度。②填图:一系列图片,每图缺一个不可少的部件,要求说明所缺部件的名称和指出所缺部位,测量视觉辨别力,对构成物体要素的认识能力,以及扫视后迅速抓住缺点的能力。③积木图案:用红白两色的立方体复制图案,测量空间知觉、视觉分析综合能力。④图片排列:调整无秩序的图片成有意义的系列,测量逻辑联想,部分与整体的关系,以及思维的灵活性。⑤拼物:将一物的碎片复原,测量想象力、抓住线索的能力以及"手-眼"协调能力。

根据测验结果,按常模换算出 3 个智商,即全量表智商(FIQ)、言语智商(VIQ)和操作智商(PIQ)。其中 FIQ 可代表受试者的总智力水平,VIQ 代表言语智力水平,FIQ 代表操作智力水平。对被试作智力诊断时,不仅根据 3 种智商的水平,而且还要比较 VIQ 与 PIQ 的关系,以及分析各分测验量表分剖析图等做出判断和评价。

韦氏力量表不仅能反映个体智力发展的水平,而且能够了解构成个体智力各因素发展的特点。并采用离差智商代替过去的比率智商,解决了不同年龄群体在智商变异性上存在相对差异的问题,韦氏量表仍是目前首推的权威智力量表之一。

3.考夫曼儿童能力成套测验 考夫曼儿童能力成套测验(Kaufman Assessment Battery for Children,K-ABC)是 Kaufman 根据 Luria 信息处理理论和 Sperry 大脑特异性功能理论于 1983 年编制而成,主要适用于 2.0~12.5 岁儿童,是目前国外比较新颖的儿童智力量表,在临床、教育评估及心理学基础研究领域有一定的应用价值。

## 二、人格测验

### (一)明尼苏达多相人格调查表

明尼苏达多相人格调查表(MMPI)由 Hathaway S. R. 和 Mckingley J. C. 等于 19 世纪 40 年代初期编制。他们最初是想编制一套对精神病有鉴别作用的辅助调查表,后来发展为人格测验。该量表共有 566 个自我陈述形式的题目,题目内容范围很广,其中 1~399 题与临床有关,其他属于一些研究量表(包括身体方面的情况、精神状态及对家庭、婚姻、宗教、政治、法律等方面的态度和看法)。被试者根据自己的实际情况对每个题目做出"是"与"否"的回答,若确定不能判定则不作答。根据患者的回答情况进行量化分析,也可做出一个人格剖面图。

MMPI 适用于 16 岁以上至少有 6 年以上教育年限者。1989 年 Butcher 等完成了 MMPI 的修订工作,称 MMPI-2。MMPI-2 提供了成人和青少年常模,可用于 13 岁以上青少年和成人。既可个别施测,也可团体测查。我国宋维真等于 20 世纪 80 年代初完成了 MMPI 修订工作,并已制订了全国常模,MMPI-2 也于 20 世纪 90 年代引入我国。

MMPI 常用 4 个效度量表和 10 个临床量表。

1.效度量表

(1)无回答(Q):被试不能回答的题目数,如超过 30 个题目以上,测验结果不可靠。

(2)掩饰(L):测量被试对该调查的态度。高分反映防御、天真、思想单纯等。

(3)效度(F):测量任意回答倾向。高分表示任意回答、诈病或确系偏执。

(4)校正分(K):是测量过分防御或不现实倾向。高分表示被试者对测验持防卫态度。正常人群中回答是或否的机遇大致为 50/50,只有在故意装好或装坏时才会出现偏向。因此对一些量表(Hs、Pd、Pt、Sc、Ma)加一定的 K 分,以校正这种倾向。

2.临床量表

(1)疑病量表(hypochondriasis,Hs):测量被试疑病倾向及对身体健康的不正常关心。高分表示被试有许多身体上的不适、不愉快、自我中心、敌意、需求、寻求注意等。条目举例:我常会恶心呕吐。

(2)抑郁量表(depression,D):测量情绪低落、焦虑问题。高分表示情绪低落、缺乏自信、自杀观念,有轻度焦虑和激动。条目举例:我常有很多心事。

(3)癔病量表(hysteria,Hy):测量被试对心身症状的关注和敏感,自我中心等特点。高分反映被试自我为中心、自大、自私、期待别人给予更多的注意和爱抚,对人的关系是肤浅、幼稚的。条目举例:每星期至少有一两次,我会无缘无故地觉得周身发热。

(4)精神病态性偏倚量表(Psychopathic deviation,Pd):测量被试的社会行为偏离特点。高分反映被试脱离一般社会道德规范,无视社会习俗,社会适应差,冲动敌意,具有攻击性倾向。条目举例:我童年时期中,有一段时间偷过人家的东西。

(5)男子气或女子气量表(masculinity-femininity,Mf):测量男子女性化、女子男性化倾向。男性高分反映敏感、爱美、被动等女性倾向,女性高分反映粗鲁、好攻击、自信、缺乏情感、不敏感等男性化倾向。条目举例:和我性别相同的人最容易喜欢我。

(6)妄想量表(paranoia,Pa):测量被试是否具有病理性思维。高分提示被试常表现多疑、过分敏感,甚至有妄想存在,平时的思维方式就容易指责别人而很少内疚,有时可表现强词夺理、敌意、愤怒,甚至侵犯他人。条目举例:有人想害我。

(7)精神衰弱量表(psychasthenia,Pt):测量精神衰弱、强迫、恐怖或焦虑等神经症特点。高分提示有强迫观念、严重焦虑、高度紧张、恐怖等反应。条目举例:我似乎比别人更难以集中注意力。

(8)精神分裂症量表(schizophrenia,Sc):测量思维异常和古怪行为等精神分裂症的一些临床特点。高分提示被试行为退缩,思维古怪,可能存在幻觉妄想,情感不稳。条目举例:有时我会哭一阵笑一阵,连自己也不能控制。

(9)躁狂症量表(mania,Ma):测量情绪紧张、过度兴奋、夸大、易激惹等轻躁狂症的特点。高分反映被试联想过多过快,夸大而情绪高昂、易激惹、活动过多、精力过分充沛、乐观、无拘束等特点。条目举例:我是个重要人物。

(10)社会内向量表(social introversion,Si):测量社会化倾向。高分提示被试性格内向,胆小退缩,不善社交活动,过分自我控制等;低分反映外向。条目举例:但愿我不要太害羞。

各量表结果采用T分形式,可在MMPI剖析图上标出。一般某量表T分高于70则认为该量表存在所反映的精神病理症状,比如抑郁量表(D)≥70认为被试存在抑郁症状。但在具体分析时应综合各量表T分高低情况来解释。例如精神病性障碍患者往往是D、Pd、Pa和Sc分高,神经症患者往往是Hs、D、Hy和Pt分高。MMPI在病理心理研究中的应用也十分广泛。

### (二)艾森克人格问卷

艾森克人格问卷(Eysenck Personality Questionnaire,EPQ)是由英国心理学家汉斯 J. 艾森克(Hans J. Eysenck)根据其人格3个维度理论,于1975年在其1952年和1964年两个版本的基础上修订而成,在国际上被广泛应用。EPQ成人问卷适用于测查16岁以上的成人,儿童问卷适用于7～15岁儿童。国外EPQ儿童版本有97项,成人101项。我国龚耀先的修订本成人和儿童版本均为88项;陈仲庚修订本成人有85项。EPQ由3个人格维度量表和一个效度量表组成。

1. 神经质(Neuroticism,N)维度　测查情绪的稳定性。高分反映易焦虑、抑郁和较强烈的情绪反应倾向等特征。举例:你容易激动吗?

2. 内-外向(Introversion-extroversion,E)维度　测查内向和外向人格特征。高分反映个性外向,具有好交际、热情、冲动等特征,低分则反映个性内向,具有好静、稳重、不善言谈等特征。举例:你是否健谈?

3. 精神质(Psychoticism,P)维度　测查一些与精神病理有关的人格特征。高分可能具有孤独、缺乏同情心、不关心他人、难以适应外部环境、好攻击、与别人不友好等特征;也可能具有极其与众不同的人格特征。举例:你是否在晚上小心翼翼地关好门窗?

4. 掩饰(Lie,L)量表　测查朴实、遵从社会习俗及道德规范等特征。在国外,高分表明掩饰、隐瞒,但在我国L分高的意义仍未十分明了。举例:你曾经拿过别人的东西(哪怕一针一线)吗?

EPQ结果采用T分表示,根据各维度T分高低判断人格倾向和特征。还将N维度和E维度组合,进一步分出外向稳定(多血质)、外向不稳定(胆汁质)、内向稳定(黏液质)、内向不稳定(抑郁质)4种人格特征。EPQ为自陈量表,实施方便,有时也可以作团体测验。但其条目较少,反映的信息量也相对较少,故反映的人格特征类型有限。

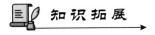 知识拓展

### 汉斯 J. 艾森克

汉斯 J. 艾森克(Hans J. Eysenck,1916—1997),英国心理学家,主要从事人格、智力、行为遗传学和行为理论等方面的研究。他主张从自然科学的角度看待心理学,把人看作一个生物性和社会性的有机体。在人格问题研究中,艾森克用因素分析法提出了神经质、内倾性-外倾性以及精神质三维特征的理论。其主要著作有:《人格的维度》《人格的科学研究》《政治心理学》《焦虑与歇斯底里的动力学》《人格测量》《性心理学》《智力的模式》等。

### (三)卡特尔16项人格因素问卷

卡特尔16项人格因素问卷(16 personality factor questionnaire,16PF)是卡特尔(Cattell R. B.)采用主成分分析方法编制而成,他认为16个根源特质是构成人格的内在基础因素,测量这些特质即可知道个体的人格特征,具体见表8-2。

表8-2 卡特尔提出的16种根源人格特质

|  | 人格因素 | 高分者特征 | 低分者特征 |
|---|---|---|---|
| A | 乐群性 | 乐群外向 | 缄默孤独 |
| B | 聪慧性 | 聪明、富有才识 | 迟钝、学识浅薄 |
| C | 稳定性 | 情绪稳定 | 情绪激动 |
| E | 恃强性 | 好强固执、支配攻击 | 谦虚顺从 |
| F | 兴奋性 | 轻松兴奋 | 严肃审慎 |
| G | 有恒性 | 有恒负责 | 权宜敷衍 |
| H | 敢为性 | 冒险敢为 | 畏缩、退却 |
| I | 敏感性 | 敏感、感情用事 | 理智、着重实际 |
| L | 怀疑性 | 怀疑、刚愎 | 信赖随和 |
| M | 幻想性 | 幻想、狂放不羁 | 现实、合乎成规 |
| N | 世故性 | 精明能干、世故 | 坦诚直率、天真 |
| O | 忧虑性 | 忧虑抑郁、沮丧悲观 | 安详沉着、有自信心 |
| Ql | 实验性 | 自由、批评激进 | 保守、尊重传统 |
| Q2 | 独立性 | 自主、当机立断 | 依赖、随群附众 |
| Q3 | 自律性 | 知己知彼、自律谨严 | 矛盾冲突、不拘小节 |
| Q4 | 紧张性 | 紧张困扰 | 心平气和 |

16PF有A、B、C、D、E式5种复本。A、B为全本,各有187项;C、D为缩减本,各105项。前4种复本适用于16岁以上并有小学以上文化程度者;E式为128项,专为阅读水平低的人而设计。前

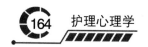 

4 种复本均有 3 种答案可供选择:A. 是的;B. 介于 A 与 C 之间;C. 不是的。凡答案与记分标准相符记 2 分,相反记 0 分,中间记 1 分;E 式有两种答案可供选择。l6PF 结果采用标准分(Z 分)。通常认为小于 4 分为低分(1~3 分),大于 7 分为高分(8~10 分)。高、低分结果均有相应的人格特征说明。

### (四)现代的五因素模型

塔佩斯等运用词汇学的方法对卡特尔的特质变量进行了再分析,发现了 5 个相对稳定的因素。之后许多学者进一步验证了"五种特质"的模型,众多研究者在人格究竟有多少个特质上逐渐达成了比较一致的共识,形成了著名的人格五因素模型(five-factor model,FFM),又称大五模型。高德伯格将其称为人格心理学中的"一场静悄悄的革命"。这 5 个因素是:①开放性(openness),具有想象、审美、情感丰富、求异、创造、智能等特质;②责任心(conscientiousness),显示了胜任、公正、条理、尽职、成就、自律、谨慎、克制等特质;③外倾性(extraversion),表现出热情、社交、果断、活跃、冒险、乐观等特质;④宜人性(agreeableness),具有信任、直率、利他、依从、谦虚、移情等特质;⑤神经质或情绪稳定性( neuroticism),具有焦虑、敌对、压抑、自我意识、冲动、脆弱等特质。这 5 个特质的头一个字母构成了"OCEAN"一词,代表了"人格的海洋"。

人格五因素模型在临床心理、健康心理、发展心理、职业、管理和工业心理等方面都显示了广泛的应用价值。如研究发现,外倾性、神经质、宜人性等均与心理健康有关。如今,人格五因素模型已经成为"人格心理学里通用的货币",它是 20 世纪 90 年代以来最活跃的人格研究课题,也是目前对人的基本特质最理想的描述之一。

### (五)洛夏测验

洛夏测验( Rorschach test)是现代心理测验中最主要的投射测验,也是研究人格的一种重要方法。由洛夏(Rorschach H. )于 1921 年设计和出版,目的是临床诊断,对精神分裂症与其他精神病做出鉴别,也用于研究感知觉和想象能力。洛夏测验材料由 10 张结构模棱两可的墨迹图组成,其中 5 张为全黑色,2 张为黑色和灰色图外加红色墨迹,另 3 张为全彩色。测试时将 10 张图片按顺序交给被试,要求被试说出在图中看到了什么,不限时间,也不限制回答数目,每张均如此进行,这一阶段称联想阶段;看完 10 张图片后,再从第一张开始对每名被试的每一个回答询问一遍,询问他为什么说这些部位像他所说的内容,并进行记录,这一阶段称询问阶段;最后,对内容进行分析和评分。由于该测验记分和解释方法复杂,经验性成分较多,所以对主试要求条件较高,需要长期的训练才能掌握。

### 三、临床神经心理测验

神经心理测验从现代心理测验开始后就已经出现,近二三十年发展较快,已成为心理测验中的重要分支。神经心理测验主要用于人类脑功能的评估,它不仅可用于正常人,更常用于脑损伤患者的临床诊断和严重程度评估。神经心理测验可分为两类:一类是只有一种项目形式,测量一种神经心理功能的单项测验。如测量空间能力的 Bender- Gestalt 测验;测量抽象思维能力的 Wisconsion 卡片分类测验;测量脑损伤后视知觉、视觉记忆、视觉空间结构能力评估的 Benton 视觉保持测验等。另一类是有多种项目形式,能较全面地测量神经心理功能的成套测验。如由 Halsted 所编制,Reitan 加以发展的 H-R 成套神经心理测验(Halsted-Reitan neuropsychological battery,HRB),可用于测查多方面的心理功能或能力状况,包括感知觉、运动、注意力、记忆力、抽象思维能力和言语功能等。

成套神经心理测验品种较多,这里仅对我国修订的 HRB 成人式进行介绍。此测验包括 10 个分测验,具体如下。

1. 范畴测验　要求被试通过尝试错误,发现一系列图片中隐含的数字规律,并在反应仪上做出应答,测查被试分析、概括、推理等能力。

2. 触摸操作测验　要求被试在蒙着双眼的情况下,凭感知觉将不同形状的形块放入相应的木槽中。此测验测查被试触知觉、运动觉、记忆能力,手的协同与灵活性,而左右侧操作成绩比较有助于反映左右半球功能差异。

3. 节律测验　要求被试听30对音乐节律录音,辨别每对节律是否相同,测查注意力、瞬间记忆力和节律辨别能力。

4. 手指敲击测验　要求被试分别用左右手示指快速敲击计算器的按键,测查精细运动能力。

5. Halsted-Wepman 失语甄别测验　要求被试回答问题,复述问题,临摹图形,执行简单命令,测查言语接受和表达功能,以及有无失语。

6. 连线测验　此测验分甲乙两式,甲式要求被试将一张16开纸上散在的25个阿拉伯数字按顺序连接;乙式除数字系列外,还有英文字母系列,要求被试按顺序交替连接阿拉伯数字和英文字母。测查空间知觉、眼手协调、思维灵活性等能力。

7. 语声知觉测验　要求被试在听到一个单词或一对单词的发音后,从4个被选词中找出相应的词,共测30个(对)词,测查被试注意力和语音知觉能力。

8. 侧性优势检查　通过对被试写字、投球、拿东西等动作的询问和观察,判断其利手或利侧,进一步判断言语优势半球。

9. 握力测验　要求被试分别用左右手紧握握力计,尽其最大力量,测查运动功能。

10. 感知觉障碍测验　此测验包括听觉检查、视野检测、脸手触觉辨认、手指符号辨认和形状辨认等6个方面,测查有无周边视野缺损、听觉障碍、触觉和知觉障碍,以及了解大脑两半球功能的差别。

## 四、精神症状评定量表

评定量表是从心理计量学中衍化出来,用于对观察结果和印象进行量化的测量工具。评定量表可分为自评量表和他评量表,前者由评定者根据量表内容对自己进行评估;后者由评定者和被评定对象为不同主体,由了解被评者情况的人根据他们的观察按量表内容对评定对象进行评估。目前,国内外在临床诊疗护理过程中应用的评定量表有很多,其中常用的有以下几种。

量表

### (一)90 项症状自评量表

90 项症状自评量表(symptom check list 90, SCL-90)由 90 个项目组成,分属 10 个症状因子。每个项目后按"没有、很轻、中等、偏重、严重"等级以 1~5 分 5 级选择评分,由被试根据自己最近的情况和体会对各项目选择恰当的评分,每个因子分分别反映有无各种心理症状及其严重程度。SCL-90可进行追踪性测查,以观察病情发展或评估治疗效果。10 个因子的名称、项目及意义如下。

(1)躯体化:包括 1、4、12、27、40、42、48、49、52、53、56、58 共 12 项,主要反映主观的身体不适感。

(2)强迫:包括 3、9、10、28、38、45、46、51、55、65 共 10 项,主要反映强迫症状。

(3)人际敏感:包括 6、21、34、36、37、41、61、69、73 共 9 项,主要反映个人的不自在感和自卑感。

(4)抑郁:包括 5、14、15、20、22、26、29、30、31、32、54、71、79 共 13 项,主要反映抑郁症状。

(5)焦虑:包括 2、17、23、33、39、57、72、78、80、86 共 10 项,主要反映焦虑症状。

（6）敌意：包括 11、24、63、67、74、81 共 6 项，主要反映敌对表现。

（7）恐怖：包括 13、25、47、50、70、75、82 共 7 项，主要反映恐怖症状。

（8）偏执：包括 8、18、43、68、76、83 共 6 项，主要反映猜疑和关系妄想等精神症状。

（9）精神病性：包括 7、16、35、62、77、84、85、87、88、90 共 10 项，主要反映幻听、被控制感等精神分裂症症状。

（10）附加项：包括 19、44、59、60、64、66、89 共 7 项，主要反映睡眠和饮食情况。

SCL-90 的具体评分标准及说明如下。①总分：将所有项目评分相加，即得到的总分。②阳性项目数：大于或等于 2 的项目数。③因子数：将各因子的项目评分相加得因子粗分，再将因子粗分除以因子项目数，即得到因子分。④根据总分、阳性项目数、因子分等评分结果情况，判定是否有阳性症状及其严重程度，或是否需进一步检查。因子分越高，反映症状越多，障碍越严重。

### （二）抑郁自评量表

抑郁自评量表（self-rating depression scale，SDS）由 Zung 于 1965 年编制，能直观地反映患者抑郁的主观感受及严重程度，多用于门诊患者的粗筛、情绪状态评定以及调查、科研等。该量表包含 20 个项目，采用 1~4 级评分，1 分 = 很少有该项症状；2 分 = 有时有该项症状；3 分 = 大部分时间有该项症状；4 分 = 绝大部分时间有该项症状。大多数项目为正向评分，但项目 2、5、6、11、12、14、16、17、18、20 为反向评分题，按 4、3、2、1 计。将所有项目得分相加，即得到总分，总分乘以 1.25 后的整数部分即为总标准分，总标准分越高，反映抑郁程度越严重。按照中国常模结果，标准总分 53~62 分为轻度抑郁，63~72 分为中度抑郁，72 分以上为重度抑郁。

### （三）焦虑自评量表

焦虑自评量表（self-rating anxiety scale，SAS）由 Zung 于 1971 年编制，由 20 个与焦虑症状有关的项目组成，用于反映有无焦虑症状及其严重程度。量表采用 1~4 级评分，1 分 = 很少有该项症状；2 分 = 有时有该项症状；3 分 = 大部分时间有该项症状；4 分 = 绝大部分时间有该项症状。大多数项目为正向评分，但项目 5、9、13、17、19 为反向评分题，按 4、3、2、1 计。将所有项目评分相加，即得到量表总分。总分超过 40 分可考虑筛查阳性，即可能有焦虑症状，需进一步检查。用总分乘以 1.25，四舍五入取整数即得到总分的标准分。分数越高，反映焦虑程度越重。按照中国常模结果，SAS 标准分的分界值为 50 分，其中 50~59 分为轻度焦，60~69 分为中度焦虑，70 分以上为重度焦虑。

### （四）生活事件量表

杨德森、张亚林编制的生活事件量表（life event scale，LES）由 48 条我国较常见的生活事件组成。这些事件可分为：家庭生活方面（28 条）、工作学习方面（13 条）、社交及其他方面（7 条），另外有 2 条空白项目，供填写被试已经经历而表中并未列出的某些事件。对于表上已列出但并未经历的事件应一一注明"未经历"。问卷的填写要根据自身的实际感受，而不是按常理或伦理观念去判断那些经历过的事件对本人的影响程度和影响持续的时间。影响程度分为 5 级，从毫无影响到影响极重分别计 0、1、2、3、4 分，影响持续时间分三个月内、半年内、一年内、一年以上共 4 个等级，分别记 1、2、3、4 分。

统计指标采用生活事件刺激量，具体计算方法如下：①单项事件刺激量 = 该事件影响程度分×该事件持续时间分×该事件发生次数；②正性事件刺激量 = 全部好事刺激量之和；③负性事件刺激量 = 全部坏事刺激量之和；④生活事件总刺激量 = 正性事件刺激量 + 负性事件刺激量。生活事件刺激量越高反映个体承受的精神压力越大。负性事件刺激量的分值越高对心身健康的影响越大；正性事件的意义尚待进一步的研究。

### (五)特质应对方式问卷

特质应对方式问卷(trait coping style questionnaire,TCSQ)是用于反映被试面对困难挫折时的积极与消极的态度和行为特征。它由20个条目组成,包括积极应对与消极应对2个方面。各条目答案从"肯定是"到"肯定不是"采用5、4、3、2、1五级评分。将条目1、3、5、8、9、11、14、15、18、20的评分累加,即得积极应对分,一般人群的平均分为30.22±8.72,分数高,反映积极应对特征明显。将条目2、4、6、7、10、12、13、16、17、19的评分累加,即得消极应对分。一般人群的平均分为23.58±8.41,分数高,反映消极应对特征明显。

### (六)社会支持评定量表

社会支持与人们的心身健康之间存着相互关系,良好的社会支持能为个体在应激状态时提供保护作用,另外对于维持一般良好的情绪体验也具有重要意义。肖水源的社会支持评定量表共有10个题目,分为3个维度:①客观支持,指个体所得到的、客观实际的、可见的社会支持;②主观支持,指个体主观体验到的社会支持,对所获支持的满意程度;③对支持的利用度,指个体对社会支持的主动利用程度。

计分方法:①第1~4项和第8~10项,每项只能选一个答案,选择1、2、3、4项分别计1、2、3、4分。②第5项又分为A、B、C、D四条,每条也从无支持到全力支持分为4等,分别记1~4分,该项总分为4条计分之和。③第6、7项如回答为"无任何来源"记0分;如回答有来源,则按来源项目计分,每一来源记1分,加起来则为该项目分数。④其中,2、6、7条评分之和为客观支持得分;1、3、4、5条评分之和为主观支持得分;第8、9、10条评分之和为支持利用度得分;10个条目计分之和为量表总得分。

### (七)护士职业承诺问卷

Blau(2003)护士职业承诺问卷共24个条目,包含5个维度。各维度名称及其所含条目如下。①"情感承诺":指员工基于对职业的认同和情感卷入等而不愿离开目前职业的程度,包括1~6题,共6条目。②"规范承诺":指在职业社会化过程中形成、个体保持其职业的责任感和义务感的程度,包括7~10和12题,共5条目。③"经济成本承诺":指基于员工预感到将付出的经济代价而不愿离开目前职业的程度,包括前期教育、培训投入及离职或转职后薪资、福利的损失等,包括11~16题,共4条目。④"情感代价承诺":指基于员工预感到离职后将付出的情感代价而不愿放弃目前职业的程度,包括人际关系代价、家庭影响等方面,包括11、17~20题,共5条目。⑤"机会承诺":指鉴于转换职业后面临的选择而不愿离开目前职业的程度,包括21~24题,共4条目。该问卷采用Likert 5级评分法,从"非常不同意""不同意""不确定同意""同意"到"非常同意",依次计0~4分,总分0~96分。分值越高,提示护士个体的职业承诺水平越高。内部一致性检验Cronbach's α系数为0.9027;分半信度为0.928。

### (八)护士用住院患者观察量表

护士用住院患者观察量表(nurses observation scale for inpatient evaluation,NOSIE)主要用于评定住院成年精神疾病患者和阿尔茨海默病患者的生活、行为和情绪等方面的状况,有30项和80项两种版本,这里介绍的是30项版本。采用0~4分五级制评分,0="无"、1="有时是"或"有时有"、2="较常有"、3="经常有"、4="几乎总是如此"。评定由经过专门培训且熟悉患者情况的护士操作,评定时应当根据患者最近3天(或1周)的情况评分。评定在治疗前、治疗后第3周和第6周分3次进行。每次如果只有一名护士评定,就将其结果自乘以2。如果由两名护士同时进行评定,记分时则将两人的各项评分相加即可。计分方法与结果分析如下。

(1)因子分:NOSIE有7类因子,各因子的组成和计分方法不同。①社会能力=[20-(第13、14、

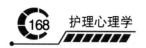
21、24、25 项评分之和)]×2;②社会兴趣=[第 4、9、15、17、19 项评分之和]×2;③个人整洁=[8+(第 8、30 项评分之和)-(第 1、16 项评分之和)]×2;④激惹=[第 2、6、10、11、12、29 项评分之和]×2;⑤精神病=[第 7、20、26、28 项评分之和]×2;⑥退缩=[第 5、22、27 项评分之和]×2;⑦抑郁=[第 3、18、23 项评分之和]×2。

(2)积极因素分=社会能力分+社会兴趣分+个人整洁分。

(3)消极因素分=激惹分+精神病分+退缩分+抑郁分。

(4)病情总估计分=128+积极因素分-消极因素分。

结果分析:病情估计分越高,说明病情越轻;分数越低,说明病情越重。

## ◤ 本章小结 ◢

护理心理评估是指护士在护理中,应用观察法、访谈法和心理测验等多种心理学方法所获得的信息,对患者某一心理现象作全面、系统和深入的客观描述。其一般过程包括确定评估目的、搜集相关信息、对信息进行处理和分析及完成评估报告 4 个环节。心理测验根据其测验人数、沟通方式、测量方法和功能等可以有不同的分类。护理中常用的心理测验包括智力测验、人格测验、临床神经心理测验和精神症状评定量表。

---

### 练习题

**一、单项选择题**

1. 抑郁自评量表是指(　　　)
　　A. SAS　　　　　　　　B. SDS　　　　　　　　C. SBS
　　D. SCS　　　　　　　　E. SCL

2. 在标准化心理测验中,一个测验工具在对同一对象的几次测量中所得结果的一致程度,它反映了工具的可靠性和稳定性,这个技术指标是(　　　)
　　A. 标准度　　　　　　　B. 灵敏度　　　　　　　C. 精确度
　　D. 信度　　　　　　　　E. 效度

3. 某儿童韦氏智力测验总智商为 50,表示该儿童可能属于(　　　)
　　A. 轻度智力缺损　　　　B. 中度智力缺损　　　　C. 重度智力缺损
　　D. 极重度智力缺损　　　E. 边缘智力

**二、简答题**

1. 简述观察法的注意事项。

2. 简述护理心理评估的过程。

3. 简述心理测验的基本原则。

4. 简述明尼苏达多项人格调量表的内容。

5. 概述 90 项症状自评量表。

案例解析

(陈超然)

知识归纳

▨▨▨▨▨▨▨ **学习目标** ▨▨▨▨▨▨▨

**【知识目标】**
1. 明确心理咨询与心理治疗的异同及其适应证和对从业人员的要求。
2. 掌握心理咨询与心理治疗的原则、技术方法与伦理原则。
**【能力目标】**
1. 自觉遵守心理咨询与治疗的原则。
2. 能够运用心理咨询和治疗技术与方法为来访者提供心理咨询服务。
**【素质目标】**
　自觉应用正性认知正性影响适应性行为,自觉内化认知行为治疗的内涵,正确认知他人、集体、社会,促进行为适应性。

# 第一节　心理咨询与心理治疗概述

**综合案例**

　　小岳,女,18 岁,大学一年级新生,入学 1 个月后因不能适应大学生活,请假回家。自述在学校与室友打招呼不被理睬,经常一个人去图书馆呆坐,自述"厌恶一切包括别人的善心好意、天气的阴晴冷暖,抗拒那些怜悯、恶毒、谩骂、鼓励和所有无关紧要的接触""想走出去,但我好累,迈出的每一步都用尽了我所有的力气,我不知道自己该去哪里,无比迷茫""我真的不想死,可我找不到活下去的理由,努力地遏制自己自杀的念头,渴望能快乐地活着"。去向老师请假回家时,老师微笑着同意了,她感到老师也不愿看到自己,期望自己离开;讨厌父母及弟弟,认为父母偏心,对弟弟偏爱。情绪低落,兴趣减退,阵发性心烦急躁,总是担心有不好的事情发生,入睡困难、早醒,近两周食欲不佳。请思考:
　　1. 作为治疗者,应进一步了解小岳的哪些信息?
　　2. 请分析小岳存在哪些心理、行为问题。

案例解析

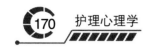

3.请依据小岳的问题,给她一些治疗建议。

# 一、基本概念

## (一)心理咨询

心理咨询作为一种职业,是在"辅导"运动的基础上发展起来的,但与"辅导"不同。辅导是帮助人们做出影响他们生活的重要选择的过程,而心理咨询则是让人们明白如何做出有利的选择。心理咨询不单关注心理"成长与健康",也关注心理障碍的康复。关于心理咨询的概念一直不清晰,1997 年美国心理咨询学会给出了"专业心理咨询实践"的定义:运用人类发展的、心理学和心理健康的原理,通过对认知、情感、行为等系统的干预策略,致力于促进人的心身健康、个体成长和职业发展。我国定义的心理咨询是指经过专门训练的人员运用心理学理论、方法,帮助来访者提高自我认识、增强自助能力、解决其心理问题、促进适应能力和发展的过程。

心理咨询被认为是使来访者具备一种发自内心的本能的自我成长能力,咨询师的功能是帮助来访者将这种能力发挥得更具体、更快、更有效。来访者不接受咨询也可能逐渐成长。因此,咨询过程中强调挖掘来访者内在的资源,使其在心理咨询室之外能学习、迁移、成长,实现自我成长。

## (二)心理治疗

心理治疗又称精神疗法,是以一定的理论体系为指导,由经过专业训练的治疗者在建立治疗者与来访者良好关系的基础上,运用心理治疗的有关理论和技术,影响或改变来访者认知、情感及行为,激发和调动来访者改善其动机和潜能,以消除或缓解来访者的问题或障碍,促使其人格成熟,从而达到治疗目的的过程。

心理治疗存在多种派别,各种心理治疗派别是在不同的理论基础之上发展起来的。这些心理治疗派别的创始人所处时代和社会状况不同,受到的哲学思想、社会经历和教育的影响不同,他们对心理现象和人类行为的理解不同,对病理心理和病态行为的认识各具特色,建立了独特风格的心理治疗技术,进而对其成功的经验,进行理论概括,提出假说,形成其心理治疗的理论基础。可以说,心理治疗的理论,既集中反映了心理治疗创始人对正常心理和心理障碍的认识,也是对心理治疗技术发展的重要贡献。

心理治疗过程中有以下几个特点:心理治疗的工作重点是从心理学角度寻找障碍的成因,心理治疗的过程是分析问题,使来访者洞察到自己,使其明白如何改变自己,什么是真正要改变的;治疗师是专家角色;需要建立一种长期关系以便引起来访者的实质性改变(如人格的成长)。

# 二、心理咨询与心理治疗的异同

在美国,心理咨询与心理治疗的概念越来越模糊,但心理咨询与心理治疗确有些不同。

1.心理咨询与心理治疗的相似之处

(1)所采用的理论方法常常是一致的:心理咨询师与心理治疗师面对来访者用的理论是类似的,包括行为治疗、当事人中心疗法的理论与方法、合理情绪疗法的理论与技术等。

(2)工作内容部分是相似的:例如,心理咨询师与心理治疗师可能都会面对来访者的婚姻问题、家庭问题、情绪问题、行为问题、障碍性问题等。

(3)在强调帮助来访者成长和改变方面,二者是相似的:心理咨询与心理治疗都希望通过帮助者和求助者之间的互动,达到使求助者改变和成长的目的。

（4）二者都注重建立帮助者与求助者之间的良好人际关系,认为这是帮助求助者改变和成长的必要条件。

（5）真正的心理成长是需要个体学习、内化与迁移的过程。

2.心理咨询与心理治疗的主要区别

（1）从事的人员不同:心理咨询师可以从事心理咨询,但不能进行心理治疗,心理治疗则由心理治疗师进行,当前,在我国,心理治疗师属于医疗体系。

（2）工作对象的倾向性差异:二者没有严格的工作对象差异,但有一定的群体倾向性。心理咨询的工作对象主要是正常人,正在恢复或已恢复的患者。心理治疗则主要是针对有心理障碍的群体,当然在治疗的不同阶段,也会面临恢复期的患者。

（3）问题性质的差异:心理咨询应该是针对一种状态或现象的不确定性而进行的过程,这种状态或现象可能是病态,也可能不属于病态范畴,着重处理的是更广泛群体所遇到的各种问题,主要问题有日常生活中人际关系问题、职业选择方面的问题、教育过程中的问题、婚姻家庭中的问题等。而心理治疗是在确认了病情后开始进行的一系列方法、措施。心理治疗关注的是一些较为严重的问题,包括精神的、心理的、个人问题及冲突问题,它需要处理的是"痊愈"的问题。

（4）工作时间的差异:心理咨询用时较短,一般咨询次数为一次至几次;而心理治疗费时较长,治疗有几次到几十次不等,甚至次数更多,经年累月才可完成。

（5）治疗层面的差异:心理咨询在意识层次进行,更重视其教育性、支持性、指导性工作,焦点在于找出已经存在的来访者自身的内在因素,并使之得到发展;或在对现存条件分析的基础上提供改进意见。心理治疗的某些学派,主要针对无意识领域或深层次的认知偏差开展工作,重点在于重建个体的人格。有学者打个比方说,心理咨询就像给伤口包上"创可贴",而心理治疗则像是医生"缝合伤口"。

## 三、心理咨询与心理治疗的适应证

心理咨询与心理治疗的适应证并没有明显界线,依据来访者的需求与情况,适合应用心理咨询还是心理治疗应适时调整,但依据工作倾向性仍分开描述适应证,也进一步体会心理咨询与心理治疗的侧重点。

### (一)心理咨询的适应证

心理咨询的适应证根据内容大致分为障碍性心理咨询、发展性心理咨询。

1.障碍性心理咨询　指对存在不同程度心理障碍的来访者进行咨询,如精神病的早期诊断和恢复期的咨询指导;各种心理疾病的诊断和治疗,最常见的是各种轻型神经症:有焦虑性神经症、强迫性神经症、恐怖性神经症、疑病性神经症、癔症等;各种个性缺陷的咨询、矫正;各种心身疾病的咨询,如高血压、冠心病、糖尿病,更年期综合征;各种心理障碍的咨询:如情绪障碍、人格障碍、行为障碍、学习障碍、沟通障碍、适应性障碍、性心理障碍等。当需要临床干预时及时转介医疗相关部门。

2.发展性心理咨询　重点在于帮助来访者更好地认识自己和社会,增强社会适应能力;充分开发潜能,提高人的全面发展,促进成长、成功和成才,创造价值;把握人生真谛,创造幸福、体验幸福、传递幸福。

### (二)心理治疗的适应证

心理治疗在不同学派理论的影响下,方法各异,适应对象也有所不同。一种心理疗法的选择是否适当,往往影响治疗效果。

心理治疗不仅广泛适用于精神科临床,在综合医院的其他科室和预防医学中也起着重要作用,也可应用于正常人。一种疾病可以采用多种心理治疗方法,如焦虑症既可用支持疗法也可用行为疗法,而一种心理治疗方法又可以治疗多种疾病。因此,我们还必须根据不同心理障碍和治疗对象的条件,制定最佳心理治疗方案。一般认为,常用心理治疗的适应范围如下。

1. **社会心理刺激引起的各种适应性心理障碍** 比如人际交往障碍、遭受突发的生活事件刺激表现急性心理障碍时也可使用心理治疗。

2. **躯体疾病合并心理问题** 躯体疾病患者将自己的疾病看得过分严重,无求治欲望或治愈信心,或者躯体疾病患者的心理反应等,都需要用个别心理治疗,通过安慰、支持、劝慰、解释、疏导和调整环境等方法来帮助患者认识疾病的性质等有关因素,调动患者的主动性来战胜疾病。

3. **心身疾病** 常见的心身疾病如冠心病、原发性高血压、支气管哮喘、消化性溃疡、溃疡性结肠炎等,均可使用松弛疗法、冥想训练和生物反馈等方法。

4. **各种精神类疾病** 常见的有:①神经衰弱,可以给予支持疗法、放松训练等。②癔症,主要以暗示疗法为主,对转换型癔症也可进行精神分析法治疗。③强迫症和恐怖症主要以行为治疗为主。④焦虑症,结合病情的性质和原因采用支持疗法,配合交互抑制法和放松法可以较好地抑制焦虑反应。⑤疑病症,主要以支持疗法为主,给予鼓励、劝告、解释或暗示等方法。⑥抑郁症,近年来研究发现社会心理应激和认知歪曲对抑郁症的发生起着重要作用,采用认知疗法具有一定的疗效。⑦精神分裂症恢复期的心理治疗也很重要,目的是帮助患者提高对症状的识别与应对,促进自知力的恢复,帮助其缓解残留症状,促进其社会功能恢复,提高治疗依从性,巩固疗效,防止复发。⑧人格障碍,心理治疗的目的是帮助患者认识个性的缺陷,并指导矫正认知与行为,构建家庭、社会、心理支持系统。⑨性心理障碍,阳痿和早泄等性功能障碍等。⑩酒精中毒和药物依赖等可用家庭治疗、厌恶疗法等治疗。

5. **其他问题** 如用于口吃、遗尿等行为问题的治疗。

在本章节以下相关内容中,"咨询"与"治疗"两个名词是可互换代替的,它们都被界定为"帮助当事人对自己行为内省的过程"。我们并不是说心理咨询和心理治疗是相同的,而是说我们所讨论的技术和方法、技巧及所遵守的原则等适用于二者。咨询师与治疗师统称为治疗者。

## 四、心理咨询与心理治疗对从业人员的要求

在来访者心目中,治疗者的形象是可敬的,是引导者,他们在引导者的影响下,不断完善自我。因此,对心理咨询与心理治疗从业人员要求较高。从事心理咨询与心理治疗的从业人员应具备如下条件。

### (一)完好的智力水平

能够快速创造性地学习和思考,具备这种意愿与学习能力,具有获取新知识与新技术的能力。

### (二)正确的人生观、价值观

咨询或治疗关系中的核心是价值观,这一关系中所有目标,不管是减轻症状,还是建立一种新的生活方式,都蕴涵于价值体系之中。治疗者的价值观引导关于善的信念,以及怎么达到善的目标。治疗者的人生观、价值观直接影响对心理咨询与心理治疗理论和方法的选择、咨询技能和技巧的使用和治疗目标的确定,影响治疗者的角色扮演和对来访者的态度。可以说,治疗者的人生观、价值观是心理咨询与治疗的一个基本问题,始终贯穿于整个过程中。

### (三)完善的人格品质

从事心理咨询与心理治疗人员应具有"自信、自知、有勇气、心胸开放、温暖、通情、接纳、尊重、真诚、客观、非支配性的"人格特点。卡瓦纳(M. Cavanagh)对治疗者应有的人格特质做了详细的描述,包括自我认识能力、令人信任、诚实、坚强、热情、反应敏捷、耐心、敏感、给人以自由等。在来访者的成长过程中,治疗者的人格特点与他的学识、技能与治疗方法起着同等重要的作用。最为有效的治疗者是那些可以把人格因素和科学的理论、方法加以完美结合的人,善于容纳他人的人。

### (四)良好的职业道德素养

尊重、信任、理解和支持来访者,严格执行咨询(治疗)保密制度,保护来访者利益;遵循坚持性原则,巩固提高咨询成效;树立整体观念,防止片面性,保证咨询工作准确有效;支持与鼓励来访者,注重发展性咨询,帮助来访者扬长避短,帮助他们发挥自己的潜力;同时,做到廉洁服务。

工作中把握"度"的概念,必须明白自己应该做什么,不应该做什么,自己的责任是有限的。不要认为来访者的所有的心理问题是治疗者的全部责任。治疗者的责任是协助求助者决策和提醒实施决策的注意事项,不能对求助者提供具体的超越权限的帮助。如:求助者与同事关系不好,不能去协调他们的关系,说服他的同事;求助者失恋了,不能把为求助者介绍对象作为治疗的一部分措施。

### (五)发展性的知识技能

按照国家职业要求,治疗者必须有普通心理学、儿童心理学、社会心理学、心理咨询学、心理健康与心理障碍、心理测量学、职业道德与相关法律等方面的基本理论与知识,还要接受正规培训掌握心理测验、心理诊断和心理咨询的相关操作知识,熟悉心理咨询与心理治疗的方法和技术,具备较为丰富的知识储备。还要有一定的临床专业知识,能够以一种开放的、积极的、敏锐的方式觉察来访者的问题。同时,要不断丰富与更新知识,满足来访者的需要,同时,在咨询或治疗过程中不断成长,促进知识与技能提升。

### (六)良好的调节应对能力

在咨询计划中,治疗者针对求助者提出各种各样的问题应能够灵活应变,抓住切入点,及时有效地分析问题,适时提供帮助。同时,应明确规定咨询的次数、每次所用的时间,应能够及时而恰当地在规定的时间内结束咨询与治疗。漫无目的、无时间限制的咨询或治疗会导致盲目的低效能的工作。同时关注求助者在咨询治疗计划中既往的、目前的心理状况,预测结局,适时恰当地调整计划,以取得理想的效果。在整个过程中治疗者保持中立态度。面对负面信息能够及时调整心理应对能力,适时调整自我心理矛盾与冲突。

### (七)适当的自我意识

能够了解自我,对自己的知识结构、态度与情感有明确的认识,并能认识到这些情感和态度产生的因素。具有良好的内省力,知道自己在生活活动中表现出来的长处与短处,明白自己处理困难习惯的方式,了解自己行为的动机、情绪状态,能够站在别人的角度审视自己。对自己价值观、心理健康状况、心理冲突能够有适当的自我意识,追求自我成就感。

### (八)高度的责任心

1.对求助者认真负责　严格按道德、法律规范帮助他们。

2.对社会负责　在社会生活中,消除人们的心理问题,给他们的家庭带来和谐,给他们周围的人带来安定。

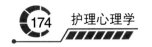

3.对职业负责　所开展的工作是这一职业中的一部分,追求职业成就感。

## 五、心理咨询和心理治疗中的伦理学问题与原则

心理咨询与心理治疗是复杂的、多层面的职业,治疗者开展工作必然需要伦理道德与法律法规。不论治疗者最初的意图是多么美好,如果他们不清楚自己及来访者的伦理道德和法律责任,有可能会导致伤害。职业伦理行为准则旨在确保对来访者的权利进行保护,同时确定了从业者的预期。伦理原则是各种伦理关系中所应遵守的根本原则,它贯穿于心理咨询与心理治疗的始终,是衡量每个心理咨询与心理治疗者个人行为和道德品质的最高,也是最基本的道德标准。

美国心理卫生协会(American Psychological Association,APA)通过对自己成员的问卷调查的整理分析,制订了法典草稿,此标准归纳为6个方面:伦理学标准与公共责任;职业关系的伦理学标准;与来访者关系的伦理学标准;科学研究的伦理学标准;专业写作与出版的伦理学标准;教学的伦理学标准。这些资料经过广泛而深入的讨论与修改,1992年把伦理学标准修改成最新版本"心理工作者的伦理学原则与行为规范(Ethical Principles of Psychologists and Code of Conduct)"。总结起来,心理咨询与心理治疗工作中应遵循的伦理学原则如下。

### (一)保密原则

心理咨询和治疗中常常会涉及患者隐私,因此,保密原则在临床实践中显得尤为重要,是从业者应遵循的一项基本伦理学原则。咨询人员应保守来访者的内心秘密,妥善保管个人信息、来往信件、测试资料等材料。如因工作等特殊需要不得不引用咨询案例时,也须对材料进行适当处理,不得公开来访者的真实姓名、单位或住址,不得把在治疗过程中获取的保密资料泄露给第三方。但也有特殊情况,当来访者有明显自杀意图者,本着挽救生命的原则,应与家属或有关人士联系;当来访者是有伤害性人格障碍或精神病患者,为免于他人受到伤害,使来访者获得及时的治疗,也应与相关人员协商,做好一些防御工作,依据精神疾病相关管理政策完成上报工作。已经获得来访者披露信息授权的,治疗者应该严格按照约定范围使用该授权;法律要求治疗者披露的,职业规范不能对抗法律规定。

### (二)知情同意原则

心理咨询与治疗者应与来访者双方在同意自愿协作的基础上促进效果达成。

### (三)行善不伤害原则

行善原则是指为了来访者的利益应施加的好处,它包括两个方面,一方面是促进来访者健康与幸福,另一方面是减少或预防对来访者的伤害;不伤害原则也称有利无伤原则,是指在医疗活动中不使患者的身心受到伤害。

### (四)公正原则

公正原则是指来访的每一个人都有平等享受卫生资源合理或公平分配的权利,而且对心理卫生资源的使用和分配具有参与决定的权利。包括尊重来访者的人格和尊严,尊重来访者生命和生命价值,尊重来访者的权利等,不因职业、出身及地域差别受到区别对待。

### (五)避免双重关系原则

双重关系是指治疗者与来访者之间除了治疗关系之外,还存在或发展出其他具有利益或亲密情感等特点的人际关系,是治疗者最常见的伦理困境。如果除了专业关系以外,还存在两种或者两种以上的社会关系,就称为多重关系。关于双重关系,美国从严格限制到可以部分利用积极的关系

利于来访者治疗,对双重关系的建立态度有一些变化,我国尚没有明确规定,但是,影响到从业者专业判断力的、影响来访者咨询或治疗效果的和利用来访者的双重或多重关系谋私的情况是要避免的。

# 第二节 心理咨询和心理治疗的原则、目标和程序

## 一、心理咨询和心理治疗的原则

### (一)严格遵循伦理原则

伦理原则是首要应遵守的原则,任何违背伦理原则的咨询与治疗都无从谈及疗效。违背保密原则;超越本人职业能力的服务;玩忽职守;宣扬自己并不具备的专长;向来访者强加自己的价值观;有意使来访者发生有特定的利益冲突的双重关系或多重关系都是违背伦理原则的。具体要遵守的伦理原则详见本章第一节相关内容。

### (二)来访者自愿的原则

来访者必须出于自愿,这是确立咨访关系的先决条件。没有咨询愿望和要求的人,咨询者不应主动上门提供心理咨询与治疗服务,会让咨询者或治疗者处于被动,不利于合理的治疗关系的确立,也不利于来访者问题的解决。

### (三)平等尊重、相互信任的原则

治疗者应该给予来访者尊重和信任,双方应是以平等、和睦与协作的关系进行交谈、沟通。要设身处地地理解来访者,不能让来访者觉得自己的问题给自己带来了异样眼光;要鼓励他们自由倾诉,发自内心的情感交流;和来访者建立起相互信赖的关系,以确保咨询工作的顺利进行,取得圆满的咨询结果。在布置治疗的家庭作业时充分信任来访者可以很好地完成和遵守约定,相信其会配合治疗。同时来访者也要充分尊重和信任治疗者,积极配合治疗,遵照医嘱,这样治疗过程才能顺利进行。来访者需要放下心中的戒备,尽量多与治疗者沟通,让治疗者充分了解问题所在。

### (四)价值中立原则

情感上处于中立,避免主观武断的原则,咨询人员对来访者的语言、行动和情绪等要充分理解,应尊重、理解来访者的价值观,不要把自己的价值观强加在来访者身上,不要用自己的价值选择去代替来访者的价值选择。不得以道德和个人价值的眼光评判对错,要帮助来访者分析原因并寻找出路。治疗者应清楚自己的价值观,这样就可以妥善地处理咨询过程中价值观的差异、矛盾和冲突。

### (五)综合性原则

每个人都是生理、心理和社会的综合体,引起来访者心理问题的原因也应该是这三因素交互作用的结果,因此,对来访者的分析、评估、干预也都应该从这三个角度出发;人的心理和生理是相互作用、互为因果的。心理问题往往会伴有许多躯体化表现,而生理状况又经常是导致心理问题出现的原因,因此,这就需要治疗者综合考虑多方面因素解决来访者的问题;在咨询或治疗过程中,治疗

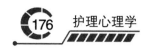 

者综合地运用各种方法,针对特殊的来访者,将这些方法有机地结合起来,以发挥它们的最大效能。

### (六)挖掘资源原则

治疗者在与来访者建立咨询或治疗关系时首先要了解来访者的基本信息,如年龄,家庭环境,工作情况,成长经历等背景资料,问题出现的诱因等,这样也有助于治疗者更快地找到问题的成因、制订治疗计划。同时在后来的访谈过程中也需要挖掘资源,更深入地了解来访者面对存在问题的感受、持续时长、频率、治疗依从情况等,提高诊断的准确率,方便治疗计划的调整。

### (七)时间限定的原则

心理咨询或治疗必须遵守一定的时间限制。时间一般为每次 45 min 左右,原则上不能随意延长时间或间隔。

### (八)感情限定的原则

咨询或治疗关系的确立和工作顺利开展的关键是治疗者和来访者心理的沟通和接近,但这也是有限度的。来自来访者的劝诱和影响治疗的要求,应予以拒绝。个人之间接触过密不仅容易使来访者过于了解治疗者内心世界和私生活,阻碍来访者的自我表现,也影响治疗者当时咨询或治疗性表达,从而失去客观公正地判断事物的能力。

### (九)预防性原则

预防性原则是指治疗者帮助来访者分析问题的所在,培养来访者积极的心态,树立自信心,让来访者的心理得到成长,自己找出解决问题的方法,防止心理问题的发展与再发生。生理疾病和心理障碍都要以预防为主,提倡预防与治疗相结合,在治疗的同时,防止其他心理问题的出现。治疗者不仅应重视来访者心理异常或心理障碍的诊治工作,还应重视咨询过程中心理卫生知识的宣传教育。

### (十)重大决定延期的原则

心理咨询或治疗期间,由于来访者情绪可能不稳和动摇,原则上应规劝其不要轻易做出诸如退休、调换工作、退学、转学、离婚等重大决定。在咨询结束后,来访者的情绪得以安定、心境得以整理之后再做决定,往往不容易后悔或合理性决定概率更高,就此,应在咨询开始时予以告知。

## 二、心理咨询和心理治疗的目标

心理咨询与心理治疗的目标:解除来访者在心理或精神上的痛苦,或帮助解决其无法自己解决的心理冲突,促进来访者心理成长,增加其对环境的耐受性,降低易感性,提高心理承受能力,增加应付环境和适应环境的能力,使之能自如地适应社会。

## 三、心理咨询和心理治疗的程序

心理咨询与心理治疗不管时程长短,大致都经历了 3 个阶段。

### (一)心理诊断阶段

阶段任务:建立良好的咨询与治疗关系;完成信息收集及心理诊断,并进行信息反馈。

心理诊断主要通过与求助者的会话、与求助者密切关系人士的会话、通过咨询师的观察、通过心理测验等方式进行。会谈主要有摄入性会谈、鉴别性会谈、咨询性会谈或应急性会谈等多种方法。多用开放式询问,做个好的倾听者,控制会谈内容与方向的技巧,通过合理引导、释义、中断(恰当的方式)、情感反射(有意识激发来访者,使其把谈话内容转到某类话题)等方式,灵活结合应用,搜集有利于来访者治疗的信息。

1. 信息收集　应从多个维度上去收集:①时间的维度,了解经历、现状、将来的打算。②思维与情绪的维度,了解来访者的价值观与生活态度,了解来访者的思维方式对情绪的影响。③思维与行为的维度,通过了解来访者对于现实的理解和看法,观察其处理心理矛盾和冲突时的措施及行为模式。

2. 问题及成因分析　心理诊断咨询师需要对求助者的问题和相关方面的情况有一个全面的了解,对求助者的问题的类型和严重程度有一个诊断,需要对造成求助者问题的原因进行分析和判断。心理诊断阶段所需要的时间往往取决于求助者问题的严重程度和生活经历的复杂程度,心理诊断谈话一般需要 1 次到数次咨询谈话时段。

### (二)帮助和改变阶段

这是影响疗效的关键阶段,治疗者针对来访者的问题提供支持,做出某些说明、解释、意见和建议;通过心理治疗技术使来访者通过学习和领悟,促进改变和成长,帮助来访者成为自己的治疗者。这一阶段的工作包括以下几个方面。

1. 治疗前准备及注意问题　治疗前让来访者接受自己才是主体,在整个咨询或治疗的过程中,要以调动来访者的积极性、主动性为主要目的,使他们能够积极地发现自己存在的问题,主动去寻找解决问题的方法,积极地改变自己,而不是仅仅被动地接受治疗者的指导和安排。治疗者的作用是助人自助,而非"教导"来访者如何去做,这一点对于来访者的成长至关重要,要帮助来访者树立正确的理念。让来访者明白两个误区,一是来访者把治疗者当成心理建筑师,认为他一定能为来访者个人提供心理建筑蓝图;二是治疗者似乎是个万能人,不仅在为来访者改变其行为或其他问题承担职责,而且也在为来访者承担一生的全部责任。

2. 确定咨询或治疗方案者　在治疗者对来访者的问题类型、严重程度和问题的成因有初步判断以后,治疗者会与来访者协商拟解决的问题及先后顺序。首先解决哪个问题,然后再解决哪个问题,与来访者介绍采用的技术和方法,协商的时间、周期、费用等问题。与来访者达成一致。如果能够达成一致,就进入心理咨询或治疗阶段,如果不能达成一致,活动就终止。确定方案一般需要 15 ~ 30 min。

3. 咨询或治疗性会谈　在这个过程中,针对来访者的问题进行咨询性谈话,治疗者可能使用的技术有认知矫正、行为疗法、精神分析等方法。根据使用方法的不同,有可能治疗者会给来访者布置家庭作业,或者对来访者进行训练等。本阶段所需要的时间往往和来访者问题的类型、问题的多少,咨询技术以及来访者配合情况有关。常用的技术包括以下几种。

(1)支持:是指治疗者通过给来访者正强化,如聚焦来访者在某件事件或情境中的积极、有益的方式,表扬来访者好的行为等,或以鼓励和支持等方式来减轻对方的焦虑,促进对方积极行为方式的增长,比如治疗者会鼓励来访者:"我对你很有信心。""我相信你一定可以做好。""让我们一起努力,总是会有办法的。"

(2)解释:是为来访者提供关于现实世界的另一种看法,它应该被认为是会谈过程中最常用、最有力的武器。根据各种不同的学派,解释侧重点也各不相同,如心理分析学派偏重于压抑潜在无意识的东西,认知学派则注重理性地、现实地帮助来访者认识世界。但无论如何,在进行解释时,治疗者选择合适的时机、合适的内容与方法向来访者解释,以达到良好的效果。

(3)具体化:具体化在心理咨询中又称具体性技术或澄清技术,指治疗者帮助来访者清楚准确地表达自己所持的观点、所用的概念、所体验的情感以及所经历的事件。常使用:"何人? 何时? 何地? 有何感觉? 有何想法? 发生何事? 如何发生?"等帮助来访者更清楚更准确地描述。经常澄清

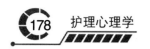

性询问"你指的是……""你是说……""那个问题发生在……"等。有的来访者叙述思想、情感、事件时常模糊不清，矛盾、不合理，使问题变得复杂，也常是困扰来访者的重要原因之一。治疗者能澄清来访者所表达的那些模糊不清的观念及问题，把握真实情况，能有针对性地开展工作。

具体化的常使用情况：①来访者的问题模糊不清时，如"我很烦""我很自卑"等。治疗者设法将模糊的情绪、思想具体化。②当来访者有着过分的概括化思维方式的时候，即以偏概全的思维方式；或将个别事件上升为一般结论；对某一事件的看法发展成对某人的看法，把过去扩大到现在和未来。这都需要具体化技术澄清。③将概念不清的问题具体化，比如有些来访者没有真正了解某些"疾病"，乱给自己贴标签。具体化技术应用过程中对来访者的问题予以澄清，层层解析，由表及里。可以促进对来访者的了解，也有助于来访者的自我认识和自我能力的提高；具体化实施的过程，也是解决问题的过程。

（4）即时化：是要帮助来访者注意此时此地的情况，从而协助来访者明确自己现在的需要和感受，避免其过多地陷入过去不愉快的回忆中，正视现实，正视目前的问题，进而寻求自我调节的途径与方法。

即时化的内容包括两个方面：①要帮助来访者注意"此时此地（here and now）"的情况。②治疗者对来访者与自身的关系要敏感，对来访者指向自身的言语、行为、情感应予以必要的反应。治疗者在治疗过程中对来访者的情感体验及行为及时地进行反馈，有助于会谈过程进行和治疗关系的深化。

（5）对峙：是要指出存在于各种态度、思想、行为之间的矛盾。对峙的意义不是要告诉来访者他做错了什么或指对方是坏人，而是要向来访者直接指出其存在的混乱不清、自相矛盾、实质各异的态度或言行。对峙实质是与来访者讨论这些矛盾，不是争执孰对孰错。治疗者对对峙的应用应是试验性的，对峙的方式应在高级准确的共情基础上进行，否则对峙就可能是无效的甚至是破坏性的。对峙应以逐步接近的方式进行，这样可以使来访者有机会同化治疗者所说的东西，使对峙更有效。

穆哥特伊德（S. Murgatroyd）认为对峙常常涉及来访者3种类型的矛盾：来访者的真实自我和理想自我之间的差异；来访者的思维、感受与其实际行动之间的差异；来访者想象的世界与治疗者所看到的真实世界之间的差异。来访者对自己的体验与治疗者对其体验印象的差异。贝伦森（Berenson）曾概括出5种不同类型的对峙，认为在治疗过程中可将对峙分为以下几种。①体验式对峙：是治疗者在发现来访者所说的关于他自己的情况与治疗者体会到的来访者的情况之间的矛盾时的反应。②教导式对峙：是治疗者发现来访者对有关教育、职业、社会领域以及治疗过程的信息了解有误，信息缺乏，或需要寻求这类信息时治疗者与之的对峙情况。③强力式对峙：在治疗者集中注意力于来访者问题的根源上时发生的对峙情况。④微弱式对峙：是发生在治疗者强调来访者应负的责任和其病理问题时。⑤鼓励式对峙：是指治疗者对来访者在日常生活中以某种积极的方式行事时所给予鼓励的对峙方式。

（6）反塑造：是指来访者采用同样的方式来影响治疗者。反塑造的应对方式：①当来访者创造一种使治疗者感到相当愉快或不愉快的情境时，治疗者反问自己对方为什么要这么说或这么做？他希望我做出什么样的反应？我自己的反应会对对方产生什么样的影响？这实际上是分析对方的意图和了解是否产生了交互作用，以便做出相应的反应。②不管或有意不去重视来访者对治疗者构成的影响，而只是专注于治疗目标的实现。

4.适时评估效果　治疗者在会谈过程中应注意评估来访者的反应，包括积极的情绪、认知、领悟状况、作业执行情况、新行为建立情况、安全感、自信心等变化，适时调整技术与方案并不断优化。

### (三)结束阶段

心理治疗实施一段时间,得到满意的治疗效果后,即进入结尾阶段,结束治疗。治疗时间的长短不同,结尾阶段也不同。在结束阶段,治疗者综合所有资料,作结论性解释。在整个心理治疗过程的逐步进行中,治疗者应随时从来访者那里获取心理资料,掌握来访者的心理反应模型,并不断给予来访者解释、说明,使其了解自己的行为方式,帮助其学习新的反应方式。同时巩固咨询成果,帮助来访者举一反三,学习应用治疗经验。心理咨询治疗的最终目的,不仅希望来访者能把治疗过程当中所学习到的新知识与新经验应用到日常生活中,更为重要的是,希望来访者在脱离治疗者指点、引导与帮助的情况下,自己也能帮助自己继续学习、发展,走向成熟。有的来访者经过长期心理治疗以后,可能形成依赖,产生依恋情感,舍不得结束,治疗者应让来访者接纳凡事都有终结,鼓励其自力、独立自主。

## 第三节　临床护理工作中常用的心理咨询与治疗方法

### 一、精神分析治疗

精神分析治疗又称为动力性心理治疗,是心理治疗中重要的治疗方法之一。是由奥地利精神病学家弗洛伊德于 19 世纪末创建的,其理论基础是弗洛伊德创立的精神分析学说。狭义的精神分析疗法仅仅指弗洛伊德本人所创立的心理疗法,广义的精神分析疗法是指弗洛伊德的弟子们在继承和批判弗洛伊德疗法的基础上所创造和使用的疗法。本部分所指是狭义的精神分析疗法,也是经典的精神分析疗法。精神分析学说不同于传统的研究思想、思维等显意识心理问题,而是在临床治疗的基础上着重对潜意识、情欲、动机及人格等更深层次内容的研究,因此,精神分析又称为深度心理学。

弗洛伊德认为:人的心理可以划分为 3 个层次,即意识、前意识和潜意识。意识是可以被个体感知的部分。前意识是意识的一部分,处在意识与潜意识之间,它是可以被召回的部分,也就是可以回忆起来的经验;潜意识包括人类本能的冲动、被压抑的欲望、过去的精神创伤经历、不能为现实所容许的情感与思想、动机冲突与情结等。虽不能被人所意识,但是会在某种程度上影响人们的生活,它是人正常活动的内驱力。

弗洛伊德认为心理障碍产生的根源在于幼年期性心理发育中未能解决的心理矛盾冲突。这种具有强烈情感色彩的欲望或动机被压抑在人的潜意识领域。这些被压抑的东西,虽然人们自己不能觉察,但在潜意识内并不安分守己,而是不断潜伏性地或是以心理转换性机制影响个体,在无意识动机、冲动和抑制之间的矛盾中,在防御机制和早期童年经验的影响下,引起患者自己也不理解的焦虑、紧张、恐惧、抑郁与烦躁不安,并产生各种精神障碍表现。

### (一)原理

精神分析治疗的原理是:发掘来访者潜意识内的矛盾冲突或致病的情结,把它们带到意识域,使来访者对其有所领悟,在现实原则的指导下得到纠正或消除,并建立正确、健康的心理结构,从而使问题得以解决或病情获得痊愈。

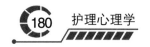

## (二)主要技术

1. **自由联想** 让来访者在一个比较安静与光线适当的房间内,躺在沙发床上随意进行联想。治疗者则坐在来访者身后,倾听他的讲话。事前要让来访者打消一切顾虑,想到什么就讲什么,医生对谈话内容保证为他保密。鼓励来访者按原始的想法讲出来,不要怕难为情或怕人们感到荒谬奇怪而有意加以修改。因为越是荒唐或不好意思讲出来的东西,即可能最有意义并对治疗方面价值最大。在进行自由联想时要以来访者为主,治疗者不要随意打断来访者的话,当然在必要时,治疗者可以进行适当的引导。一般来说,治疗者往往鼓励来访者回忆从童年起所遭遇到的一切经历或精神创伤与挫折,从中发现那些与病情有关的心理因素。自由联想法的最终目的是发掘来访者压抑在潜意识内的致病情结或矛盾冲突,把他们带到意识域,使来访者对此有所领悟,并重新建立现实性的健康心理。

2. **梦的解析** 梦是我们每一个人睡眠过程中都会经历的,是最普通而普遍的人类精神现象之一,然而又是一种极神秘的精神现象,古往今来的人们尽力释读之。弗洛伊德认为,梦最主要的意义在于梦是梦者愿望的表达,是潜意识不安分的结果,也被认为是通向潜意识的桥梁。弗洛伊德认为,人们通过梦表达潜意识中的内容,表达形式可以归纳为以下几种。

(1)象征:即用一种中性事物代替一种所忌讳的事物,可减少或避免引起梦中自我的痛苦或创伤,例如用棒状东西象征阴茎。

(2)移植:指在梦中将对某个对象的情感(爱或恨)转移和投向另一个对象方面去。一位神经症男青年梦到一位穿黑衣的陌生中年妇女,开始时他冲动地对她拥抱,继而对她进行了残酷的攻击。经过分析发现,这位梦中黑衣中年妇女实际上象征了他的母亲。因为,在他童年时其父亲因病离世后,他母亲离开他改嫁,他一直有被遗弃感。于是在他的梦中,就将对亲生母亲的"爱"与"恨"的情感转移和投向一个象征化的对象方面去,得到一定的发泄,并且和在梦中对母亲原形形象的攻击相比,减少了超我的谴责或减轻自我的痛苦。

(3)凝缩:是将内心所爱或恨的几个对象,凝缩成一个形象表现出来,因而可使梦境令人迷惑不解。最生动的例子如《红楼梦》中贾宝玉梦游太虚幻境的一段描述:贾宝玉在梦的结尾部分,梦到幻境仙子领他与其仙妹成亲,此时他见到这位仙女貌似宝钗而神若黛玉,名可卿而字"兼美",这就是典型的凝缩心理机制。

(4)投射:是将自己某些不好的愿望或意念,投射于他人,而减轻对自我的谴责。如一男青年在梦中梦到其未婚妻另有所恋并与人幽会,经过精神分析却发现,在他潜意识中已对其未婚妻有所不满,并萌发追求其他女性的意念,因为这种负情不道德的意念受到超我的谴责而压抑下来,所以在梦中就将这样的意念投射到未婚妻方面去了。

(5)变形:是将潜意识的欲望或意念用其他甚至相反的形式表现出来。例如,一富家子弟,在其父亲病重后患上了焦虑性神经症,他向精神分析医生讲述了自己所做的一个梦:父亲病愈又能掌管家务了。但其醒来后却感到说不出的抑郁与焦虑不安。经过分析发现,原来其父对他管束严格,不允许他平时挥霍浪费,因此他在潜意识中希望父亲死后早日继承财产,以便生活得更自由,但这种盼父早死的不孝意念受到超我意识的严厉压抑因此通过"反相形成",就产生了这个"父亲病愈"的"反"梦。

(6)二次加工:指做梦者在梦醒过程中,往往会无意识进行加工,使梦更符合有次序或合乎逻辑一些;或者将梦中最的意义的东西反而置于次要或不显著地位。

3. **移情分析** 移情也是精神分析中的一种重要技术,弗洛伊德认为移情是来访者经过自由联想,将儿童早期所受挫折或创伤及其所带有的强烈情绪逐渐暴露出来,向外发泄,把这种情感移到治疗者身上,治疗者变成爱或恨的对象。如果来访者认为咨询师或治疗师是善解人意、值得信赖的人,就可能把敬佩、爱慕、友好、信赖等感情转移到咨询师身上,此为正移情。相反,如果来访者表现出对治疗者的敌意、怨恨,导致咨询治疗难以进行,则称为负移情,负移情可能会产生影响治疗的阻抗。

移情的出现标志着心理治疗进入了一个新阶段,如果适当运用移情,则来访者可能会更充分地暴露信息、自我感知及内心冲突,或是任何闪现的东西,更利于治疗者捕获信息去推测潜意识中隐藏的信息。通过恰当的移情分析,来访者将学会自我探索的技巧,并且随着治疗的进展,来访者的这种能力也日趋完善。

当然,移情也会带来消极影响,过分强烈的移情,无论是正性还是负性的,都会给治疗师带来过多负荷,会影响治疗的深入。另外,治疗师应该注意,在心理咨询与治疗过程中,对异性与长辈的移情是最容易出现的,应严格遵循职业道德规范与伦理原则。

**4. 阻抗分析** 阻抗是指来访者有意或无意识地回避某些话题。或是来访者的某些症状使潜意识的冲突变相地解决了,一定程度上满足了潜意识欲望,但受到现实与超我的阻拦,自我通过心理防御机制,把这些欲望变成"症状"更为频繁地表现出来。比如,来访者"借助"生病,从家人、朋友或其他一些人中获得支持、包容、安慰或迁就,从而回避不想面对的压力情境,来访者便有意无意地想"留在疾病中",对治疗表现矛盾态度。一方面由于现实症状的痛苦和环境压力,表现得积极求治,努力想摆脱疾病;另一方面,在治疗过程中,显得消极、回避,不积极配合,常常有各种借口延误或忘记采取实际行动改变。

**5. 解释** 解释也是精神分析的重要工具之一,是心理咨询师或治疗师向来访者解释病理与症状的心理机制,向来访者指出隐藏在潜意识中的心理异常的症结,帮助来访者领悟症状可能的源起,学会以更成熟、更有效和更有利于幸福的方式去处理和面对现实问题的过程。解释是在心理会谈过程中进行的,会谈开始于现在,方向指向来访者的过去。在这个过程中,引导来访者能够明白自己内心深处的欲望和动机,并看到自己的情感、行为方式是如何受动机、欲望的推动和影响的。当来访者接受治疗师的这些解释时,他明白了自己的内心世界,明白真正需要什么,思维、情感、防御方式及行为等会发生相应的改变,会重新回到现实中来,采用更有效的方式去满足本我的快乐,也就起到了心理咨询与治疗的作用。

### (三)适应人群

精神分析疗法作为一种咨询和治疗的手段,有一定的适应人群。经典的精神分析疗法主要是适用焦虑障碍、癔症、强迫症等。随着治疗方法的不断修正,适应对象的不断扩大,包括一部分人格障碍、重性精神疾病、心身疾病、幼儿和青春期个性问题、自我实现、自我的自立性现实适应问题等。总体而言,精神分析疗法适合具有以下条件的心理症状者。

1. **人格完整** 具有分裂人格,高度猜疑、孤僻或退缩特征的来访者和诊断为边缘人格、高度依赖人格的来访者不适合做精神分析治疗。

2. **具有较强的求治动机和积极参与治疗的态度** 来访者能够认识到面临的问题是心理问题,愿意理解自己,自我反省并真实地评价自己,改善自己的情绪,愿意积极参与到现实治疗中来,对心理治疗抱有期望。

3. **对客体关系感兴趣并有能力建立人际关系** 客体关系包括来访者与当前生活中重要人物的关系,与过去生活中重要人物的关系及与治疗者之间的关系。治疗取得进展很大程度上取决于来访者对于这种客体关系的理解与沟通。

4. **有心理学思考** 来访者有能力把自己当前面临的症状和自己过去的经历、冲突相联系,认识

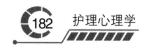 

自己现在的症状可能是由于过去经历所造成的,但不归咎于过去。对于把自己目前的问题完全归咎于过去的来访者,治疗者应适当把握联系与解释,以免出现"过去已无法改变,而我便无法改变"的颓丧心理。治疗者通过努力可以提高来访者对于自身改变的兴趣,让来访者把自己的思维、情感、行为作为观察研究的对象。

#### (四)局限性

1. 精神分析认为病因都与性本能有关　虽然弗洛伊德所认为的性是更广泛意义上的本能,但仍然夸大了生物本性作用,忽略了人的社会性。

2. 所有病因都从潜意识中去找　精神分析认为所有的病因都要和早年生活经历联系起来,一方面可能因早年生活经历模糊个体很难唤起,另一方面,忽略了后期创伤性体验对心理所造成的影响。

3. 忽略了生活、文化等背景的影响　梦的解析与心理现象的关系可能忽略了生活、文化等背景的影响。

4. 缺乏足够的确定性　应用自由联想、梦的解析、移情分析等技术探索潜意识的内容,缺乏足够的确定性,对治疗师与来访者的要求均较高,难以准确把握。

## 二、行为治疗

人的行为分为适应性行为与非适应性行为。适应性行为是指人的适应外界环境赖以生存的能力,动物在外界环境因素(如气候、季节、温度、光线等)改变时,为适应这些变化所表现的行为反应。如烈日曝晒时动物寻找阴凉处躲避,寒冷时躯体蜷缩拥挤一起避免体热散失,暑热时四肢伸展各自分开等。这些都属于动物的适应性行为,人类有适应性行为是指个人独立处理日常生活与承担社会责任达到个体的年龄和所处社会文化条件所期望的程度,也就是个体适应自然和环境的有效性。非适应性行为也叫行为障碍,是心理问题的行为表型。行为治疗就是在行为学理论的指导下,按照一定的治疗程序,来消除人们的非适应性行为。

#### (一)行为治疗的基本假设

(1)人的行为都是经过学习而获得的,并由于强化而得以巩固。一般来讲,当某一行为的结果不再具有社会适应性时,该行为就会减弱、消退,而某些行为则不同,它们在丧失了适应性后仍然不消退,这就需借助治疗者的帮助来加以改变。

(2)通过奖赏或惩罚的强化方式,可以控制行为增减或改变的方向。也就是说,个体可以通过学习消除那些习得的非适应性行为,也可以通过学习获得所缺少的适应性行为。

#### (二)行为治疗的基本特点

(1)行为治疗的对象是个体的非适应性行为。行为治疗旨在对个体的非适应性行为进行矫正,通常把需要被矫正的行为称为问题行为或靶行为。

(2)行为治疗强调环境事件的重要性。行为治疗理论认为,人类行为是由所处的环境中的各种事件控制的,行为治疗的目的就是识别这些事件,通过对非适应性行为有关联的环境事件进行评估,改变非适应性行为和环境中的控制变量之间的相互关系,从而对非适应性行为加以矫正。行为治疗在重视当前环境事件影响作用的同时,还认为过去的经验也可能提供一些和非适应性行为有关联的环境事件有用的信息。这可能有助于分析当前的某些行为以及选择合适的技术与方法。

(3)行为治疗不对行为的潜在动因进行假设,这不同于精神分析方法。

(4)行为治疗是一种系统的、操作性很强的方法。行为治疗强调对治疗程序和方法进行精确的描述,便于治疗者正确实施。重视在进行治疗干预前后进行目标行为评价,从而可以及时把握治疗干预的效果。

### (三)行为治疗的基本流程

行为治疗的基本流程包括以下几个方面。

(1)了解来访者非适应性行为或疾病产生的原因。

(2)确定要矫治的目标与靶行为。

(3)向来访者说明治疗的目的、意义与方法。

(4)采用专门的行为治疗技术或配合必要的治疗器具等。行为治疗的方法很多,但每一种都有一定的适用范围。

(5)根据行为治疗技术的性质及来访者行为的改变给予正强化或负强化。

(6)根据治疗的转变情况,调整治疗方法。

(7)将治疗效果迁移到非治疗情境中。行为治疗一般是在专门的治疗情境中进行,来访者有可能在特殊的治疗情境中是有效的,能否将治疗迁移到日常生活情境中,是行为治疗经常碰到的难题。

### (四)行为治疗常用的方法

1. **放松训练**　又称松弛疗法,是通过一定的程式训练学会精神上放松的一种行为治疗方法。此种方法要求来访者精神专一,注意力集中于身体感觉、思想或想象。减低肌肉能力,处于舒适的状态,在安静的环境中,有规律地进行训练。训练包括渐进性肌肉放松、自生训练、自我催眠、静默、生物反馈辅助下的放松等。

2. **系统脱敏疗法**　又称交互抑制或缓慢暴露法,是行为治疗中第一个被规范化了的方法。是1958年由南非的精神病学家沃尔普(J. Wolpe)创立的。系统脱敏疗法应用交互抑制原理或"对抗条件作用"的原理,在系统的程序下,由轻到重逐渐消除在某一特定的情景下产生的超出一般紧张的焦虑或恐怖状态。该方法主要用于治疗恐怖症,也适用于其他以焦虑为主导症状的行为障碍,如口吃、性功能障碍、强迫症等。

3. **冲击疗法**　又称情绪冲击疗法或满灌疗法。其治疗的基本原则与系统脱敏疗法相反,不再是让来访者按从轻至重的程度逐渐面对所惧怕的情况,而是一下子将来访者置于能引起其极大恐惧的刺激情境中,物极必反,从而达到消除恐惧情绪的目的。冲击疗法的治疗原理是来访者面对致其恐怖的情景却没有真正的危险发生时,最终会使恐怖情绪消退,分为现实冲击疗法与想象冲击疗法。前者让来访者在现实环境中体验强烈的恐惧情绪,后者是治疗者口头指示,让来访者想象可怕的情境,体验其恐惧情绪。虽然冲击疗法具有简单、疗程短、收效快的优点,但它会使来访者承受痛苦,痛苦甚至可能超过来访者心理承受能力而导致原有症状加重。因此,冲击疗法不宜随便采用,需对使用该疗法时各种风险周全考虑并计划风险控制措施,以尽量减少风险性和伤害性。

4. **操作条件疗法**　也称为强化疗法,以操作性条件作用为原理,一个行为发生后,由紧随其出现的直接结果决定加强或减弱该行为再发生的可能性。如果结果得到正强化,则该行为可能再次发生,如果行为得到惩罚等负强化,则会减弱行为发生的可能性,从而来达到促进适应性行为建立与非适应性行为消除的效果。目前这一疗法包括塑造法、代币法、差别强化法、厌恶疗法等。这一疗法也普遍使用于儿童的行为塑造和人类行为规范的建设。

### (五)行为疗法的优点与不足

1. **行为疗法的优点**　行为疗法是在实验学基础上发展起来的,具有以实证研究为根据的理论

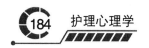

基础,疗效可观察,可验证,治疗过程简洁明了,操作简单,疗效确实;行为疗法适用范围广,不仅适宜各种神经症,强迫性神经症、恐怖性神经症和焦虑性神经症,还可用于各种心身疾病,儿童或成人的各种不良行为;它不追究症状心理成因,而更着眼于症状本身,不仅适用于心理因素所致障碍,也包括各种生理因素引起的疾病。

2.行为疗法的不足之处　行为疗法是以动物为实验对象提出的理论模型,行为疗法理论认为心理学与物理学和化学一样同属自然科学,可观察并可精确测量的实证方法是研究心理学的唯一手段,但是情感、认知等被摒弃于心理学的研究范围之外;行为疗法关注的对象就是行为与环境,而忽略了人是有思维的动物,人的许多心理障碍都受思维的制约;行为疗法不重视认知因素的影响,而只是就事论事,对症治疗,难以从根本上解决问题,疗效不容易迁移,远期疗效较差,症状易复发。

### 三、认知疗法

认知疗法非常重视研究来访者不良的认知思维方式,并且把自我挫败行为看成是个体不良认知的结果。不良认知是认知疗法中的一个重要概念,所谓的不良认知,是指歪曲的、不合理的、消极的信念或思想,往往导致情感障碍和非适应性行为。治疗的目的就是矫正这些不合理的认知,从而使个体的情感和行为得到相应的改变。认知疗法专注于非功能性的认知问题,试图通过改变自己、对人或对事物的看法与态度来改变其心理障碍性问题,认知疗法的总体策略是交谈程序与认知矫正合并进行,在治疗中强调解决当前的主要问题,也注意造成问题的原因。在治疗过程中,应帮助患者解除他们歪曲的认知,与患者共同努力使其用合理正确的方法去评估他们的经历。

优化的认知思维方式影响情绪与行为改变才是治疗效果,认知疗法中的认知行为治疗(cognitive-behavioral therapy,CBT)成为认知疗法中最重要的方法,CBT是通过改变个人非适应性的思维和行为模式来减少失调情绪和行为,改善心理问题的一系列心理治疗方法的总和。从20世纪80年代我国心理治疗专业恢复以来,CBT以其短程有效、结构化、操作性强等优势深得心理卫生工作者的青睐,在教育、卫生、社会福利等领域得到一定范围的应用,已经成为心理咨询师、心理治疗师、学校心理健康教师、社会工作者必备的技能。

#### (一)认知行为疗法代表性的理论

认知行为疗法是20世纪60年代产生,领域的代表人物是贝克(Aaron T. Beck)和阿尔伯特·艾利斯(Albert Ellis)。随着理论和技术等方面的发展,该理论体系越来越完善,形成以下几种有代表性的理论:埃里克·伦纳德伯恩(Eric Lennard Berne)相互作用分析法(transactional analysis,TA),唐纳德·梅钦·鲍姆(Donald Meichenbaum)的认知行为矫正法(cognitive behavior modification,CMB),也称为自我指导治疗(self-instruction therapy,SIT),贝克在对抑郁症进行治疗的基础上发展起来的认知疗法(Beck's cognitive therapy,BBT),艾里斯的理性情绪疗法(rational-emotive therapy,RET),以及威廉姆·格拉塞(William Glasser)的现实疗法(reality therapy,RT)。认知疗法中改变认知的基本技术又被称为认知重构术。艾利斯强调的是改变信念,贝克关注的是改变假设、规则,梅钦·鲍姆强调以改变内部对话来改变认知,进而改变行为。无论是信念、规则、假设或内部对话,认知疗法的核心是要改变人的思想与认知结构,重构一个合理的、积极的、具有适应性的认知结构。

1.贝克的认知疗法

(1)重要概念

1)认知图式:认知图式是瑞士心理学家皮亚杰提出的认知发展理论的一个核心概念。他认为,发展是个体在与环境不断地相互作用中的一种建构过程,其内部的心理结构是不断变化的。图式正是人们为了应对特定情境而产生的认知结构,是个体对世界的知觉、思考和理解的方式。图式在心理病理学领域中用于描述在出现心理障碍如抑郁、焦虑、恐惧和强迫时被激活了的高度人格化结构。认知疗法的焦点是了解患者歪曲的思维和信念,并用认知技术改变功能不良的思维及其伴有的情绪和行为。在治疗过程中,注意放在患者没有意识到的思维和信念体系的重要性上,也就是关注认知图式。认知疗法强调认知过程在决定情绪和行为中的重要作用,认为行为和情绪多来自个体对情绪的认知和评价,而认知评价又受到信念、假设、精神意象等多方面的影响。

2)自动思维:思维和行为是紧密联系的。当决定要改变行为时,思维常影响行为是否有改变及如何改变。从认知行为治疗的理论出发,人的思维包括3个层面。①理性思维:是在意识支配下的逻辑思维。特点是由特定问题所引发,思维符合理性和逻辑性,伴随的情感强度较小。②自动思维:被特定的情景或事件所触发,通常意识不到,是非理性的、不符合逻辑规则,伴有较强的情绪反应,导致情绪相关的认知过程不易被觉察。自动思维可以导致正面的、积极的正性情绪,也可以导致负面的、消极的负性情绪。一般情况下,负性的自动思维下不良认知是心理咨询与治疗过程中更常见的。③核心信念与中间信念:核心信念是位于认知最深层的、更隐蔽的影响基本认知模式的牢固的观点和看法。核心信念常常与早年的生活经历和重要活动有关,常不被个体所意识到,但都形成个体的自动思维。它是个人的基本心境、情绪反应、价值观的主要心理基础。中间信念是建立在核心信念基础之上形成的态度、归因方式、内部行为规则和指令,如"我必须……""我宁愿……"。

3)认知歪曲:个体不能正常地解决生活中遇到的问题,或者对自己的不良自动化思维中的不正确的认识加以矫正,或对一些知识的理解不够透彻,或对一些规则"过分"遵守,都会造成认知歪曲,产生不良的情绪或不适当的行为。贝克归纳了在认知过程中的认知歪曲的5种形式。①随意推论指在缺乏充分的证据或证据不够客观、不现实的情况下仅仅凭借自己的主观感受便得出结论,这种结论往往是负性的或不积极的。②过分概括化或称为过度泛化,是指在单一事件的基础上得出关于能力、操作或价值等整体的普遍性结论,也就是说在一个小事件的基础上总结出一般性的结论。③选择性概括是指仅依据个别片面的细节而不考虑其他情况便对整个事件做出结论,这好比是一种盲人摸象式的认知方式。④"全或无"的思维即要么全对,要么全错,对事物的认识总是非对即错。⑤夸大与缩小指个体对客观事务评价,要么夸大、要么缩小客观事件的实际结果。通常来说,患者会夸大负面影响。

(2)治疗过程

1)建立良好的关系,引导发现问题:建立良好的医患关系,耐心解释治疗的目的及方法,让来访者主动参与治疗。治疗者与来访者建立良好的关系,引导来访者积极参与治疗。通过对话方式全面了解来访者的当前问题及有关背景材料,列出关键问题,来引导出来访者不合理的认知、假设、规则等,引导来访者明白自己的情绪与自动思维之间存在的联系。

2)确定、评价自动思维:识别患者负性的自动思维,确定首先干预的目标。选择一个或关键的自动思维,协助来访者暴露认知曲解或逻辑错误,并加以讨论、检验、合理推论。帮助来访者认识到自己的认知、假设和所遵循的规则的不合理性,引导来访者检查自己的自动思维,在治疗者的帮助下改变自己的认知、思维与行为方式。通过反复"诘难""对峙"改变负性自动思维,放弃原有的错误认知,建立正确认知。

3)家庭作业:家庭作业是认知疗法必不可少的一部分,来访者家庭作业做得越好,就可以为来访者提供更多的自我教育的机会。通过记录,可以检查自己的思维、信念、认知并及时纠正,治疗师于每次来访时检查作业,处理上次提出的问题。在这一过程中促进来访者认知改变,纠正不适应性

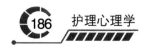 

认知,逐渐成长。

4)结束治疗:认知疗法的目的是教会来访者成为自己的治疗师,而不是由治疗者帮来访者解决所有问题。治疗结束阶段可以给来访者自我审视的过程,总结成长,启发和鼓励未来认知能力迁移。

**2. 理性情绪疗法**

(1)理论框架:理性情绪疗法是由美国心理学家阿尔伯特·艾利斯(Albert Ellis)于20世纪50年代创立的。其基本观点是,心理障碍是由于一个人所持有的非理性的、不符合逻辑的思维和信念引起的。艾利斯认为人的情绪和行为障碍不是由于某一激发事件(activating event,A)本身直接引起的,事件只是诱因,而是由于经受这一事件的个体对事件不正确的认知和评价所引起的信念(belief,B),最后导致在特定情景下的情绪和行为后果(consequence,C)。也就是说,A只是C的间接原因,B即个体对A的认知和评价而产生的信念才是直接的原因,这一理论被称为ABC理论。

(2)治疗过程:在埃利斯的"ABC理论"基础上,理性情绪疗法形成了治疗整体模型"ABCDE",A:诱发事件(activating event)。B:信念(beliefs)。C:后果(consequences)。D:诘难(disputing),应用心理学策略,对非理性的信念进行干预和抵制。E:效应(effective),用有效的理性信念和适当的情感和行为替代非理性的、不适当的情感和行为。具体治疗过程如下。①心理诊断:在与来访者建立良好的工作关系的基础上,帮助来访者建立参与治疗的信心。首先获悉来访者所关心的各种问题,将这些问题根据所属性质和来访者对它们所产生的情绪反应分类,从其最迫切希望解决的问题入手。②领悟阶段:帮助来访者认识到自己不适当的情绪和行为问题(恐惧、悲痛、愤怒的情绪或冲动行为),引导来访者认识到这些问题的原因(激发事件)与"自己"(非理性信念)有关,这一过程就是要寻找产生这些问题的"非理性信念"。分析来访者对激发事件同时存在理性的和非理性的看法或信念,并且将两者区别开来,将来访者的情绪和行为与负性自我评价等观念区别开来。③修通阶段:治疗者主要采用辩论的方法动摇来访者的非理性信念。引导来访者提供非理性信念的证据,通过对来访者非理性思维的适当对峙、反诘与证据分析,使他们真正认识到,他们的非理性信念是不现实的,不合乎逻辑的,也是没有根据的。④学习迁移:有学者把这一阶段也叫再教育阶段,一方面探索来访者是否还存在与本问题无关的其他非理性信念,并与之辩论,使来访者学习理性思维应对,逐渐形成用理性方式进行思维的习惯,这样就达到迁移学习的效果,可以通过参与解决问题训练、社会技能的训练完成这一阶段。

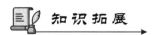 **知识拓展**

### 道家认知治疗

我国学者杨德森、张亚林、肖水源基于道家文化提出了道家认知治疗的ABCDE技术,A为应激源(actual stress)探索;B为价值系统(belief system)评估;C为心理应对方式(conflict and coping style)测评;D为道家哲学思想导入(doctrine direction);E为疗效评估(effect evaluation)。其中哲学思想包含了32字诀:"利而不害,为而不争;少私寡欲,知足知止;知和处下,以柔胜刚;返璞归真,顺其自然。"

道家哲学思想是春秋战国时期"百家争鸣"中的一个哲学派别,道家哲学思想提倡天人合一的思维方式,顺应自然的行为原则,返璞归真的价值取向,崇俭抑奢的生活信条,重生养生的人生追求。"中国道家认知治疗"的创立与发展,吸取了祖国文化中的精髓。

## （二）认知疗法的适应性与局限性

1. 认知疗法的适应性　认知疗法适用于多种疾病与心理障碍的治疗，尤其是治疗情绪障碍，对中重度抑郁特别是内源性抑郁或精神病性抑郁，需配合药物治疗；还适用于广泛性焦虑症、惊恐障碍、恐怖性强迫症、酒瘾、药瘾等；对多动、冲动等行为问题也有较好疗效；也可用于躯体疾病或生理功能障碍伴发的抑郁状态及多种不同的心身疾病，如偏头痛、慢性疼痛等。

2. 认知疗法的局限性　认知疗法忽略了来访者过去经历的作用，强调认知和信念的作用，而过去的经历可能会或多或少地与当下的问题存在一定的联系；忽视潜意识条件反射的情绪，过分重视认知情绪，忽视了条件性情绪对人的行为与认知的影响；认知疗法认为人的错误认知会导致消极情绪和行为，但没有从机制上回答认知、情绪及行为之间的关系问题；没有对心理障碍患者的心理结构进行分析，导致一旦遇到某些复杂的问题，会影响到认知疗法的治疗效果。

# 四、家庭治疗

家庭是与个体成长最密切的空间，家庭常常以某种方式影响着个体的安全感、幸福感与成长轨迹。家庭治疗是将整个家庭纳入治疗体系之中，通过相应的理论与技术促使家庭发生变化、解决家庭存在的问题、消除家庭成员的症状。

家庭治疗是基于 20 世纪四五十年代发展起来的系统论的思想。该理论认为，一个统一的整体是一个系统，它是由相互联系的部分组成的，可以根据各部分的总和以及系统中的某一部分对其他部分的影响所带来的变化来识别这个整体。依据这一观点，当个体出现非适应性行为或心理问题时，该个体的家庭系统出了问题。因此，家庭系统观点认为，理解个体的最佳方法是评定家庭成员之间的问题。

## （一）基本技术

尽管家庭治疗有多种流派，但它们都具有共同点：为了能够观察到家庭成员间相互作用的模式以及让大家都认识到这种模式，家庭治疗要求家庭大部分成员参与；干预的目标是整个家庭系统而不是个人；治疗师采取一种中立的态度以免卷入家庭中或与部分成员结成同盟；治疗师以小组形式进行工作，一些人参与互动，一些人作为观察者，其目的是加强治疗的中立性和系统的取向，也能更好地观察家庭成员间微妙的互动作用模式。家庭治疗通常采取 1 周 1 次，每次 1~2 h。

## （二）家庭治疗的目标

家庭治疗的基本目标是要打破那种使问题或症状持续存在的、不良的动态平衡，重构家庭系统，改变不适应的家庭功能结构，建立适应性良好的信息反馈机制，增强良性互动，改善家庭成员间的相互交流，提高家庭解决和应付挑战的能力，继而从根本上消除症状或解决问题，促进家庭成长。

## （三）家庭治疗流派

有多种流派，这里重点介绍以下两种流派。

1. 鲍恩家庭系统治疗　由鲍恩首先提出，因此也被称为鲍恩理论。他倾向于把家庭当作一个系统理论去理解，而不是将其当作一套干预的方法。在他的理论中提出了 6 个重要概念：自我分化、三角关系、核心家庭情感系统、代际传递、情感隔离、社会情感。

（1）自我分化是鲍恩的核心理论，自我分化指的是一个人理性与情感的分离以及自我独立。它是一种自主思考和进行反应的能力，而不是对内在或外在情感压力的自动应答。自我分化的人能够更好地平衡思想和感觉，他们拥有强烈的情感和自我反应的能力，同时也拥有强烈的情感冲动和自控能力。个体在心理精神分化的过程中,个体能够获得自我认同感,并能够对自己的知觉、思维、情感和行为承担起个人的责任。不能很好分化的人,生活会被周围人的反应所驱使,他们更缺少自主性,更倾向于对他人的言行做出情感反应,因此也更倾向于和他人发生情感纠结而丧失自主性。

(2)三角关系是鲍恩提出的另一个重要概念,他认为导致情感三角活动的主要因素是焦虑。焦虑的增加会使人们更加需要彼此情感而接近,当家庭各个成员之间出现问题时,被排除的感觉会促使成员去寻求其他人的同情,或者将第三方拉入冲突之中。第三方的卷入,可以将焦虑分散在三角关系中,从而得到缓解。鲍恩的这个理论是对家庭治疗的重要贡献,也成为家庭治疗的启蒙性观念。

(3)核心家庭情感系统:鲍恩认为,人们通常选择和他们分化水平相似的人成为他们的配偶。婚姻当中的夫妻双方都有自己的分化水平,双方分化水平越高,情感的融合就越低,关系就越可能被那些积极的成分所强化,他们的关系里会有更多的平等、民主、尊重、信任、诚实。而分化水平越低,配偶双方对彼此情感需求就越多,那么他们彼此对对方的依赖就会越深,他们会经常卷入指责、否定、非难、冲突、控制和猜疑之中。因为夫妻通常是按照他们各自的分化水平去寻找水平相当的配偶的,我们由此可以推测,夫妻双方分化水平较低的婚姻容易出现问题。因为在分化较低的夫妻关系里,他们会过度依赖对方来满足自己的需要,而他们自己也会采取过度帮助或牺牲自我的形式去满足对方的需要。

(4)代际传递主要指孩子的各种行为和父母有一定的相关性,就是在父代和子代之间的一种传递。代际传递,可以是传递优质的身心特征和社会特征,同时也可以传递一些不良的身心特征和社会特征。

(5)情感隔离是一种心理防御机制。当我们遇到自己难以解决并会使我们陷入焦虑的事情时,使用情感隔离,可以有效缓解焦虑情绪,获得一种"置身事外"的解脱感。这是情感隔离的成因和作用。情感隔离只是一种工具,滥用是有害的,但也不应视若牛鬼蛇神,合理适度地使用才是健康生活的方式。

(6)社会情感可以理解为情感不仅是个体的心理特质,它更多的是作为一种突破个体的关系而存在,是社会意义或象征符号的载体。情感社会学认为,没有孤立存在的情感,情感深深植根于社会政治、经济、文化的背景网络之中,其生成和固化有着深刻的社会制度烙印。幼儿的情感社会化不是一种自然而然的产物,而是幼儿与他人、环境、制度互动的结果。这个结果既是幼儿的一种主动选择,也是社会的一种刻意建构。

2. Minuchin 结构派家庭治疗　　Minuchin 于 20 世纪 60 年代早期开始他的家庭治疗职业生涯。当时他发现有问题家庭共有两种模式:一些家庭缠结,处于混乱并且紧密的相互联结;另一种家庭则脱离、孤立、看似无关。这两种家庭类型都缺乏对权利的清晰界线,过于纠缠的父母过分卷入到他们的子女之间,由此丧失了父母的领导权和控制权。结构派家庭治疗提供了这样一个蓝图,并且提供了组织策略治疗的基础。结构派家庭治疗有 3 个最基本的组成要素:结构、亚系统和界线。家庭结构是指家庭成员在角色分配、权威性、情感界线、家庭联盟以及相互作用等方面的一致性模式;家庭中每一个成员就是一个亚系统;每个亚系统要由"界线"来保护,保证每个亚系统可以正常地执行功能。Minuchin 把界线分为 3 种类型:①僵硬型,它的特点是限制型,亚系统间只有有限的沟通,看似独立,但导致分离;②模糊型,表现为情感缠结,表面上是能够获得强烈的情感支持,但是代价是牺牲了自由;③清晰的界线,是正常的界线,有很好沟通,又能发挥亚系统功能。

### (四)家庭治疗的过程

1. 准备阶段　　治疗者要了解家庭成员,准备纳入能够参与治疗的家庭成员,准备家庭治疗的基本设施,记录工作的准备及知情同意书,还要处理自己的情绪,包括治疗前的焦虑情绪等。

2. 治疗过程

(1)加入家庭:这是治疗的一个关键步骤,治疗者在这个阶段要和家庭中更多的成员接触,向家庭成员介绍治疗的基本设置、治疗环境、录像和录音等事宜,初步了解成员的各种特点及表达方式,了解家庭的结构与关系。

(2)认识家庭:通过访谈,了解目标问题详细信息,包括主要表现、持续时间、发展与演变过程,曾进行过何种处理。掌握每个成员在家庭中所扮演的角色以及相互之间的关系,并绘制家庭结构图(一般为三代)。评估家庭模式、制定治疗方法和评价治疗效果。

(3)评估:评估包括家庭沟通模式、家庭结构、家庭生活周期、家庭维持作用、家庭解决问题的方式、家庭文化背景、原生家庭的影响等。

(4)探索:在与家庭的访谈中,对眼前的家庭进行思考与分析,对他们的表现给予评估,提出自己的假设。但这种假设是否成立,还要有一个探索的过程。也许,通过更多的探索,治疗者会获得更多的信息,不支持前假设,要不断地与家庭互动和探讨,及时调整和改变。

(5)促进变化:治疗者可以通过活现家庭情景、循环提问、假设性提问、阳性赋义、角色扮演、家庭雕塑等多种技巧,把握谈话方向,不纠缠过去,着眼于此时此刻,拓展家庭成员对问题的视野,积极探讨和发展新的应付策略,促进家庭气氛向开放、民主、相互信任和尊重以及轻松愉快的方向发展。

(6)家庭作业:家庭作业有利于将治疗者所取得的工作成效持续地保持下去。在设计作业时,治疗者要明确自己的目的,也要考虑到家庭的特点,不可千篇一律。家庭作业可以是观察性的,主要是帮助家庭成员对自己习以为常的行为方式进行反思。也可以是操作性的,就是根据家庭存在的问题提出一些针对性较强的操作性建议,比如父母减少对孩子的干涉。

(7)结束治疗:每次治疗结束前5～10 min,治疗者要对当次访谈有一个简短的小结,提出自己对家庭格局和家庭关系的看法。在这个过程中,治疗者要善于从访谈的资料中提取对自己有用的信息,从家庭成员身上发现积极的资源,对每一位家庭成员的表现给予肯定性的评价,让家庭充满希望,与此同时给家庭提出一些有意义的值得他们思考的问题,让他们反思。

治疗次数视具体情况而定,最终促使家庭系统发生可见的变化。这是家庭治疗的关键,也是具体而实际的目标。

## 五、团体心理咨询与治疗

从严格意义上讲,团体心理治疗与前述各种疗法不能并列,因为它更多的是一种组织形式,在这个形式中,可以应用上述各种方法开展治疗过程。但"团体"形式本身也是一种方法,起到治疗与带动效应,团体的组合是"1+1"大于"2"的效应,在这一层面上,团体心理治疗不单单是一种组织形式,也可以说是一种治疗方法,因此,不再另列章节,在此一并介绍。

### (一)团体心理咨询与治疗简介

团体心理咨询与治疗是在团体情境中提供心理帮助的一种心理治疗的形式。通过团体内人际交互作用,促使个体在互动中观察、学习、体验,认识自我、探讨自我、接纳自我,调整和改善与他人的关系,学习新的态度与行为方式,发展良好的生活适应的过程。

团体心理治疗,一般是由1～2名领导者主持,治疗对象可由8～15名具有相同或不同问题的成员组成。治疗以聚会的方式出现,可每周1次,每次1.5～2.0 h,治疗次数可视来访者的具体问题和

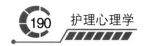

具体情况而定。团体心理治疗为每一位来访者都提供了一种与团体其他成员互动的机会,使他们尝试以另一种角度来面对生活,团体成员自然形成一种亲近、合作、相互帮助、相互支持的团体关系和气氛,通过观察分析别人的问题而对自己的问题有更深刻的认识,并在别人的帮助下解决自己的问题。

**(二)团体心理治疗的分类**

1. 从理论上　团体心理治疗理论上可以分为 4 种。

(1)活动团体:加强社会技能的团体,例如职能复健团体。

(2)支持性团体:领导者所扮演的角色比较接近知识上的教育者,精神疾病患者的家属团体可以采用这样的团体形式。

(3)问题导向团体:例如戒酒团体:成员彼此支持,尝试辨认阻抗,探讨发展性因素和应对策略。

(4)动力取向团体:包含所有心理治疗与团体治疗的内涵,希望达到最终的内在改变。强调自我觉察、自我发现、自我认定和发展个人潜能,焦点也在个人内与人际间互动。

2. 从团体形式上　可以分为 3 种不同类型。

(1)结构式与非结构式团体治疗:结构式团体心理治疗是指事先做了充分的计划和准备,安排有固定程序活动,让组员来实施治疗的团体;非结构式团体心理治疗是不安排有程序的固定活动对组员实施治疗。

(2)封闭式与开放式团体治疗:开放式团体治疗是指组员不固定,不断更换,新组员有兴趣可以随时加入的团体;封闭式团体是指一个固定团体,从第一次聚会到最后一次活动,其组员保持不变,一起进入团体,一起结束。

(3)同质式与异质式团体治疗:同质式团体治疗指团体组员本身的条件或问题具有相似性;异质式团体治疗是指组员自身的条件或问题差异大,情况比较复杂,如年龄、经验、地位极不相同的人,组员所抱有的问题也不同。

**(三)团体成员职责**

1. 领导者的职责　领导者是组内发生变化的主要策划者。成员们的作用很重要,但是主要是由领导者创造治疗性氛围,并负责引导团体的焦点。这并不意味着由他完全性的咨询和谈话,而是承担不同的多个责任,包括:了解主题或话题;提供良好的气氛;引导焦点;对每个成员保持觉察;掌握时间;分配陈述时间。

2. 团体成员的职责　在治疗期间,团体成员就大家所共同关心的问题进行讨论,观察和分析有关自己和他人的心理与行为反应、情感体验和人际关系,从而使自己的行为得以改善。

**(四)基本原则**

团体治疗并不像个别治疗那样有一套相对完整和系统的理论,各种团体治疗都有很大差异,但无论哪一种团体治疗都强调心理问题、行为问题及各种适应问题是在人际交往中或特定的社会环境下产生、发展和维持的,那么解决这些问题就必须通过集体关系的功能来实现,这一点是团体治疗所依据的最重要的理论思想。因此,各派团体治疗都十分强调群体关系的重要性。

**(五)团体治疗目标**

行为主义的研究者确定了两种类型的团体治疗目标:过程目标和结果目标。过程目标是指团体进展相关的目标。比如,过程目标可以帮助成员提高在组中的舒适水平,增加开放性,学会用更有效率的方式与别人交流。尽管关注于过程目标可以是团体的一个很有价值的方面,但团体的基本目标是关心个人的结果目标。结果目标是指那些与成员生活有关的行为变化的目标,如人际关系的改善,感受到更适度的自尊、爱与被爱的情感等。需要强调的是,把注意力集中于关心成员的治疗团体比那些主要关注于成员间相互作用的团体更有益。

### (六)团体咨询与治疗过程

治疗一般分为 3 个阶段。

1. 讲解阶段 由领导者讲解团体治疗的目的和意义,团体成员的特征,讲解人应用通俗易懂的语言,深入浅出而又具体生动地把科学道理讲清楚。并且要强调成员的主观能动性在促使问题向有利方面转化的重要性,鼓励成员在团体中敞开内心世界,积极主动地参与。能否形成生动活泼的治疗气氛,往往取决于讲解人的经验和技巧。

2. 讨论分析阶段 启发和引导成员联系自己的情况进行讨论和分析。这是治疗中最重要的一环。只有通过讨论,才能把科学知识消化,转变成成员自己的知识。这一阶段开始时要鼓励成员自己谈,鼓励任何愿意倾吐的意图,不要急于解释和分析。而且在整个阶段中,都应以成员自己诉述或相互讨论为主。领导者的任务只是中介者和催化者,使讨论向深度和广度发展,并引向正确的方向。有时需要事先进行个别工作,特别是那些在集体中很少开口的成员,常需给以个别帮助。既不要出现"冷场",又不希望由个别人"包场"。对于讨论中发现的共同性的问题,应引导大家较深入地讨论。

有时,邀请已经康复的成员回到团队现身说法,常能收到特别显著的效果。因为他们常常有较深的体会,有较生动的实例,可以较详细地描述当时的想法、情绪和反应。他们的谈话,使有同类问题的成员感到亲切可信,产生共鸣,并从中体会到正反两方面的感受而获得积极经验。

3. 制订康复规划阶段 在经过充分讨论以后,让成员结合自身情况制订出个人的康复规划。规划可以在团体中交流,让大家一起来讨论、借鉴。必要时为能够顺利结束治疗,避免成员依赖团队性焦虑,可以附以短时激励与鼓励性讨论,以利于成员结束治疗后顺利过渡与迁移治疗效果。

团体心理治疗的形式非常多样:参与者可以有特定精神科诊断,也可以没有;领导者可以参与其中,也可以作为观察者;团体可以是开放式的,也可以是封闭式的;团体治疗或许有特定主题,例如戒酒、加强对精神药物的认识、出院准备,也可以没有固定主题,例如人际互动团体。

### (七)团体心理治疗的局限性

在团体治疗中,个人深层次的问题可能暴露不充分,个体差异难以照顾周全;主持者把握不当或有的组员间不充分了解彼此状况可能会暴露令其他成员敏感的信息,致使有的组员可能会受到伤害;在团体治疗过程中,成员可能会获得的关于某个人的隐私,事后可能无意中泄露出去,给当事人带来不便;团体治疗对领导者的要求较高,既要调动气氛、把握全局,又要避免带领集体会给组员带来负面影响。

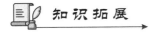 知识拓展

**接纳承诺疗法**

接纳承诺疗法(Acceptance and Commitment Therapy,ACT)是由美国著名的心理学家斯蒂文·海斯(Steven C. Hayes)教授等于 20 世纪 90 年代基于行为疗法创立的新的心理治疗方法,是继认知行为疗法后的又一重大的心理治疗理论。ACT 与辩证行为疗法、内观认知疗法一起被称为认知行为治疗的第三浪潮,是认知行为治疗的最新发展。

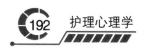

ACT 的目标是提高心理灵活性:即提高心理改变的能力或坚持功能性行为以达到价值目标的能力。通过正念、接纳、认知解离、以自我为背景、明确价值和承诺行动等过程以及灵活多样的治疗技术,帮助来访者增强心理灵活性。

◀ **本章小结** ▶

本章简释了心理咨询与心理治疗及其开展过程中应遵守的伦理与职业道德规范、技术规范等。介绍了护理工作中常用的心理咨询方法与技巧,包括精神分析疗法、行为疗法、认知疗法、家庭治疗与团体心理咨询与治疗等,每种疗法有其适应性与局限性。实际临床工作中,依据治疗目标,选择适当的治疗方法,设置规范治疗程序,达成治疗目标,促进个体、家庭或团体成员通过学习、迁移实现自我成长,提升心理能力,促进临床疾病康复。

## 练习题

**一、单项选择题**

1. 心理咨询与治疗最重要的目标是(　　)

   A. 双方建立"帮助者与求助者"的人际关系　　B. 从心理学角度寻找问题的成因,分析成因

   C. 治疗者能引导来访者自我觉察　　D. 来访者表达自己需要并获得满足与成长

   E. 个体学习、内化与迁移

2. 团体心理治疗中,领导者的职责不包括(　　)

   A. 对每个成员保持觉察　　B. 创造治疗性氛围,并负责引导团体的焦点

   C. 完全性的咨询和谈话　　D. 了解主题或话题;提供良好的气氛

   E. 掌握时间,分配陈述时间

**二、简答题**

1. 简述心理咨询与心理治疗对从业人员的要求。

2. 简述心理咨询与心理治疗工作中应遵循的伦理学原则。

3. 简述心理咨询和心理治疗的原则。

4. 简述在本章学习过程中学到的心理咨询与治疗的方法,并简述其基本原理。

(张红星)

参考答案

# 第十章　心理护理

知识归纳

░░░░░░ **学习目标** ░░░░░░

【知识目标】
1. 掌握心理护理的概念、要素、目标,心理护理评估的内容。
2. 比较心理护理与心理治疗的区别,举例说明临床各科患者的心理特点。

【能力目标】
1. 能够运用心理护理程序指导临床心理护理实践。
2. 能够运用常用的心理护理方法为患者提供心理护理。

【素质目标】
理解并遵守心理护理的道德要求,能够运用唯物辩证的方法,提升自己的科学精神及专业技能,满足患者个性化的心理需要。

## 第一节　心理护理的程序与方法

**综合案例**

某大学教师,男,45 岁,平素体健,事业有成,前景辉煌,家庭和睦,孩子年幼。他在一次例行的健康体检中被确诊为晚期肝癌。面对突如其来的巨大打击,该患者陷入了极度的绝望。

护士甲对癌症患者的处境十分同情和关注,很想用自己的满腔热情来帮助患者,减轻其因意外打击而造成的巨大心理压力。她采用说教的方法,鼓励患者要坚强,要勇敢面对,以期帮助患者改变低落的情绪。

护士乙凭借自己丰富的临床经验,引用心理治疗的基本技术,用"解释、安慰、保证"等方法,苦口婆心地劝慰患者,用"早期可以治愈"等话语安慰患者,力求给患者增添生活的希望(保证技术)等。

护士丙了解此类患者面对突然打击时的强烈情绪反应大多比较短暂,她一边守候在患者身边,一边观察着患者的情绪反应;同时采用多种方法,收集了该患者的许多信息(如本科、教师职业、孩子年幼、夫妻恩爱等),比较充分地理解患者的内心冲突,了解到该患者具有知书达理、比较开朗、深

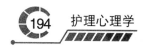
爱家庭、热爱生活等特点。她打算通过更深入的临床观察、心理测验等,对患者的人格特征和心理动态有更全面的掌握,以便以此为依据,选择较适宜于该患者的调控对策。请思考:

1. 请分析以上3位护士做法的优缺点。

2. 针对该患者的情况,应如何实施心理护理?

3. 要成为一名合格的护士,应如何优化自己的知识结构,以体现科学精神及专业价值?

案例解析

心理护理是指在护理的全过程中,护士通过不同的方式和途径,积极地影响患者的心理活动,缓解或消除患者的不良心理状态和行为,帮助患者在其自身条件下获得最适宜身心的状态。广义的心理护理,不拘泥于具体的方法与形式,泛指能够积极影响患者心理活动的护士的一切言谈举止。狭义的心理护理,特指护士以心理学的理论和技能为指导,按照一定的程序,帮助患者达到自身最适宜的身心状态。

不同于既往同类定义中"促进患者身心康复",本定义中的"最适宜的身心状态"可以涵盖所有的患者,包括现代医疗无法救治的临终患者。"最适宜的身心状态"不仅与疾病严重程度有关,更取决于患者自身的主观体验。即使是临终患者,也可因自身的主观体验不同而呈现不同的身心状态,或平静面对、接受死亡,或心事重重、恐惧死亡,前者即为获得了最适宜的身心状态。还应注意,"最适宜的身心状态"是动态的、相对的,随时可能因为影响患者主观体验的因素的变化而出现波动。

心理护理的概念,不仅强调运用心理学的理论和方法,更要求实施者紧密结合护理专业的临床实践,倡导充分发挥护士与患者最密切接触的专业优势,致力于研究和解决患者合并的心理问题,为患者营造良好的心身健康氛围等。但是,心理护理不等同于心理治疗,二者既有联系又有区别。二者虽有相同的实施对象,但各自的侧重点不同。心理治疗侧重诊治焦虑障碍、恐惧障碍、人格障碍等患者,主张运用心理学的理论和技术协同精神医学专业手段。心理护理更侧重精神健康人群的心理保健,强调对心身疾病、躯体疾病而无明显精神疾患患者及健康人群提供心理健康的指导或干预。

## 一、心理护理的目标

实施心理护理不宜模仿或照搬心理治疗技术,必须紧扣护理过程的每个环节,借鉴"他山之石",逐步发展成为具有护理专业特色的系统理论和运用技术。需要指出的是,心理护理亦不同于一般的人生观、价值观等思想教育工作,心理护理的效用随时、处处体现在护士与患者交往的举手投足之间。

心理护理的目标是针对患者的护理诊断,希望通过心理护理使患者的不良心理状况得到良性改变,是检验心理护理效果有效性的标准。心理护理目标可分为阶段性目标和最终目标。阶段性目标是护士和患者建立良好的护患关系,实现有效沟通,通过满足患者的需要、调节患者的情绪、缓解患者的心理社会应激、增强患者的适应和应对能力、处理患者的身心反应等,使患者在认知方面、情感方面和行为方面逐步发生有益的改变。最终目标是帮助患者获得最适宜的身心状态,促进其疾病向健康的方向发展。

### 知识拓展

**有意识心理护理和无意识心理护理**

有意识心理护理:即狭义概念的心理护理,要求护士主动运用心理护理的理论和技术,有依据、有设计地满足患者的个体化需求或帮助患者调控不利其达成身心适宜状态的负性情绪反应等。

无意识心理护理：即广义概念的心理护理，要求护士了解其与患者互动过程中的一切自身言谈举止，都应以积极影响患者的心理活动为准则，避免其无意识间不当言行可能给患者身心造成的不利影响。

## 二、心理护理的要素及作用

### （一）心理护理的基本要素

心理护理的基本要素是指对心理护理的科学性、有效性具有决定性影响的关键因素，包括四个方面：心理护理的主体（护士）、心理护理的客体（患者）、心理护理过程中问题解决的方法体系（心理学理论及技术）、心理护理的具体目标（患者的心理问题）。四个基本要素相互依存、彼此相扣。

### （二）心理护理基本要素的作用

1. 心理学理论及技术是科学实施心理护理的指南　临床心理护理的实施是否具有科学性，在很大程度上取决于实施心理护理的护士是否较好地掌握了指导实践的心理学理论和技术。大量临床实践表明，仅停留于经验之谈、类似于做思想工作的"教育、帮助、劝说"，在解决患者心理问题方面的作用有限。心理学的理论和技术可以科学指导护士在临床心理护理的实践中把握患者心理反应的一般规律，深入分析具有个体差异的患者发生心理失衡的不同原因，客观地评估患者心理问题的性质及程度，选择恰当有效、因人而异的心理护理对策。在临床护士中加强心理学知识、技能的普及，是确保心理护理科学性的首要环节。

2. 心理问题的准确评估是优选心理护理对策的前提　对患者进行心理问题的准确评估，首先要解决"心理问题"概念的界定。患者心理问题是指患者的心理状况不佳，轻重程度从心理偏差到心理失衡或危机不等。"焦虑、抑郁、恐惧、愤怒"等患者常见的心理反应，只是心理问题的表征，既非其心理问题的全部，也非某类疾病的患者所特有，就如同临床常见的"发热、恶心、呕吐"等，仅是疾病的表征，反映疾病的一个侧面，为各科疾病共有。但是，这些负性情绪在性质、程度等方面的差异却可以为患者心理问题的诊断提供重要依据。

3. 患者的密切配合是有效实施心理护理的基础　在实施心理护理的过程中，要想得到患者的密切配合除了要在与患者充分沟通的前提下，建立信任的关系之外，护士还要根据患者自身的个性特征，尽可能地采用他们比较容易接受的实施方式，这样心理护理的效果会更理想。对于心理素质比较好的患者，心理护理的重点在于调动他们的内在潜力，强化他们对疾病的心理承受能力，帮助他们掌握积极的心理防御机制，以利于他们在治疗疾病的过程中达到心理平衡。对于心理素质较差的患者，实施心理护理的过程应着重注意控制其周围的干扰因素，尽量减少因不良刺激给患者造成的心理压力。只有这样，才能使患者对心理护理的实施产生共鸣和密切合作，切实提高心理护理的有效性。

4. 护士的积极职业心态是优化心理护理氛围的关键　护士的积极职业心态是指护士在面对患者时，能够始终如一地保持稳定健康的心态，主动热情地投入工作，为患者着想。与患者交往时，举手投足间体现对患者身心状态的积极影响，将心理护理渗透到临床护理中的每一个环节中。护士积极的职业心态是心理护理要素中的要素，是"最本质、最基础的心理护理"。当下护理工作质量的评判标准中，并无心理护理的客观评价体系，心理护理的实施及效果很大程度上取决于护士的职业心态。积极的职业心态对形成良好护患氛围也具有决定性的影响，而这种氛围是直接影响患者身

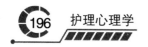

心康复的重要社会环境因素。护士只有具备积极的职业心态，才会在无形中积极地影响患者，她的言行举止才会得到患者的尊重。同时，积极的职业心态也是护士积极地掌握心理学知识、研究患者存在的心理问题及实施适宜护理对策的内在动力。

### 三、心理护理的实施程序

心理护理程序是护理程序在临床心理护理过程中的实际运用，是以促进人的心身健康为目标所进行的一系列连贯的有计划、有评价、科学动态的系统活动。包括心理评估、心理诊断、制订心理护理计划、心理护理的实施及心理护理效果评价 5 个阶段。

#### （一）护理对象的心理评估

心理护理评估时需要了解被评估者是否有心理问题。如果有，问题的性质是什么？程度如何？可能的原因是什么？以便选择适宜的干预对策。心理评估是心理护理程序的第一步，也是贯穿整个心理护理过程的重要的、基础的一步。心理评估包括对患者心理的初始评估和深入评估。

1. 患者心理的初始评估　指患者初入院阶段（入院 24 h 内），护士以良好的沟通态度和技巧赢得患者的信任，与患者建立良好的信任关系，采用观察、询问和量化评估等方法评估患者的心理状态，综合分析评估的结果，获得患者心理状态"适宜"或"存在问题"的结论。心理状态适宜的患者，初始评估即完成；心理状态存在问题的患者，需要进一步做深入评估。

2. 患者心理的深入评估　评估对象既包括初入院阶段"存在问题"的患者，也包括初始评估"状态适宜"、在其入院后治疗阶段由各种因素引发问题的患者，深入评估的重点是患者心理问题的性质、程度及其原因，通过收集的信息及观察到的现象去解释这些信息及现象背后的心理实质，科学地解释这些心理事实产生的原因，以便为其制定干预对策提供依据。

#### （二）做出心理护理诊断

根据所搜集的信息资料，认真分析研究，弄清问题的实质，寻找患者现存的和潜在的影响健康的主要心理问题及其原因、诱因，进而确定护理诊断，提出护理目标，作为制订护理心理计划的依据。在全面采集患者心理信息的基础上做出护理诊断，需要确定以下几点（图 10-1）。

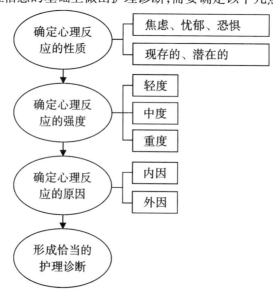

**图 10-1　心理护理的诊断过程**

1. **确定患者心理反应的性质**　例如,是以焦虑为主,还是以忧郁或恐惧为主;同时确定患者的心理问题是现存的、还是潜在的。

2. **确定患者心理反应的强度**　例如,如果患者的心理反应以焦虑为主,患者的焦虑是轻度、中度还是重度。

3. **确定引起患者心理反应的原因**　搞清患者心理问题的原因是为了帮助患者从根本上解决问题。引起心理问题的原因很复杂,与疾病的性质,患者的性格、社会阶层,患者对疾病的态度及重要关系人对患者疾病的态度等密切相关。如患病后的焦虑,一些人可能是由于患病后对疾病缺乏认识引起,一些人可能是担心经济负担引起,另一些人可能是担心生病后影响工作或家庭生活引起;再如对疾病的反应,一些人认为疾病是难以忍受的,而一些孤独不幸的人可能认为只有生病时才会受到较多的关心,这些人可能对疾病的心理反应较低。

### (三)制订心理护理计划

心理护理计划的制订应针对患者的心理问题,提出解决问题的具体方案和措施,要求措施依据正确、切实可行,并能体现个体化的互利原则,是护士运用专业知识来解决心理问题的关键步骤。

制订具体的心理护理计划时,除针对患者所面临的具体情况、患者的功能水平和心理需要外,还需考虑患者的社会文化背景、生活习惯、家庭环境、职业状况等。计划应具体、实用、灵活、可评价。如果患者的行为表现有焦虑、抑郁等心理反应,但拒绝承认,护士可采取以下方式使患者认识自己所面临的问题。①以总结谈话的方式使患者明确自己所面临的问题,澄清自己的感觉。②关切地询问患者行为的动机,使本人明确自己行为的真正原因。③不要阻碍患者表达无助及愤怒的情绪,当患者将情绪投射性地转向护理人员发泄时,要寻找患者发泄的原因。④如果患者由于心理反应严重,或有依赖的人格倾向,对护士过分依赖,各种问题都需要护士解决,护士可暂时接受患者的依赖感,后逐渐帮助患者恢复自理。

### (四)实施心理护理

患者心理状态是共性与个性的对立统一,既有个体差异,又有许多共性规律。实施心理护理时,应首先考虑患者的共性规律、心理护理的总体对策和实施原则,再结合患者的个性特征,在具体操作中举一反三、灵活应用。如不同年龄阶段的患者,其心理应激的表现形式各有特点,但无论是哪种反应形式,都源自其"解除病痛、尽早恢复"的本质需求。护士实施心理护理的主导策略即为满足患者本质需求,再结合患者的年龄等特点,归纳出具有针对性、行之有效的操作模式,以缓解各类患者的心理冲突。

探索适用的规范化临床应用模式,是心理护理质量的重要保障。如针对科室特点和具体情境,制定较为统一、规范的专用解释性语言,减少因护士个体因素给患者造成的医源性心理负担,促进患者身心康复。在具体实施过程中还应注意保护患者的隐私,最好有一个较为独立的空间,便于患者说出压抑在心里的问题或情绪。

### (五)心理护理效果评价

1. **评价内容**　个人心理方面,可从认知、情感、行为等方面来评价。在临床上也可依症状改善、问题的处理、生活适应能力的变化等层次来评价,如对"严重抑郁、有明显自杀倾向"的患者实施危机干预后,需评价患者的危机是否得以化解,情绪状态是否较前明显改善,患者的低动力状态是否有所提高。护士要根据患者的心理动态变化及行为方式及时调整干预对策,以便增强心理护理的科学性。

2. **评价方法**　患者心理护理效果的评价不能仅限于心理测评,这样既有失偏颇,也不符合临床实际。应综合多种手段进行评价,临床常用观察法、访谈法和量表法。定性评价中观察者可以是医护人员、患者家属或患者本人,评价来源不同,评价动机不同,所得到的评价结果与意义也会有所不同。当前研究观点认为,患者的主观报告是最重要的,能真实反映治疗效果。因为疗效常关系到症状消减与否、困难消除与否、心理痛苦减轻与否等,患者自己最清楚自己的内心感受。唯一要考虑的是患者评价的动机如何,这会影响所得结果的可靠性。但一般情况下,没有理由怀疑患者评价的可信性。家属或周围人的观察,常涉及患者跟别人相处情况、社会化情况、环境适应的程度等。专业人员的定性评价,常包括症状的消减、行为的变化、适应能力的增减、性格上的成熟与否等。量化评估主要涉及两个因素,一是适用工具,指信度和效度较高的心理状态评定量表;二是适宜标准,即对适用量表建立相应的患者常模。

## 四、心理护理的常用方法

心理护理的基本方法是以护理心理学理论体系为指导,以良好的护患关系为桥梁,通过护士的言语、表情、姿势及行为解决患者的心理问题,满足患者的心理需要,使患者在良好的心理气氛中接受治疗及护理,尽快康复。常用的方法主要有以下 5 种。

### (一)心理支持法

1. 信息支持　个体的心理反应和心理状态受其知识、信仰及随之发生的对知识的渴望的强烈影响。实施心理护理时,对患者提供信息支持并使其保持在一定水平,可促使患者产生符合现实的期望值,减少因"不了解信息"产生的恐惧、压力和疑惑,增加患者的自我控制感及心理安全感,使患者发挥自己的主观能动性,更好地配合治疗及护理。

(1)提供"专业化"信息的前提:患者真正希望获得信息,已做好接受信息的准备,且处于适当的情绪状态。

(2)提供信息支持的原则:①营造氛围。注意选择适当的地点、时间,营造一种有利于干预者与患者之间交流信息、互相支持的氛围。②监督运作。确定承担信息支持任务的医护人员,并督导其实施过程中根据患者的需要和能力给予足够信息。③保证信息适宜。为患者提供的信息应是恰当、合适的,应保证提供信息的完整性和专业性,在患者的基本理解水平范围内,符合患者的现实期望水平,有助于提高患者依从性,同时还应注意医护合作,保证小组中各成员都明确每个患者的照护计划并及时更新。

2. 情感支持　包括帮助患者度过一段他们可能会经历许多不同情感的时期,如应对恐惧和焦虑、平息愤怒、应对损失和悲伤,在患者经历困苦期间给予其情感支持。简言之,情感支持旨在帮助患者感觉到更舒适,体验基本照护关系的行为,它并不直接关注患者解决问题或摆脱烦恼的情感反应,而是促进情感过程。

提供信息支持时,也需贯穿情感支持,高效率的心理干预者介绍核心信息后,会鼓励患者表达其对刚接受信息的反应。患者的反应包括其对信息的即时想法和感知,但其情感反应更重要,因患者情感反应等因素可能决定其如何应对信息及其记忆信息的准确程度。

### (二)心理疏导法

心理疏导法是指护士在与患者的沟通过程中,对患者不良的心理状态进行疏通和引导,以消除心理问题,促进患者心理健康的过程。

1. 心理疏导的目的　心理疏导的目的是调动患者自身的潜能来解决自己的问题,主要包括以下几个方面:①使患者能客观了解自己的境况;②帮助患者了解自己应付困难的能力;③鼓励患者建立适当的心理宣泄途径；④引导和帮助患者培养稳定的情绪。

2. **心理疏导的过程**　心理疏导的过程包括：①护士主动了解患者的个性、意志、情绪和认知,制定护理方案；②帮助患者分析自己存在的心理压力；③综合分析患者的心理问题,采取有针对性的措施；④帮助患者改变自己,解决自己的心理问题。

### (三)认知疗法

认知疗法主要关注患者非功能性的认知问题,通过患者对自己、他人或其他事的看法和态度的改变来解决自己的心理问题。

1. **理论基础**　认知理论认为,个体对自己和内因现象所持有的看法是个体采取和表现行为的基本依据,认知过程是行为和情感的中介,个人的想法、情绪与认知有关,不良情绪的原因在于人们对外界刺激信息的看法和评价。

2. **认知疗法的基本步骤**　①讲解患者所患的疾病、治疗情况及进一步治疗需要配合的情况,鼓励患者说出对自身疾病的看法,引导患者从客观的角度进行自我审查。②帮助患者理清思路,确定情绪、行为背后不正确的认知观念。③帮助患者改变自己负性情绪的想法,阻断负性认知和情绪行为问题间的恶性循环。④帮助患者建立新的观念和认知,制订练习计划,逐步改变自己的态度和行为。

### (四)行为矫正训练法

行为矫正训练法是行为治疗的一种基本方式,常用方法包括放松训练法、生物反馈技术、系统脱敏疗法、快速暴露疗法、模仿训练等。

1. **理论基础**　行为矫正训练法的理论基础为学习理论,行为矫正的过程就是消除不良行为和建立适应新的行为过程；运用条件反射来增强令人满意的结果或者减弱令人不快的结果,达到控制疾病行为和改变行为方向的目的。

2. **护士辅导患者行为矫正的主要步骤**　①问题行为的调查及确定,分析和观察患者的不当行为。②评估个人发展和社会因素,找出问题行为的关键,做出界定。③分析行为变化的发展因素,设立具体的矫正目标。④设立评价标准,符合患者的实际情况和要求。

3. **行为矫正常用的方法**

(1)放松训练法：常用方法有深呼吸控制训练和渐进式松弛方法。

1)深呼吸控制训练：是最简单的放松方法,其原理是通过教导患者进行缓慢、有一定的深度、节律均匀的呼吸,将患者注意力转移到呼吸动作,使交感神经的兴奋性降低,心率减慢,从而缓解焦虑情绪。在训练的开始,先让患者正常呼吸,然后让患者做深呼吸,最好用腹式深呼吸,在每一次深呼气后说"松弛",并指导患者不断地练习。在练习的过程中,可以使用肺部的图片说明,使患者将自己锻炼过程中的肺部变化具体视觉化。

2)渐进式松弛方法：一般需要患者衣物舒适,在环境安静、不受干扰的地方,最好在进餐后 1 h 后进行,每次 20 min 左右,每日 1 次,1 个月后会有良好的松弛效果。松弛步骤如下：闭上眼睛,深呼吸,并想象自己在一个非常安静的海滩上；身体从上到下的肌肉开始紧张,然后再松弛,紧张与松弛的时间比例为 1：2；在松弛的同时暗示自己"我的呼吸很平稳,我的心跳很稳定"；每次全身紧张-松弛的时间为 2~3 min,如此反复进行,持续 20 min。完成后等 1~2 min 睁开眼睛。

(2)生物反馈技术：也被称为心理生理反馈,是运用学习来自我调节自主神经系统以促进健康的一个治疗手段。它是将人们意识不到的生物电活动转变为以视觉或听觉呈现出来的、易于患者理解的信号,并在专业人员的指导下,了解自身的机体状态,学会有意识地控制自身不随意运动。近年来许多研究表明,应用生物反馈疗法对多种心身疾病有较好的疗效。

（3）系统脱敏疗法：是行为治疗的一项基本技术。它认为人的行为，无论是功能性的或非功能性的、正常的或病态的，都是经过学习获得，而且也能通过学习而更改、增加或消除。其核心理念就是让求助者用放松取代焦虑和恐惧。系统脱敏疗法的创建者美国心理学家沃尔普将其分为3个主要过程：放松训练、构建焦虑等级和脱敏训练。

1）放松训练：放松训练一般会让患者自然靠在沙发上，找到最舒适的位置，双臂自然下垂，想象自己处在放松情境中。在具体运用中，可以引导有恐惧、焦虑等问题的人回忆最开心的一次游玩、想象最想做的事情，同时用轻柔、愉快的声音引导对方依次放松头、颈、肩、胸等身体各个部位。放松练习一般需要6～10次，每次历时半小时，每天1～2次，反复训练直至对方能在实际生活中运用自如、随意放松的娴熟程度。

2）建构焦虑等级：包括两个内容。①找出所有使患者感到恐怖或焦虑的事件或情境；②让患者把引起焦虑的事件或情境排一个顺序，从小到大给刺激物打分。采用五等和百分制来划分主观焦虑程度，每一等级刺激因素所引起的焦虑或恐怖应小到足以被全身松弛所抵消的程度。

3）脱敏训练：按照对方反馈的焦虑等级表由小到大逐级脱敏。让患者想象最低级的刺激事件或情境，当他确实感到有些紧张时，令其停止想象并放松全身，待患者平静后重复上述过程。每次放松后，再询问患者有多大程度的焦虑，若以百分制计算，超过25分的焦虑指数就需要重新放松，反复次数不限，直至患者如此想象不再感到紧张焦虑为止，此时算一级脱敏。接着，让患者想象更高一级的刺激事件或情境，然后全身放松，反复多次，逐级而上，适时放松，加强巩固。

在使用系统脱敏法时，需要注意：帮助求助者树立信心，希望对方积极配合；在引起焦虑的刺激出现或者存在时，要求患者不出现回避行为或意向，这一环节对治疗至关重要；每次治疗后，要与求助者进行讨论，对正确的行为加以赞扬，以强化求助者的适应性行为。

### （五）音乐疗法

科学、系统地运用音乐的特性，通过音乐的特质对人的影响，协助个人在疾病或者残障的治疗过程中达到生理、心理的整合，并通过和谐的节奏，刺激身体神经肌肉，使人产生愉快的情绪，使患者在疾病或者医疗过程中身心改变的一种治疗方式。

1. 音乐疗法的方式

（1）被动式：患者是倾听者。通过听音乐的方式使患者的精神、神经系统得到调节，从而达到治疗和康复的目的。可根据治疗的需要和患者对音乐的欣赏能力、对音乐的爱好程度，选择恰当的乐曲，每天抽出一定的时间，边听边闭目养神，品鉴音乐描绘的意境。

（2）主动式：患者是执行者。患者通过参与音乐行为，如直接参与演奏、演唱等活动来达到治疗与康复的目的。

2. 音乐疗法适宜人群　音乐治疗不同于一般的音乐欣赏，它是在特定的环境气氛和特定的乐曲旋律、节奏中，使患者心理上产生自我调节作用，从而达到治疗的目的。为取得良好的疗效，音乐的选择也应因人而异。例如：忧郁的患者宜听"忧郁感"的音乐，无论是"悲痛"的圆舞曲，还是其他有忧郁成分的乐曲，都是具有美感的，接受这些乐曲"美感"的沐浴，会慢慢消去心中的忧郁；性情急躁的患者宜听节奏慢、让人思考的乐曲，如一些古典交响乐曲中的慢板部分，这可以调整心绪，克服急躁情绪；悲观、消极的患者宜多听宏伟、粗犷和令人振奋的音乐，这些乐曲对缺乏自信的患者是有帮助的，乐曲中坚定、无坚不摧的力量会随着飞溢的旋律洒向听者"软弱"的灵魂，久而久之，会使患者树立信心，振奋精神，认真考虑和对待自己的人生道路；记忆力衰退的患者可以常听熟悉的音乐，熟悉的音乐往往与过去难忘的生活片段紧密缠绕在一起，对恢复记忆有帮助；原发性高血压的患者宜听抒情音乐。

**知识拓展**

**五音疗疾理论**

早在春秋时期,我国已有关于音乐与健康关系的文字记载。《黄帝内经》首次提出五音疗疾的概念,把五音(角、徵、宫、商、羽)与人的五脏(肝、心、脾、肺、肾)和五志(怒、喜、思、悲、恐)等多个因素运用五行学说有机地联系在一起,作为中医五音疗法的理论指导。

# 第二节　临床各科患者的心理护理

**综合案例**

患者,王某,男,62岁,某天吃早饭时开始感觉眩晕,眼前的一切变得模糊,右边的身体感觉到麻木。他想告诉家人,但一个字也说不出来。很快,他摔倒在地,口角歪斜、半身不遂。家人将其送到医院,住院治疗。在住院的最初两天,老王不知所措,随着病程的进展,除表现为运动功能障碍外,还出现了情绪低落、悲观、失望、紧张、恐惧,有时会无原因的哭或笑。经过医护人员的精心治疗和护理,在家人的关心和照顾下,老王的病情终于稳定,但脑卒中后遗症迫使其不得不停止正在从事的兼职工作,他不愿参加社交活动,安心于家人的照料和体贴,甚至连吃饭也要家人亲自喂养。请思考:

1. 该患者的心理特点是什么?

2. 作为护士,你将怎样为他实施有效的心理护理?

## 一、内科住院患者的心理护理

内科疾病病因多复杂,一些疾病病因不明确,尚无根治方法,且病程较长,会造成患者在心理上出现很多的问题,如思想负担加重、心理反应多样、心理矛盾突出等。重视内科患者的心理护理,对患者康复有着积极的意义。

### (一)内科住院患者的心理特点

1. 焦虑、急躁　焦虑是患者最常见的情绪反应。由于陌生的环境、疾病的突然来临,自觉症状明显,患者没有足够的思想准备,因而往往产生紧张及焦虑。有的患者病情重,害怕疾病恶化,加之对疾病的认知不了解,表现出急躁情绪。患者对反复检查及治疗缺乏耐心,有时对医护人员的态度表现为生硬、粗暴。焦虑不安、急躁可导致食欲减退、睡眠不佳等。

2. 悲观、抑郁　疾病病程长、反复发作、疗效差、对疾病的发生、发展和预后不太了解,以及生

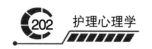

活、家庭、事业、经济的损失,均可使内科患者产生抑郁心理。有些患者丧失治疗疾病的信心,可能产生悲观厌世的情绪,甚至自杀行为。

**3.固执、多疑** 因内科慢性病患者居多,久治不愈,产生许多顾虑。在日常生活中往往会注意医护及家属人员的一个眼神、一句言语、一个行为举止,怀疑他们是否对自己的病情隐瞒了什么,稍微感觉到自己的身体有一点不舒服时,便会猜忌自己的病情是不是在加重,或凭自己一知半解的医学知识来判断自己的诊断、治疗等,猜疑自己现在是不可救治的。

**4.依赖心理** 依赖心理在内科慢性病住院患者中有不同程度存在,特别是需要有人长期陪护的患者,依赖心理表现最为明显。依赖性较强,把自己身体的康复全部寄托在医护人员身上,希望得到医护人员的帮助和关心,自己能做的事也不想去做,想让别人帮助,适应生活在别人的照料中,缺乏身体锻炼,影响了整体的康复。

**5.防范心理** 内科慢性病患者较多,住院时间长,有的患者因错用或误用药物,对身心造成过痛苦,而在以后用药过程中疑虑重重,怀疑医护人员是否能给自己正确用药,对医护人员产生防范心理,不愿配合治疗,甚至拒绝必需的治疗。

**6.恐惧** 患者反复入院,会造成心理功能受损,控制能力降低,产生恐惧心理。有些患者怕留后遗症而恐惧,表现为流泪、痛哭;有些慢性病患者需要长期治疗,也会因家庭经济问题产生恐惧心理;有些患者对于一些医疗操作不熟悉,因而产生恐惧不安的心理。

**7.孤独感** 患者住院后,周围接触的多是陌生人,会产生孤独感。有的患者不善交往,性格内向,很少言语,使其他患者也对他们产生排斥感,不愿与他们交往,这些患者会感到更加孤独。长期住院缺少亲人陪护的患者,十分寂寞,表现为无所事事,情绪低落。老年人更易产生孤独感。

**8.愤怒** 当患者多次住院而病情没有明显好转时往往产生愤怒甚至埋怨的心理。

### (二)内科住院患者的心理护理

**1.入院初期的心理护理**

(1)建立良好的护患关系:护士要通过行为、语言让患者感受到他们是被关注的。护理工作中,护士的一言一行对患者的心理状态都有一定影响。护士语言要真实、得体,态度要真诚、和蔼,仪表要端庄、技术要熟练。良好的医德会给患者带来心理上的良好感受,从而产生信赖和安全感,使患者身心处于最佳状态。

(2)环境改变的心理护理:由于病房环境陌生,患者感到焦虑、恐惧、不安。因此,要给患者提供一个安静、整洁、舒适的病室环境。患者进入病房,接诊护士要耐心细致地做好入院宣教,向患者介绍责任医生、责任护士、病区主任、病区护士长。介绍病房环境,如卫生间、水房、食堂、超市、呼叫器的使用方法、物品保管等。积极帮助患者尽快适应医院环境,减少患者因环境陌生而产生的焦虑、恐惧心理。

(3)对患者恐惧心理的护理:恐惧是由被认为对自己有威胁或危险的刺激所引起的不安的情绪状态,是患者对各种健康问题或矛盾产生的一种心理反应。躯体部分残缺或功能丧失、手术、突发急危重症性疾病均可引起恐惧。护士应通过一些措施帮助患者找出合适的应对方式,以达到心理平衡。可根据患者的病情、性别、职业、文化层次及年龄特点,由责任护士配合主管医师对患者的病情进行讲解,使患者对自己的病情有进一步的了解,介绍与其病症相同的患者与其交流,消除恐惧心理。在患者受到刺激时,护士尽量与患者在一起,直到恐惧消失。在患者情绪有所好转时,指导患者控制恐惧的方法,利用听音乐、呼吸练习、读书等活动分散恐惧的强度。如需手术治疗,手术前做好指导工作,减轻恐惧和消除不良反应,使患者正确对待疾病和手术,消除紧张和恐惧心理,积极配合治疗。

2. 治疗中的心理护理

(1)住院患者都盼望自己的病能尽快好转和痊愈:慢性病患者因住院时间长,病情有反复,思想上十分焦虑,对治疗和预后抱怀疑和悲观的态度。护士要善于仔细地观察、分析与掌握患者的身心变化,利用自己所学的理论知识,耐心做好解释工作,安慰和稳定患者的情绪,增强战胜疾病的信心。改变患者的不良心理状态,增加其安全感,达到治疗的目的。

(2)满足患者了解自身疾病及相关知识的需求:患者最关心的是疾病的转归及预后,尤其在病情出现反复或检查化验结果不理想时,患者思想负担更重,情绪容易不稳定。在沟通前,护士要充分了解患者的病情变化,治疗方案、药品的作用、不良反应及注意事项,了解化验及检查目的,为沟通做好充分准备。配合主管医师对患者的病情进行讲解。交谈时要尊重患者人格,保护患者隐私,鼓励患者表达不良情绪,及时解答患者提出的问题。护士应根据患者的病情,客观实际地给患者做解释、做好疏导工作,鼓励患者树立信心,保持良好心态,积极配合治疗。

有些恶性疾病晚期和慢性病的患者,因为疾病的长期折磨,往往对治疗失去信心,从而产生不安、悲观情绪,不配合治疗。对于这类患者不要压抑其情感,鼓励患者表达不良情绪。首先,尽量满足其合理需求,顺应其意志和情绪,满足其身心需要,理解患者的悲伤和愤怒,不与其相争。其次,引导其向医护人员及家属倾诉,使其悲伤之情得以发泄,解除其悲伤情绪,待解除其悲伤情绪后,鼓励患者树立正确的生死观,增强生活的勇气,指导患者家属多给患者以支持。

良好的医德是施行心理护理的保证,了解患者在整个住院期间的心理状态,让患者了解不良情绪对疾病的影响。针对患者的不同特点,取得患者的信任,实施有效的心理护理,从而使患者积极配合治疗,对患者的康复具有积极作用。

## 二、外科患者的心理护理

**综合案例**

患者,男,45 岁,从事财会工作。左侧面部、眼睑部不自主抽动 1 年余,确诊为左侧面肌痉挛,拟行"左侧面神经微血管减压术"。手术当日进手术室前约 1 h,患者突发性血压骤升至 195/120 mmHg,手术被迫延迟。遵医嘱给予硝苯地平片舌下含服后,血压得到控制,但 1 h 后血压再次上升。住院前,患者血压平稳,维持在 140/89 mmHg 左右,未口服降压药物。住院以来,血压变得不稳定。责任护士采用观察、向其他患者了解情况等方法,发现该患者夜间睡眠质量差,白天完成治疗后,喜欢在病房、病区走廊溜达,但甚少与他人沟通交流。请思考:

1. 该患者目前可能的心理反应是什么?

2. 针对该患者的心理状态,护士如何进行心理护理?

外科疾病大致可分为五大类:创伤、感染、肿瘤、畸形和功能障碍。手术是外科疾病常用的治疗方法。从患者决定接受手术治疗开始,到手术治疗直至基本康复,这样一个围绕手术的全过程被称为围术期,时间在术前 5~7 d 至术后 7~12 d。此处主要介绍围术期患者的心理特点及护理。

手术是有创性治疗手段,手术过程中的组织损伤、出血、疼痛,术后生理功能丧失或并发症发生等均可导致患者出现不同程度心理应激反应,这种应激反应会对患者康复效率和速度造成影响,降低患者生活质量。因此,及时、准确评估患者的心理状况,依据患者各自的实际心理特点,提供有针对性的心理护理对策,对减轻或消除患者的应激反应,帮助其顺利度过围术期,取得最佳康复效果

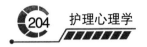

具有重要的意义。

## （一）围术期患者的心理特点

1. 术前患者的心理特点　手术常被视为人生中的重大事件,对患者的心理具有很大影响。手术前多数患者有焦虑、恐惧和睡眠障碍等心理反应,以焦虑最为常见。

焦虑是感到有预期心理威胁的一种紧张和不愉快的情绪反应。患者表现为精神紧张、顾虑重重、坐卧不宁、失眠多梦,有的因过度焦虑而出现心悸、气促、胸闷胸痛、手发抖、坐立不安、出汗等心身反应。研究发现,术前焦虑水平与术后疼痛的程度、镇静药的用量、住院时间呈正相关。急诊手术和择期手术所引起患者的心理反应不尽相同。颅脑外伤、突发性意外情况的急危重患者实施急诊手术时,因病情危重,面临着死亡的威胁,患者出于尽快摆脱病痛的折磨和求生的强烈欲望,对手术的恐惧退居次要地位,能以高度合作的态度和平静的心态等待手术。择期手术的患者,随着手术日期的临近,对手术的恐惧与日俱增,有的甚至超出了对疾病本身的担心程度。

（1）术前焦虑的原因

1）患者对手术、麻醉过程缺乏认识。担心术中出血过多、发生麻醉意外、手术失败而留下后遗症,甚至担心有死亡的危险而恐惧和焦虑。如甲状腺手术患者因担忧手术损伤喉返神经、喉上神经损伤致喉咙嘶哑;额面部手术时,担心影响容颜而紧张焦虑;生殖器手术的患者,由于担心失去性征和性功能,甚至期望保留病变的器官。

2）怀疑手术效果,对手术成功缺乏信心。由于疾病的复杂性、个体体质的特异性和手术风险的不可预测性,患者对术后结果常忧心忡忡,对术后结果是好转、改善,还是残疾、恶化等问题,常反复询问医护人员,或向他人打听,或因此彻夜难眠。如果患者曾经历一次失败的手术,当年手术前后不愉快的心理体验可以重现,加重患者的术前焦虑。

3）对医护人员的技术水平不信任。绝大多数手术患者在术前会打听主刀医师或主管护士的年龄、技术和经验,为此感到焦虑;或医护人员有过不良的言行态度,医疗设备落后,都可导致患者不同程度的焦虑、恐惧。

4）害怕手术引起剧烈的疼痛、痛苦与不适。30%的术前患者害怕术中疼痛难忍,手术越小,患者往往越害怕手术期间的疼痛。

5）其他方面的原因。担心手术增加家庭经济负担,如器官移植手术费用高,术后还需长期使用昂贵的免疫抑制剂。此外,家庭关系、今后工作学习的安排等因素也可使患者紧张、焦虑。如接受大手术的患者,通常把上手术台当作一场生离死别的事情,尤其是有未成年子女的患者的这种心理活动尤为强烈。国外对术前恐惧的研究发现,62%的患者担心麻醉意外,15%的患者惧怕手术,23%为其他原因,例如怕离开家庭、对医院环境恐惧、担心疾病加重等,如子宫切除患者术前焦虑的主要原因为担心性功能改变、术后形体改变、手术影响身体健康、体力难以恢复、病变恶化、术后切口疼痛和感染、医疗事故等。

（2）术前焦虑的影响因素:术前焦虑水平个体差异大,年龄、性别、职业及某些心理因素等均可能产生影响。一般而言,女性高于男性,初次手术者高于既往手术患者,文化程度高的患者顾虑多些,内向不善言语或有心理创伤史者(早年母子分离、受别人虐待、夫妻不和等)比较容易出现焦虑。经济状况差者,焦虑情绪更重。

（3）术前焦虑与手术结果的关系:在临床工作中,有许多患者心理适应能力差,焦虑水平高,尽管手术非常成功,但术后自我感觉却长期欠佳。关于术前焦虑与术后心理和生理适应之间的关系问题,Janis的一个经典研究发现,术前焦虑程度与术后效果存在着倒"U"字形的函数关系,即术前焦虑水平很高或很低者,术后的心理反应大且恢复缓慢,预后不佳;术前焦虑水平适中者,术后结果最好。这是因为高焦虑水平往往能降低痛阈及耐痛阈,使患者在术中或术后感受到更强烈的疼痛和心理上的痛苦,因而对手术效果感觉不佳;术前焦虑水平低或完全没有焦虑的患者,在心理上采取了回避和否认的心理应对机制,对手术的危险性、术后并发症的可能性及术后康复的艰巨性缺乏应有的心理准备。一旦面临不尽人意的现实时,便一筹莫展,无法去应对,甚至彻底崩溃,从而影响术后的恢复。术前焦虑水平适中的患者,在心理上能够对手术及其带来的种种问题有正确的认识和充分的准备,较好地适应手术和术后各种情况,结果术后感觉较好,躯体恢复较为顺利。

2. 术中患者的心理特点　术中患者的心理反应主要是紧张、恐惧。手术时,患者置身于陌生的环境中,即使是熟悉的医护人员此时因口罩遮住面部也成了陌生人。对于较小手术采取局部麻醉的患者来说,主要表现在对麻醉药的要求上,因惧怕疼痛而要求多用药、用好药。对于采取脊椎麻醉及全身麻醉的患者来说,最担心麻醉的后遗症,存有恐惧与疑虑。手术中金属器械的碰撞声,话语不多的紧张气氛,对切口、出血情况的想象,内脏牵拉疼痛等都会使患者紧张。紧张导致血压升高,心肌耗氧增加,胸闷、胸痛与气促。如果患者原有隐匿性冠心病、亚临床型心肌炎、脑血管病变、糖尿病等,加之应激反应不良,可能导致术中死亡等意外事故。

3. 术后患者的心理特点　一般而言,如果患者手术前有较充分的心理准备,术中得到良好的麻醉和心理护理,手术又获得成功,那么术后便可出现一段以喜悦为基调的积极的心理反应期。即使有躯体不适和疼痛反应,也能积极配合治疗和护理。在术后短期内,身体的恢复是主要的。随着手术切口的逐渐愈合,心理与行为因素对术后恢复的影响变大。术前心理准备是重要的,因为它可以使患者对手术的消极方面有心理准备,但它不能消除术后实际的疼痛与痛苦。因此患者在度过手术危险关头后不久,即容易进入沮丧、失望、悲观、无助和忧虑的心理反应期。患者开始考虑手术对自己健康、工作、学习和家庭的不利影响,对于不时出现的疼痛与不适感到心烦意乱。Comey 等调查了 105 例子宫癌和卵巢癌术后患者,发现大多数患者出现过较严重的术后抑郁和性心理障碍。重大手术常可引起部分生理功能丧失、体像改变,如留下明显瘢痕,以及许多心理问题如愤怒、自卑、焦虑、人际关系障碍等。反复手术而久治不愈者术后心理反应强烈,有的患者可能因术后一时不能生活自理、长期卧床、难以工作、孤独等原因,继发严重的心理障碍。

(1)常见的术后严重心理障碍

1)术后意识障碍:常在手术后 2～5 d 出现,表现为意识混乱,一般在术后 13 周消失,少数可继发抑郁。伤口疼痛、失血缺氧、代谢障碍、继发感染等生物因素均可诱发术后意识障碍的发生。

2)术后精神障碍复发:既往有精神分裂症、情感障碍等精神疾病的患者,可因心理压力过重或手术应激,导致精神疾病的复发。

3)术后抑郁状态,表现为悲观失望,自我感觉欠佳,睡眠障碍,缺乏动力,兴趣丧失,自责想死,甚至出现自杀行为。多见于乳房切除术、颜面手术、眼球摘除术、甲状腺切除术、绝育术、子宫全切术、睾丸摘除术、肠切除术、截肢等手术后。患者因术后容貌受到影响,躯体的完整性遭到破坏,或生理功能受到影响而出现抑郁、焦虑等情绪反应。生殖器官手术的患者可出现性心理和性功能障碍,患者担忧影响夫妻关系和家庭生活,从而陷入抑郁和焦虑状态。白内障摘除术、眼球摘除术等患者,因术后处于外界刺激隔绝状态,可产生"感觉剥夺"。手术后四肢不能行走运动的患者,易产生自卑、依赖、无能的心理反应。以上患者术后可能变为"心理伤残者",他们需要广泛的社会支持,包括从个人、家庭、团体与社会水平综合进行心理干预。

4)术后持久疼痛:疼痛是一种复杂的生理和心理反应。情绪因素在疼痛反应中具有很大的作用。焦虑、抑郁能使痛阈减低而使疼痛加剧。术后疼痛是一种常见症状,约32%的患者诉疼痛极其严重,41%患者诉中等程度的疼痛,27%患者认为疼痛较轻,可以忍受。一般情况下,手术伤口愈合

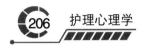

后,功能恢复,疼痛即消失。如果患者疼痛持续存在,持续数周或更长时间,而又不能以躯体情况解释时,则成为一种术后不良心理反应。少数患者术后持续疼痛的原因为自身心理素质不够健全,痛阈较低,不愿活动,食欲减退,处于术后抑郁状态。这类患者进入"患者角色",感到有"继发性获益",从而使其疼痛状态持续下去。

(2)影响手术预后的心理因素:除了疾病的严重程度、手术操作技术、术后护理以及有无并发症等因素外,以下心理因素也可直接或间接影响手术预后。①对手术不了解;②智力水平低,难以与医护人员进行有效沟通;③消极应对方式;④焦虑水平过高或过低,情绪不稳定、抑郁、缺乏自信;⑤治疗和康复动机不足;⑥对手术结果的期望不切合实际。

### (二)围术期患者的心理护理

**1. 术前患者的心理护理**

(1)提供信息与认知矫正:研究显示,不确定的事件更易导致心理困扰。术前,医护人员向患者提供有关手术、麻醉及术后恢复过程的信息,可以消除不确定性,从而便可解除患者不必要的猜疑、忧虑和恐惧,矫正错误认识并调整对手术的期望。大多数患者更希望获得感觉性信息(术中和术后患者可能体验到的东西),而不只是程序性信息(手术与身体恢复的过程)。提供完全真实的信息并不能使所有患者都获益。这意味着提供的信息要同患者的需要与应对方式等相适应。术前一天,手术室护士访问患者及家属,以了解患者的病情、社会背景、文化程度、职业及对手术的心态,通过交流沟通,解除患者对手术的疑虑,消除患者对手术室护士的陌生感,为术中配合打下基础,提供有关手术治疗的必要信息。护士应耐心地与患者进行交谈,听取患者的意见和要求,以估计患者的心理反应、手术动机及应对方式,建立起良好护患关系。然后,应及时向患者和患者家属提供有关手术的信息,阐明手术的重要性和必要性,术前需注意的事项及术中配合方法,尤其要对手术的安全性做出恰当的解释。采取亲切的语言、和蔼的态度耐心回答患者提出的问题,从而保证患者术前有稳定的情绪和良好的睡眠,为接受手术做好充分的准备。在提供信息的同时,要随时估计患者的理解力和做出决定的能力。焦虑水平高的患者往往理解力降低,因此要及时纠正患者各种误解,全面、正确理解术前各种信息。

(2)帮助患者获得社会支持:对患者家属及朋友讲解手术意义、方式、术后护理、预后等外科知识,指导他们在精神上和经济上支持、帮助患者,给患者温暖和勇气,从而减轻患者的术前焦虑。鼓励患者家属在术前与患者多进行有益的交流,在多方面给予支持和呵护,让他们消除后顾之忧。尤其是患者家庭成员的关爱与否直接关系到患者的心理状态,因此要对其家庭成员进行必要的心理知识宣传,让他们做到主动关爱患者、处处关心患者、事事帮助患者,让患者保持宽慰的治疗心态。Kulik等研究发现,已婚患者中,家庭支持高者手术后较少使用止痛剂,且恢复快于支持低者。护士可通过行为评估、与患者及亲属交谈等方法,收集患者的心理状况、社会及家庭支持等方面的信息,并进行有针对性的疏导和帮助。

**2. 术中患者的心理护理** 患者进入手术室后,护士应将关爱融于护理操作中,满足患者的需要,加强患者的心理护理,减轻其恐惧与陌生感。

(1)优化手术室环境:手术室环境方面要求手术室环境应保持整洁安静,房间温度、湿度适宜,床单无血迹,手术器械要掩藏。尽量避免患者单独留在手术室时间太长。可准备术前等候间,播放轻缓的音乐缓解患者紧张情绪,让专业人员密切观察患者情况并与之进行有效沟通。

(2)主动进行宣教:患者进入手术室后,护士要热情问候患者,关心患者。向患者简单介绍周围环境,认真解答患者的疑问,用通俗易懂的语言解释说明手术的必要性和可靠性及需要患者配合的注意事项。对待沉默的患者,要进行诱导,鼓励他们提出问题,了解患者的心理状况,进行针对性的安慰,使其更好地配合麻醉和手术。在术中,巡回护士始终陪伴患者,讲明麻醉与术中的配合方法。对未施行全身麻醉的患者,应及时听取其反应,并给予积极的心理支持;可视具体情况,与患者对话,嘱其深呼吸,以分散注意力,从而减轻手术过程中的紧张和恐惧。

(3)气氛和语言:患者对手术室内医务人员的言谈举止极为敏感,医护人员应该端庄大方、言语亲切,气氛融洽、互相尊重、主动合作,使患者产生安全感。和患者谈些比较轻松和愉快的问题,分散其注意力,缓解其紧张情绪,谈话时态度要和蔼可亲,必要时做些手势和动作,同时也要做个好听众,倾听患者的谈话,不要随意发言,当患者过度激动哭泣时应给予安慰,也可诱导其谈些别的话题。在手术中医护人员要用心工作不要闲谈,不要谈易使患者误解的话,以免引起某些心源性疾病,同时应注意实行保护性医疗制度。使语言在心理护理中起到应有的作用。只有这样,才能取得患者的合作,更好的配合手术。术中一旦发现病情变化或出现意外情况,医护人员要沉着冷静,不可惊慌失措,以免给患者造成恐惧和紧张。手术结束后,及时告诉患者术后的注意事项,增强患者早日康复的信心。

(4)行为和操作:因与家属分离,有的患者会出现依赖心理,会像孩子寻求安慰一样,一个简单的握手动作,就会使患者的心理得到安慰。进行各项操作时轻、稳、准,减少对患者的不良刺激,且均应向患者解释以取得合作。

3.术后患者的心理护理

(1)及时反馈手术完成情况:术后患者最关心的问题是手术是否顺利及效果如何。因此,当患者回到麻醉恢复室或清醒后,护士应适时告知手术情况,注意传达有利的信息,给患者以心理支持和安慰;护士应富有同情心,尊重患者的人格。在护理过程中注意自己的仪表、仪态,增加患者的信任感和安全感。术后应定期访视患者,观察病情,不仅重视专科护理和基础护理,而且重视心理护理,密切观察患者的心理动态和情绪反应。

(2)正确处理术后疼痛等不适:观察患者的心理状态和情绪反应,对术后疼痛、睡眠不佳、情绪烦躁等问题,应积极处理。告诉患者术后24 h内疼痛最明显,2~3 d后逐渐缓解,使患者有充分的心理准备;观察患者的面部表情,鼓励其用言语表达疼痛;遵医嘱适当应用镇痛药,并教会患者及家属使用镇痛药的方法;指导患者利用非药物措施,如听音乐、数字等分散注意力的方法以减轻疼痛;处理好其他心理症状,如焦虑、抑郁等,均有助于缓解疼痛。

(3)帮助患者克服抑郁情绪:主要表现为不愿说出病情变化或出现意外情况,医护人员要沉着冷静,不可惊慌失措,以免给患者造成恐惧和紧张。手术结束后,及时告诉患者术后的注意事项,增强患者早日康复的信心。一些患者会出现不愿说话、不愿活动、易激惹、食欲减退及睡眠不佳等,患者的这种心理状态如不及时排解,必将影响患者及时下床活动,而不尽早下床活动会影响患者心、肺及消化等功能,容易产生营养不良、静脉血栓或继发感染等。此时,护士应告诉患者要根据自己的病情特点、手术情况及术后检查情况来正确评价病情进展,使其认识到自己正在康复之中;同时,护士应在生活上、心理上给予患者全面支持,同时鼓励患者充分利用社会支持,帮助患者克服消极情绪。

(4)鼓励患者积极对待人生:若患者术后效果不好或预后不良,应注意告知方式及时机。对子宫、卵巢切除、截肢等患者,护士术前应交代清楚,并给予充分共情、支持和鼓励,使患者勇敢地承认现实、接纳现实,鼓励患者自信、自强,克服困难,尽快恢复自理和工作能力。

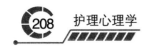

## 三、妇产科患者的心理护理

**综合案例**

患者,女,22岁,以"先天性无阴道"为诊断入院,拟择期行"羊膜代阴道成形术"。入院7 d,术前检查已完善,但因无合适羊膜无法手术。该患者再次找到责任护士询问羊膜准备情况,责任护士在护士站大声回答:你这情况都20多年了,等这一两天算什么啊? 患者听后大哭不止,要求出院且投诉该名护士。在主管医生及护士长协调下患者同意继续治疗,但要求该护士对其赔礼道歉。请思考:

1.该患者具备哪些心理特点?

2.对于此类患者,护士应怎样正确地进行心理护理?

妇产科的特殊性在于患者群体为女性,心思缜密、感情细腻是她们的共同特征。随着社会的快速发展,妇产科患者群出现低龄化、老龄化双向发展,也给本学科的心理护理带来新的难题。

**(一)妇科患者的心理特点及心理护理**

**1. 一般患者的心理特点**

(1)羞耻:许多女性受传统观念的影响,特别是文化程度较低、从农村出来的患者,在患病后怕引起外人的误会而不及时就医。即使面对医生,也不愿意诉说自身的症状,更不愿意咨询医护人员。患者入院后妇科检查是无法回避的项目,在诊疗及护理的过程中,由于疾病的部位比较隐私,在暴露时会出现羞耻和不安,尤其是遇到男医生检查时,窘迫、羞耻、紧张不安的情绪会更明显。

(2)焦虑、恐惧:大部分妇科疾病需要进行侵入性的检查,这些操作多伴有疼痛感,使患者出现恐惧。需要切除部分内生殖器(如子宫、卵巢)的患者,焦虑和恐惧心理更为明显。有些患者认为这些器官是女人不可缺少的部分,切除后会影响性生活,影响夫妻感情,造成家庭破裂。有些患者自认为是失去了女性特征,担心提前进入更年期,甚至男性化,因此对生活失去信心,悲观绝望,敏感多疑,易怒易暴。未生育患者会特别担心丧失生育功能。年轻患者在子宫、卵巢切除后,经常出现心理上的损失感和不完整感,严重者可能引起"阉割性焦虑"。

(3)抑郁、自卑:受社会角色和传统观念的影响,妇科疾病常被视为一种生理缺陷,女性患者往往需忍受来自家庭和社会的歧视、嘲笑及不公平待遇,心理上长期处于苦闷、孤独、压抑的状态,而产生自卑、自责心理,这种心理状态在不孕症患者中尤为常见。

**2. 一般妇科患者的心理护理**

(1)建立良好的护患关系:心理护理是以良好的护患关系为桥梁进行的。妇科护理人员女性居多,能够对患者在面对疾病、家庭或情感等问题方面产生共鸣,容易相互理解和影响。护理人员应以积极的心态影响患者,尊重患者的人格,理解患者的痛苦,关心患者的状态,建立和谐、信任的护患关系,与患者形成情感共鸣,取得信任,便于患者倾吐心声,迎接疾病和生活的挑战。应在护理操作中特别注意保护患者的隐私,减轻患者的心理压力。

(2)恰当的解释和指导:患者缺乏医学知识,对自己的病情一知半解,容易丧失治疗的信心,情绪低落,抑郁。护理人员要善于观察,了解患者的心理反应和需求,多与患者交谈,介绍疾病的病因、症状、预后等相关知识,对其提出的问题应准确、耐心地给予解答和说明。也可以列举类似疾病恢复良好的例子,增强患者对疾病治疗的信心。

（3）积极的社会支持:心理护理不可忽视社会环境对患者的影响。家人和好友的关心、鼓励和支持可使患者的心灵得到很大的安慰,使其尽快适应医院的环境。同时还可以用同病种恢复良好患者的现身说法,帮助患者对疾病有更深的认识,对治疗效果有直观的了解。

3. 特殊疾病患者的心理特点及心理护理

（1）妇科恶性肿瘤:癌症确诊初期,一些患者会恐慌和惧怕,似乎死亡就要来临,惶惶不可终日。在治疗的过程中,由于症状加重或病情恶化,患者会进一步产生恐惧心理。恶性肿瘤病程长、预后差,加重了家庭经济负担,因而患者思想包袱重,有的患者失去治疗信心甚至产生轻生念头。对于此类患者,护理人员应提高综合能力,主动热情服务,给予恰当的尊重和照顾,满足其合理要求,帮助其树立战胜疾病的信心,并且根据患者的个性特征、文化程度,有针对性地进行健康教育,提高家属对疾病的应对能力,避免患者产生被抛弃的感觉。

（2）先天性无阴道、无子宫:此类患者除了会出现羞耻、焦虑、恐惧、抑郁、自卑等心理外,还会出现愤怒悲观的心理。由于患者发现此病时多是青春期,正处于求学、创业、恋爱的大好时光,当她们得知并了解疾病后,常会出现一种愤怒的情感。部分青少年还认为患病是父母遗传的结果,将愤怒的情绪转向父母,责备父母。患者入院后不配合治疗,对医护人员不信任,表现出冷漠、无动于衷的态度,以及对手术的担忧,对未来生活的绝望。对于此类患者,在接待时应用亲切、诚恳的态度取得患者的信任,注意保护患者隐私。护士除了做好必要的健康指导外,还应讲述治疗前景,消除患者悲观、愤怒的心态,术后增加回访次数,给予更多指导,帮助患者树立面对生活的信心。

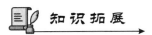

## 心理与月经

中医学第一部经典著作《黄帝内经》中即有心理与月经的叙述。《素问·阴阳别论》曾说“二阳之病发生脾,有不得隐曲,女子不月”;《素问·评热病论》曾说“心气不得下通,故月事不来也”,均说明心理失衡可导致妇女月经紊乱。

治疗上,万密斋曾说:“因气郁血闭不行者,用二郁二陈汤。”陈自明在《妇人大全良方》中提到“忧愁思虑则伤心,而血逆竭,神色先散,月水先闭”,治疗上只要“自能改易心志”,再能“用药扶持”,皆可痊愈。这些引证说明了月经问题与心理的关系,并指出心理治疗在疾病治疗中的重要作用。

### （二）孕产妇的心理特点及心理护理

1. 孕产妇的心理特点

（1）焦虑:大多数孕妇在妊娠早期会出现妊娠反应,甚至会出现严重的恶心、呕吐和身体的不适感,会使孕妇出现紧张、焦虑等负性情绪。

（2）恐惧:分娩是一个正常的生理过程,但对产妇,特别是初产妇来说是一个强烈的应激过程,部分初产妇在接收一些关于分娩的负面信息后,担心产程困难、胎儿畸形或者产后身材走样等,对分娩产生抵触甚至恐惧情绪。

（3）抑郁:产后抑郁症是女性精神障碍中最为常见的类型,是女性生产之后,由于性激素、社会角色及心理变化所带来的身体、情绪、心理等一系列变化,对产妇本人及其家庭都带来一定影响。

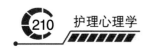 

2.孕产妇的心理护理

（1）全面的围生期保健指导：有研究表明，与没有接受指导的孕妇相比，接受过全面围生期保健指导孕妇的妊娠生活更愉快、顺利、平和，妊娠反应更轻，孕中期并发症更少，分娩也比较顺利。所以，护理人员要做好围生期保健指导，增强孕产妇信心，调节心理状态。

（2）正面积极的情感支持：护理人员应为孕产妇提供更个性化的服务，在待产过程中可允许家属陪伴，满足其情感需求。同时运用沟通技巧，营造温馨的气氛，调动社会支持系统的作用，指导家属在孕产妇面前表露出正面情绪，增进夫妻感情、婆媳关系，让孕产妇感到家庭的温馨，消除焦虑、恐惧和抑郁情绪。

（3）针对性的心理护理：对已有不良情绪产生的孕产妇，护理人员应针对其心理反应，分析导致不良情绪反应的因素，积极主动地给予解释、鼓励和指导，使孕产妇正确认识妊娠和分娩过程，建立分娩信心，协助孕产妇通过放松疗法，转移注意力，缓解心理压力。对出现分娩意外的产妇，尽量避免精神刺激，协助其制订合适的康复计划，以减轻心理压力，帮助她们正确面对生活。

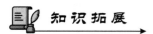 **知识拓展**

### 心理与产后

古人常以"百脉空虚"描述产妇的生理特点。由于气血的损伤，产妇容易出现血瘀，情绪不稳定，心理状态易波动。在波动的心理状态下，易怒、易惊、易悲、易恐、好思等心理活动必然会出现，所以产后诸症的发生都受到心理因素的影响，如临床上最常见的是产后缺乳。《儒门事亲》指出："或因啼哭悲怒郁结，气溢闭塞，以致乳脉不行。"《医宗金鉴》云："产后乳汁不行，因瘀血停留，气脉壅滞者，其乳必胀痛，宜用涌泉散。"中医学妇科专著中称此症为"乳汁不足"，亦称"缺乳"，病因从心理学来讲就是"情绪波动"导致的心理失衡。中医认为肝为藏血之脏，气为血冲，气行则血行，气滞则血凝，肝郁气滞必然影响气血的运行，肝血瘀滞不能上升化乳，便出现缺乳。

如一初产病妇，产后七日乳汁点滴稀少，两乳胀痛。为乳少求医，在诊治过程中追查病始，因生男婴心中大悦，而其夫在外地工作，多次电报尚未归，心中忧烦又不敢明言，几日来偷偷哭泣，乳汁量少欲无。观患者面色淡灰，精神抑郁，心烦胸闷嗳气，食少乳胀，舌白苔腻，脉弱不畅。此由产后气血不足，更由于爱人不在身边情绪波动较大，导致气滞肝郁，心理失衡而少乳。此时以情绪疗法治病，以情胜情，采用"喜胜悲治"的心理疗法，其爱人也返家，从而使患者心情愉悦，达到心理平衡，此后乳汁渐增，渐能满足其婴儿所需，母子俱安。

## 四、儿科患者的心理护理

儿童期一般指出生至14岁的阶段。在临床工作中，按照年龄可具体区分为新生儿期（出生至生后28 d）、婴儿期（1月龄~1岁）、幼儿期（1~3岁）、学龄前期（3~6岁）、学龄期（7~14岁）。儿童患者的突出特点是年龄小，对疾病缺乏深刻认识，心理活动多随活动情境而迅速变化，加上儿童病情急、变化快，因此在儿童患者的心理护理中，要充分考虑到不同年龄阶段儿童的心理特征，为患儿提供安全、稳定的治疗环境，共同促进患儿的康复。

### （一）儿科患者的心理特点

1.新生儿期　新生儿大脑发育还很不完善，大脑皮质经常处于保护性抑制状态，每天的睡眠时间长达 20 ~ 22 h。一般情况下，新生儿只要得到生理满足，且没有疼痛、瘙痒等不适体验，都会有愉快的情绪反应，很少有哭闹现象。

2. 婴幼儿期　母亲对婴幼儿的爱抚和照顾使婴幼儿和母亲之间建立深厚的情感连接，当母亲离开时，婴幼儿会哭闹、害怕，甚至拉着母亲不放，这种关系被称为依恋关系。生病住院后，可能是害怕陌生的住院环境和医护人员，对母亲的依恋变得更加强烈，可出现明显的"分离焦虑"现象，表现为哭闹不止，寻找母亲，回避和拒绝陌生人。

人类和所有的温血动物一样有一种特殊的需求——"皮肤饥饿"，即对相互接触和皮肤抚摸的需要。在幼年时期，双亲的抚爱，特别是母亲的抚爱，不仅对身体的发育、皮肤的健康都有促进作用，触觉还能带动整个感知能力的提升，在心理的健康发育方面尤为重要。生病住院的患儿，由于特殊的住院环境，"皮肤饥饿"的需求得不到满足，容易出现哭闹、食欲减退等现象。

3. 学龄前期　此期儿童的智能发育进入高速阶段，患儿有了主体和客体的概念，逐渐产生了自我保护意识，此时疾病对他们所产生的健康危机的影响比较抽象、模糊，所以他们因疾病产生的心理活动也比较单纯。患儿的心理反应主要表现为焦虑、恐惧、反抗和依赖性增强，甚至产生挣扎、逃跑等现象。

4. 学龄期　此期儿童大脑的发育已趋成熟，大脑皮质兴奋和抑制过程都在发展，行为自控管理能力增强，自我意识也得到了进一步发展，开始关注自己疾病的预后，重视自己的健康问题，已能从家长和医护人员的态度中猜测到疾病的严重后果，并会为此忧虑不安。当某些疾病引发脱发、肥胖等外形改变，患儿会产生自卑的心理，具体表现为沉默、唉声叹气、拒绝继续治疗、偷偷哭泣等，更严重者出现拒食、自杀的念头。另外，学龄期儿童患病住院，远离了熟悉的校园生活和同学，经常担心落下功课，担心会落后于同学，在陌生的病房里没有同龄人交流和一起玩乐，想念老师和同学，感到孤独和害怕。

### （二）儿科患者的心理护理

儿童注意力转移较快，情感表露比较直率、外露和单纯，只要依据其心理活动特点进行护理，易于引导患儿适应新的环境，应根据不同的年龄特点而采取不同的心理护理。

1. 新生儿期患儿的心理护理　此阶段患儿的心理护理，可以通过观察患儿的反应找出原因给予解决。婴儿哭闹可能是因为饥饿、衣裤过紧、疼痛、尿湿等引起，这要求护士要有丰富的工作经验和仔细的观察，并给年轻父母传授相关的卫生知识。

2. 婴幼儿期患儿的心理护理

（1）满足患儿的情感需求：婴幼儿对母亲有强烈的依赖感，如果与母亲分离会产生强烈的"分离焦虑"，因此鼓励母乳喂养，如果母亲不能陪伴患儿，护士应更多地给予患儿精神抚爱和关怀，尽可能地为患儿提供母爱，经常与患儿交谈、玩耍、抚摸、拥抱等，增加患儿对护士的熟悉和喜爱，消除患儿的孤独感。

（2）为患儿提供有针对性的护理和训练：护士应有意识地为孩子提供适量的视觉、听觉、触觉和语言刺激，促进患儿感觉、智能的发育和语言能力的发展。

3. 学龄前期患儿的心理护理

（1）适当开展幼儿游戏，与患儿建立有效沟通：此期患儿的语言能力和行为能力逐渐提高，喜欢游戏、玩耍、模仿和探索外界事物，对表扬和鼓励有积极反应。护理学龄前期患儿时，护士应对患儿有益的探索行为加以表扬，耐心地解释其提出的问题，鼓励他们主动勇敢地接受治疗，消除其恐惧心理，以取得合作。

（2）娴熟的操作技能：做治疗时应用娴熟的治疗技术，稳、准、轻、快地完成操作过程，把痛苦减

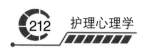 

少到最低限度,并向患儿保证许诺,使患儿从心理上确认许诺是真的,从感情上依赖护理人员,完成从不愿接受治疗到主动配合治疗的心理过渡,必要时让患儿观看其他患儿配合治疗的行为,鼓励患儿进行模仿。

4.学龄期患儿的心理护理　帮助患儿克服恐惧感,提供患儿学习的机会。护理学龄期患儿时,护士要注意观察患儿的情绪反应,多与患儿沟通,了解患儿的所思所想。有的患儿担心落下功课,护士应尽量根据患儿的病情适当安排学习时间;有的患儿担心疾病会导致残疾或死亡,护士可以和患儿及家属讨论所患疾病的病因和预后,消除患儿的担忧,与他们交知心朋友,诱导相互信任,增强他们战胜疾病心理。

鼓励患儿阅读书籍,听音乐,做集体游戏,为患儿创造生动、活泼的生活气氛,帮助儿童适应医院的环境,对年龄大又有活动能力的患儿,护士可组织他们做些力所能及的工作,如整理自己的床铺,生活能够自理,协助照料患儿,使患儿体会到自身能力的实现,增强自尊、自信。

## 五、五官科患者的心理护理

### 综合案例

患者,小强,男,22岁。最近一段时间发现视物模糊,偶尔会出现恶心、呕吐,去医院的眼科检查发现眼压高、视野缺损,诊断为"慢性闭角型青光眼"。因小强对青光眼疾病不了解,产生了困惑心理,再加上长期高眼压状态下损伤眼部视神经,导致视力下降,出现了严重的担心、抑郁、焦虑等负性情绪。请思考:

1.慢性青光眼患者常见的心理行为问题有哪些?

2.针对小强的情况,护士应该怎样做心理护理?

眼睛和耳鼻喉是人体的重要器官,一旦罹患疾患,将会影响患者的正常工作和生活,进而影响患者的心理状态,主要表现为恐惧、焦虑、紧张、抑郁等负性情绪。护理人员应运用有效的心理学相关理论,结合护理工作实践,根据患者的具体情况,给予必要的心理支持或心理干预,以缓解患者的心理负担。

### (一)青光眼患者的心理护理

1.发病初期　因患者对青光眼疾病不了解,容易产生困惑心理,加之视力下降、视野缺损,患者还会产生恐慌、害怕等心理,担心疾病不能治好。此时,护理人员应对患者的病情进行全面的评估,向患者说明青光眼的相关症状、治疗方式、并发症等,让患者对青光眼有一个正确的认识,消除恐惧、惊慌等情绪。同时,注意观察患者的情绪及行为变化,如果发现患者因视力严重下降而产生负性情绪,应及时对患者进行心理疏导,列举成功康复的案例,强调治疗的有效性,提高患者的治疗信心。

2.发病中期　患者容易产生愤怒感和敌对情绪,老年患者还会有孤独感。此时,护理人员应多与患者交流,倾听患者的烦恼,从而减轻患者的不适感。叮嘱患者家属多关怀、照顾患者,消除患者的孤独感。

3.发病后期　患者处于康复阶段,此时容易产生焦虑、担忧等心理。护理人员应引导患者以较为轻松的心态等待康复,减轻心理压力。在对患者进行心理护理的过程中,护理人员应将负面心理压力对疾病产生的不利影响告知患者家属,和患者家属合作努力转移患者的注意力,促进患者的病情早日康复。另外,护理人员还需要对患者家属进行适当的健康教育,向患者家属讲解有关青光眼的知识、治疗方法和治疗过程中的注意事项,指导患者家属抽出更多的时间陪伴患者,让患者感觉到家庭的温暖,改善患者的抑郁等不良心理情绪,指导患者家属积极配合护理人员的工作,帮助患者战胜疾病。

### (二)角膜移植患者的心理护理

角膜移植患者由于对角膜移植手术不了解,担心手术效果,产生恐惧心理,因此,帮助患者正确认识疾病是减轻其恐惧心理的关键。首先要科学地向患者交代病情,对病情较轻的患者,应说明角膜移植手术不但可增进视力,同时可美容,使患者抱有乐观态度积极配合治疗,对病情较重的患者,应说服其配合手术治疗,术后可复明,使患者增强战胜疾病的信心。角膜移植患者手术后急于知道手术效果,必然产生焦虑心理,从而引起内分泌紊乱,不利于手术后的身体康复。因此应加强术后的心理护理,稳定患者情绪,把焦虑的心理转移到积极配合治疗与护理之中。另外要注意缓解患者的悲观心理,病情反复发作、久治不愈、视力难以恢复的角膜移植术后患者往往会出现悲观绝望的心理。在心理护理中,应根据患者的心态,分析其心理活动规律,使其心理冲突得到解脱,由悲观转为乐观,由失望转为充满希望,从而增强与疾病斗争的毅力,树立对以后治疗的信心。

### (三)眼球摘除、义眼台植入患者的心理护理

眼球摘除手术会给患者带来容貌及五官的改变,是一种毁容手术,为生活带来不便,患者容易出现失眠、焦虑等。针对这种情况,护理人员在巡视病房过程中应多与患者交流、倾听,让其宣泄情绪。其次,讲解手术后注意事项及相关知识,告知患者可以用义眼台弥补眼球缺失而对容貌的改变,耐心回答家属的疑问,取得他们的信任,增强护患关系。对年龄较大且文化程度不高的患者,可以在与患者交流时使用非语言性的交流方式,可以通过握住患者的双手或抚触患者双手、轻拍患者肩膀,使其肌肉放松,减少不安心理,积极配合治疗。寻求患者的情感支持,让家属经常陪护,讲解眼球摘除术后的知识,训练患者对触手可及的物品进行选择,提高患者对生活的积极性。病房内光线柔和,适当摆放绿色植物,使患者感到温馨,激发其对生活的热爱,树立战胜疾病的信心。换药时陪同医生与患者进行交流,提高患者的信心以积极配合治疗和护理,并根据文化背景提供适合的心理疏导。

### (四)耳鼻喉患者的心理护理

耳鼻喉患者的心理护理问题主要表现为恐惧、焦虑、悲观、失望、术中疼痛等。恐惧的原因之一是对耳鼻咽喉手术缺乏认识。因为癌症的确诊、放化疗对身体的影响、手术所致的紧张心理等都将直接加重患者的痛苦心理。在需要手术治疗时都会或多或少影响到病变部位的功能及面部美观,例如:喉切除术后发音问题、喉带管问题、咽喉肿瘤切除后吃饭、说话问题、鼻部手术后面部畸形等,多数患者对这些问题缺乏认识。这与患者的文化素质、生存环境、家庭背景、经济状况都有直接的关系。焦虑的原因往往是患者对手术没有心理准备,担心手术影响日后的生活、顾虑手术效果不好、怕有生命危险,表现为心情紧张,吃不下饭,睡不着觉等,越接近手术日期焦虑越严重。这种负性情绪对手术过程以及术后伤口愈合、疾病的转归都是不利的。恶性肿瘤的患者因自觉极可能将是一个废人,是别人的负担等,常有悲观失望的心理变化,表现为极度焦躁、易怒或者是沉默不语,情绪极度消沉,甚至有些患者产生抵触、放弃生命的念头。还有患者害怕术中疼痛,这与患者对疼痛的耐受程度、行为反应和心理因素有密切关系。针对耳鼻咽喉手术患者的心理护理,首先针对所患病症的顾虑及需求进行心理辅导。具体内容包括:提供信息支持,如手术会影响哪些功能、能否

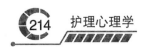

预防及治疗,手术治疗的优点,术后及康复注意事项等,让患者做好充分的术前心理准备。其次对患者的各种心理反应,医护人员在术前、术中、术后都要做到耐心解释,并且言行要稳妥,操作熟练,及时发现心理问题,随时给予咨询和相应的医疗护理措施。帮助患者正确认识疾病,关爱患者,增加患者对医护人员的信任、安全感,提高战胜疾病的自信心。

## 六、传染性疾病患者的心理护理

**综合案例**

患者,小兰,女,11岁,目前就读小学五年级。妈妈患有乙型肝炎,因怀孕和生产时均未进行干预治疗,小兰出生后也是一名乙肝病毒携带者。因为从小经常要去医院,小兰内心总是感觉自己与别的孩子不太一样,内向、孤僻。直到小学一年级,妈妈无意间说漏了嘴,小兰知道自己是一名乙肝病毒携带者,更加孤僻、不愿意和人交流,经常发脾气,动不动就对母亲发脾气,和同学们也不能很好地相处,一点小事就和同学争执不休,学习效果不如以前,记忆力变差,注意力不易集中,感觉人很容易沮丧,觉得生活一片黑暗,没有动力和目标。这种情况持续有半年之久。学校班主任建议她去找心理老师聊聊,小兰说她一直都很健康,没必要去找心理老师,更加自闭,不愿意和人沟通和交流。请思考:

1. 小兰的心理真的健康吗?

2. 针对小兰的情况,作为一名护士,你应该如何开导她呢?

传染性疾病(以下简称为传染病)是各种致病性的病原体引起的具有传染性的疾病,在一定外界环境条件下可以造成流行,严重危害人民的健康。传染病区别于其他疾病的重要临床特点是其具有传染性,患者往往心理压力大,心理反应错综复杂,常有恐惧、焦虑、抑郁、自卑、逆反等心理问题。做好传染性疾病的心理护理对患者康复具有重要的意义。

### (一)传染病患者的心理特点

1. 恐惧　恐惧心理在患者一开始住院时就特别明显。这种心理常见于首次患病且确诊病情的患者。一旦患了传染病,首先是恐惧心理,传染科病房的特殊环境、医务人员的服装以及各项严密的消毒隔离制度,均会给患者造成一定的心理压力。担心因患传染病而感染家人或遭亲友们的嫌弃,甚至对外隐瞒所患病种。此时期患者比较敏感,医务人员的言谈举止均影响患者的情绪。患者对疾病缺乏正确的认识,认为传染病是一种可怕的疾病,病情重、治疗难度大,表现为恐惧,心神不宁,严重影响了正常的饮食与睡眠,出现病情加重的现象。

2. 焦虑、抑郁　传染病由于具有传染性,容易使周围人产生恐惧心理。周围人往往对传染患者采取避而远之的态度,使患者的心理压力增加,患者有严重的焦虑、抑郁心理,不能安心住院,消极接受治疗。

3. 自卑　当患者被诊断为患有某种传染病时常出现自卑心理,在心理和行为上与周围的人划清界限,出现消沉、不语、厌食现象,甚至觉得自己是一个没有用的人。这种心理常见于出院患者,对出院后适应新的工作生活没有信心。传染患者出院时仍担心有传染性,出院后会传染给亲人和朋友,更担心因患过传染病而影响工作、学习和社会交往,此时患者心理复杂,表现为忧虑不安,过多询问病情、重复询问病情。

4.逆反　有的患者不能正视患病事实，会产生一种逆反心理，悔恨自己疏忽大意，埋怨别人把疾病传染给自己，压抑的情绪难以发泄，就转换成对他人和社会的怨恨、报复心理。表现为隐瞒自己的疾病，任意到公共场所活动或饭店就餐，出现有损他人的行为。

5.孤独感　常见于住院患者。由于传染病室对患者实施严格隔离，住院患者的活动常被限制在一定范围之内，加之严格的探视、陪护制度，患者不能经常与家人和朋友见面，患者之间因病种的不同也不能相互来往。患者往往感到生活单调乏味、精神空虚无聊，因而产生孤独感。

6.急躁、担忧　常见于慢性传染病患者。由于住院时间长、病情易反复、情绪易波动，甚至性格发生改变。病情反复时情绪难以控制，或消沉哭闹，甚至不配合治疗，直接影响患者的康复。

7.悲观、绝望　多见于病程长、病情重、经济条件差的患者。由于病痛长期折磨，经济难以承受，造成思想负担沉重。终日烦躁不安，情绪不稳定，从而产生悲观、绝望的心理。

### （二）传染病患者的心理护理

1.准确掌握患者的心理活动　准确掌握患者的心理活动是实施心理护理的前提。医护人员对传染病患者的心理活动特点及情绪变化要掌握、理解、同情，细心观察患者心理变化的各种因素，要针对患者不同的具体情况进行心理护理。可以通过接触患者，细致观察患者的表情、言语及行为或与患者交谈，直接了解其心理活动。也可以通过阅读病历，了解患者症状及治疗情况、职业文化程度、兴趣等，此外还可向家属了解患者提出哪些问题及要求，间接了解其心理活动。然后把看到的、听到的、观察到的，能反映患者精神状态的情况加以分析、判断、推理，从而准确地分析和了解患者的真实心理。

2.做好健康宣教　通过分析发现，传染病患者通常有恐惧、焦虑心理，表现为情绪低落、急躁、易怒、失眠、食欲减退，不配合治疗而影响病程，甚至激发医疗纠纷。因此，护理人员应循序渐进，耐心开导患者，使患者变得乐观开朗。整体护理要求责任护士对入院患者及家属进行传染病常识的宣教，配合医生交代清楚病情。介绍医院环境、制度、主管医生、责任护士等，以消除患者的陌生感。介绍同病房患者的情况及注意事项，消除怕被传染的恐惧感。介绍相关化验检查的医嘱要求，必要时协助患者去做一些特殊检查，消除其无助感。做好患者的心理护理是实施和完成护理计划的前提和保证。告知患者及家属应积极配合治疗，遵照行医嘱，以期达到理想的治疗效果，缩短康复时间。

3.实施差异化的心理护理　由于传染病患者心理负担有不同的表现形式，护理人员需要针对患者不同的心理变化有针对性地采取护理措施。例如，对有恐惧心理的患者，首先必须把握此类患者的心理特点，采取谈话的方式进行传染病知识宣教。宣教内容包括传染病的病因、传染过程、隔离的目的与方法、时间、症状、治疗、预后等，使患者对传染病有个完整的认识以消除恐惧心理。对于有焦虑、抑郁心理的患者，要主动对患者进行疏导，稳定患者情绪。可向患者介绍一些康复病例以及目前治疗的新成就，使其充满希望，调动患者积极的心理因素，帮助患者克服消极心理，同时分散患者注意力，加一些必要的活动，如听音乐、下棋、翻阅报纸杂志。将年龄、性格以及生活条件相近的同类疾病患者尽可能安排在同一房间，病友之间拥有共同语言，在和谐的气氛中减轻患者的焦虑和抑郁情绪；另外，也要对家属进行宣讲工作，积极鼓励和支持患者，让其心理得到安慰。

4.提高语言艺术　语言可以治病，也可以致病，甚至致命。因此，传染科护士应时时注意自身的语言修养，用良好的语言影响患者，给患者安慰和信心。提倡护士使用安慰性语言，护士都应该用安慰性语言表现出热情和对患者的理解。设身处地为患者着想，鼓励和安慰患者。尤其是对久病、重病、老年患者更应给予体贴、安慰和鼓励，要用成功经验和事实告诉患者，以解除患者的顾虑，增强患者的信心。提倡解释性语言，患者对疾病的恐惧以及对预后的担忧，一个重要原因是对疾病本身以及对疾病诊断、治疗过程和意义不了解，所以应对患者提出的问题给予认真解答。在时间紧、任务重

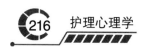

的情况下,也不要使患者失望,要讲究语言的艺术性、科学性,掌握分寸进行必要解释。解除患者的思想负担,使患者主动配合治疗。善于使用暗示性语言,良好的语言暗示也可以缓解和治疗疾病。但是,护士应用暗示语言时要慎重。应与医生暗示一致,而且要注意暗示语言清晰明确,使患者听起来可信。

5. 运用护患换位移情法　作为一名传染科护士,要学会运用护患换位移情法,强化自身的职业道德观念,认识到传染病患者因其传染性,易被社会不理解,他们的孤独、苦闷、急躁心理是可以理解的,要有宽容大度的胸怀,同情、亲近他们,主动做好护理工作,使患者得到安慰和鼓励。增强其战胜疾病的信心和勇气。

## 七、急诊患者的心理护理

### 综合案例

患者,王某,男,48 岁,凌晨 3 点睡梦中出现心前区疼痛伴大汗,急来就诊。患者极度恐惧,询问医务人员自己是不是要死了。陪同的妻子也不停地哭泣,医务人员几乎无法与之沟通。急诊心电图示急性前壁心肌梗死。立即给予绝对卧床、心电监护、吸氧等一系列处理,同时做好患者与家属的解释工作。经过积极救治,患者恢复良好,患者及家属对于医务人员准确的判断、熟练的操作技能、果断的处理表示感谢。请思考:

1. 该患者就诊时,患者及家属有哪些突出的心理反应?
2. 面对上述心理反应,护士应怎么处理?

急诊患者常常起病急、进展迅速、自觉症状明显,多伴不良心理反应。为解除患者痛苦,提高医疗护理质量,除了为患者做好基础护理外,还必须注重患者对于危及生命健康问题的各种反应,并运用心理学的理论和技能,影响患者的心理活动,解决护理中的心理问题。

#### (一)急诊医疗服务的特点

急诊医疗服务同一般医疗服务相比,具有随机性强、时间性强、主动性强的特点。①随机性强。急诊医疗服务的对象一般都具有病情急剧、危重、复杂、难度大等特点,且就诊时间、人数、病种、病情都难以预料。②时间性强。对急诊患者,抢救就是命令,时间就是生命,医护人员应争分夺秒、全力以赴抢救。③主动性强。急诊的医务人员应严密观察病情变化,并根据病情及时主动地采取有效措施。

#### (二)急诊患者的心理特点

随着现代医学的进步,临床上救治急危重症患者的水平显著提高,挽回了许多濒临死亡患者的生命。但与此同时,急危重症患者的心理反应愈显突出,直接影响其"死而复生"后的病情稳定、疾病转归、生活质量等。密切关注急危重症患者的心理反应,旨在促进其身心的全面好转或康复。需注意,此类患者的心理反应仅指意识处于清醒状态的急危重症患者的心理反应。

1. 心理反应的主要特点

(1)情绪冲动:因起病突然或病情凶险,急诊患者多伴有情绪冲动、理智不足等心理问题。他们高度紧张地关注自身的健康问题,对任何自认为可能危及健康的细节都十分敏感和计较。如:有的患者及其亲属无视必要的就诊秩序,一味强调自己应优先就诊的理由,动辄与医护人员或其他家属起冲突;有的患者一见到医护人员,求救般地大呼小叫,伴有纠缠医护人员的行为;有的患者激惹性明显提高,难以自控地计较细微小事,稍不遂愿便乱发脾气。

(2)认知狭窄:对许多患者,尤其是对急危重症患者而言,急诊就医易导致典型的应激反应。在较强应激状态下,患者的认知范围变得比较狭窄,如注意力较多局限于自身的病情变化,很容易出现对周围其他事物判断的偏差等。有的患者仅根据主观感受认识周围事物,不是与其他患者盲目攀比,就是认定医护人员对其重视不够或处置不当,甚至发生过激言行等。

(3)意志减弱:伴随急诊患者的健康、认知、情绪等各种变化,几乎每个患者都会不同程度地发生独立性下降、依赖性增强、自我约束力减弱等心理现象。一向很有主张的人会变得犹豫不决、优柔寡断;自身缺乏主见的人更易惊慌失措、方寸大乱。他们更多依赖于高明的医生、先进的医疗设备等尽快解除病痛,却较少考虑如何发挥自身的主观能动性。如:有的患者对其病痛及必须反复实施的诊治手段缺乏耐受性,突出表现为痛阈降低,有些成年人甚至出现孩童般哭闹等退行性幼稚行为;有的患者对周围一些难以排除的干扰性环境刺激过于敏感、反应偏激,有时会因各种医疗器械、设施等发出嗡嗡声而焦躁不安、心烦意乱。

(4)心理反应复杂、敏感:此类患者的心理活动还因发病时间长短、年龄特征、性别差异、个体经历不同而各具特点。即使同为急危重症患者,急性起病与慢性病急性加重患者的心理活动特点也有明显差异;病情严重程度相似的患者中,女性的心理反应较男性更复杂、敏感;意外受伤致残的患者中,自伤与他伤患者的心理反应也截然不同。因此,归纳急危重症患者的心理反应特点,既要掌握其共性规律,还要考虑其各类特征,基于综合分析,准确评估此类患者的个体化心理状态。

2.不同心理反应的影响因素　研究显示恐惧、担心、焦虑、紧张、急躁等是急诊患者常见的心理反应。产生原因如下。

(1)焦虑、担心:急诊患者由于突然起病,有的缺乏家属的陪伴,焦急、担心预后;由于就诊时间短,对医师、护士不熟悉,得到治疗后不能立即缓解症状,对诊治缺乏信心,产生焦虑;对诊疗手段不了解,如摄片、验血等,担心有难以忍受的痛苦;因经济问题产生的焦虑,担心收费过高;担心医生不负责任,担心疾病被误诊;中老年人因在单位或家庭中担任重要角色,使其放心不下工作或家庭负担而显得顾虑重重,焦虑不安;青年患者主要关注自己病后是否会留下后遗症,焦虑会影响日后的工作、生活、恋爱和婚姻等。

(2)急躁:急腹痛患者由于起病急、疼痛难忍、对各种检查、化验、缺乏耐心。希望立即止痛,迫切希望立即得到明确的诊断、有效的治疗,疼痛没有缓解,即出现急躁心理。危重急诊患者由于病情急、危、重,心理上难以承受,自制能力下降,就诊时稍有不顺,就表现急躁心理。患者因就诊过程烦琐表现心烦、急躁,如乙醇中毒的患者由于处于极度兴奋状态,稍有不顺,就认为医护人员的服务态度不好,甚至采取攻击态度。

(3)紧张、恐惧:创伤患者在正常的生活、学习、工作中遭受意外、伤害,缺乏足够的心理准备,对损伤程度不了解,甚至面临着残疾、死亡的威胁,精神上往往难以承受,产生恐惧心理。哮喘、心脏病患者病情危重,进展迅速,具有心悸、呼吸困难,甚至有濒死感等严重的症状,产生紧张、恐惧心理。高血压、心脑血管类疾病的中老年人,他们普遍会认为自己病情严重,十分危险,随时可能死亡,因此精神极度紧张、恐惧。大多数急诊患者对疾病缺乏了解,对疾病后果无法预测,对医院环境陌生,对抢救技术未知,对检查表现出精神紧张,对治疗会本能地产生恐惧心理。

(4)悲观、绝望、无助:服毒患者常见,由于在生活中受到过度的意外打击而处于不敢或不愿意接受现实的状态。慢性病反复发作患者,对疾病久治不愈而绝望无助,病重患者对治疗效果的期望过高,对医学诊疗水平缺乏正确的认识,认为患者住进医院就应该药到病除。家庭困境使患者看急诊时承受经济压力,缺乏支持,有孤独无助感。

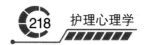

### （三）急诊患者的心理护理

**1.人文关怀** 人文关怀对于急诊患者尤为重要,真诚地关注患者的感受和情绪,给予其精神上的呵护、心理上的宽慰和行为方式上的指导,给予足够的尊重,寻求与他们情感上的共鸣,建立良好的护患关系,尽量满足其生理的、心理的、社会的及精神方面的需求,让患者感受到整个护理过程充满人性的温暖,从而修复创伤的心灵,获得肉体和心灵上的康复,以达到"以人为本、患者至上、真诚关爱"的护理服务目标。

**2.使患者感到医护人员可亲** 急诊患者大都求医心切,一旦进入医院,顿有绝路逢生之感。这时,医护人员应当做到紧张而又热情地接诊,亲切而又耐心地询问,细心体贴关怀周到,使之感到在危难之时遇到了救命的亲人。

**3.使患者感到医护人员可信** 医护人员娴熟的医疗操作技术和严谨的工作作风,不仅是赢得时间使之转危为安的保证,同时对患者来说又是心照不宣的支持、鼓舞和依靠的力量。

**4.使患者感到安全** 医护人员的医德和技术是患者获得安全感的基础。为了帮助患者缓解心理冲突,减轻精神痛苦,医护人员不仅要有娴熟的诊疗技术,还要尽量避免消极暗示。医患关系对抢救过程能否顺利进行有极大的影响,也直接影响急危重症患者的抢救成功率和治疗效果。

**5.个性化的护理** 由于急诊涉及的范围广泛,往往伴有多学科的情况,因此护士除患者的病情做好治疗和护理工作之外,还要针对患者进行个性化的心理护理。

（1）急性创伤患者:患者绝大多数是突发事件的受害者,诸如交通事故、打架斗殴和自然灾害等。在没有任何精神准备下突然受到外界的强烈打击,以及创伤过程中的惊吓,容易产生恐惧不安和愤怒等不良情绪。患者往往言辞激烈、不易配合诊治。护理人员应当给予同情和体恤,对他们转移到医疗环节上的过激情绪要给予容忍和理解,避免计较和指责。在做好伤口处理和术前准备等护理过程中要注意倾听他们的陈述,针对他们最为愤恨不平的焦点进行安慰和劝解,使其过激情绪得到宣泄,减轻心理压力。

（2）服毒患者:服毒患者大多很消极,对生活失去了信心,对一般的劝说无动于衷,拒绝交谈,拒绝洗胃等必要的医疗措施。对于这类患者应让家属或当事人回避,进行心理疏导,使患者接受洗胃及其他治疗护理措施。有些患者服毒是一时冲动所致,服毒后虽已后悔,但出于面子而拒绝治疗,这时有必要让家属和朋友给予劝慰,必要时可采取半强制手段进行治疗。抢救成功后患者仍会有悔恨、恐惧、焦虑彷徨等心理状态,有的还想自杀,一死了之。家属及朋友也可能会出现怨恨、嫌弃等不良表现,此时心理康复非常重要。因此要加强心理护理,给予其同情、关心和安慰,劝其正确对待所遇到的问题,正视和珍惜生命最终配合治疗。同时做好患者家属的工作,进行劝说和解释,消除矛盾,使家属和患者之间互相谅解。避免新的刺激。对于因为误服药物而中毒的患者,在做好患者和家属心理护理的同时,还要告知药物放置和保存的注意事项。

## 八、重症监护室患者的心理护理

**综合案例**

患者,赵某,女,55岁,行心瓣膜置换术,术后被送入重症监护病房7 d。其间,家人和朋友每天只能探视1次。她觉得自己的样子很"凄惨",胸前开了长长的口子,全身插满了管子,尤其是第2天,感觉特别痛。赵女士担心以后不能像正常人一样生活,躺在病床上,有种生不如死的感觉,甚至萌生过自杀的念头。因每天护士都量很多次体温,赵女士绝望地想:水银对人体有害,干脆把体温计藏起来,趁人不注意咬碎了把里面的水银吞进肚子里,是不是就能够一了百了呢?请思考:

1. 本案例中,赵女士的心理问题有哪些?

2. 假如你是一名重症监护室的护士,针对赵女士的心理情况,你应怎样进行心理护理?

重症监护室(intensive care unit,ICU)是专门收治危重疾病患者的科室,通常是全封闭管理,其环境和设置的特殊性易对患者产生不良刺激。

### (一)重症监护室患者的心理特点

ICU患者的心理活动是复杂多样的。瞬间袭来的天灾人祸或恶性事故等超常刺激,可以摧毁一个人的自我应对机制,导致心理异常。恐惧、悲哀、失助、绝望等消极情绪往往可以加速患者的死亡。

1. ICU综合征 即监护综合征,是指患者在ICU监护过程中出现的以精神障碍为主,兼具其他表现的一组综合征,主要表现为思维紊乱、谵妄、行为动作异常、情感障碍和自我形象的紊乱等。ICU综合征可加重患者的现有疾患,导致不良预后。

2. 恐惧

(1)患者多由于突然受到意外伤害或病情急剧变化而来医院就诊,缺少思想准备,加之病情多危重,来诊时常伴有明显的恐惧感。如急性心肌梗死患者心前区剧痛常给患者一种濒临死亡的体验,产生十分明显的恐惧感,患者思想极度紧张,甚至不敢睁眼和翻动身体;凶猛的大出血、面部烧伤、四肢断离、双目失明等也极易使患者产生恐惧和死亡的威胁感。

(2)ICU病房的结构、人员配置和仪器都不同于普通病房,家属不能陪在身边,探视有时间限制,医护人员也无暇与之交谈,可使患者产生一种深深的隔离感和孤独感。医护人员不断来往处理各种危机状况,抢救和治疗时的紧张气氛,不分昼夜的医疗活动,各种灯光和仪器的警报声会干扰患者的生活节律,加之对病情过分担心和害怕,患者可出现精神紧张、惊慌、食欲与睡眠障碍、激动易怒、神志恍惚、谵妄等。治疗时的创伤、气管插管、鼻饲管以及约束带和固定的体位、持续的静脉注射等给患者带来的痛苦,也会增加恐惧感。

3. 求生心理 有些患者求生欲望强烈,要求医生、护士不遗余力,尽一切力量,不惜一切代价给予医治,同时患者及其家属会千方百计探索民间或迷信的治疗方案,以求生存希望,实施一些不切实际的治疗方案。

4. 对抗治疗心理 多见于工伤、事故伤和服毒自杀者,表现为暴躁、易怒、呻吟、哭喊及不合作和对立行为。如服毒者常因某些难言的内心苦楚而抗拒洗胃和各种抢救治疗。

5. 情绪休克 危重患者多是突然起病或遭受意外,或者是原有疾病加重,对于突如其来的意外伤害完全没有心理准备,几乎无法面对现实。常表现为异常的平静与冷漠,少言寡语,对各种医疗处置的反应平淡,无动于衷。

6. 对治疗信心不足 由于进入监护病房的患者均系病情危重的抢救病员,目睹同病室患者死亡和濒死者的挣扎,加上对治疗方案和医疗技术缺乏了解,患者会出现自我评价过低,产生消极意念,对治疗失去信心,甚至拒绝治疗。

7. 敌对与愤怒 患者不愿意承认自己患有重病,对病情康复抱有很大的希望。但是医生严肃的表情、护士忙碌的身影和各种医疗器械的大量使用,不断在增加患者的心理负担,认为自己是最不幸的人,不愿意配合医护人员的治疗和护理。

8. 绝望心理 在人们心里,进入"监护病房的危重患者"的概念与"逐渐走向死亡的过程"联系

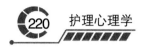

在一起。而相对来说,重症监护病房内的死亡患者相对集中,有些患者病程长,多次反复住院治疗,身心和家庭经济不堪重负。监护病房中缺少亲人接触,患者易产生无望、无助、消极厌世的情绪,认为自己在等待死亡,甚至拔去身上各种导管,采取自杀行为。放弃治疗的患者较少,认为自己患了绝症,对医疗护理漠不关心,失去战胜病魔的勇气。

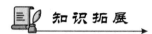知识拓展

### 临终患者的心理反应过程

大部分患者的疾病经过诊治可以治愈,但不论医学发展到什么程度,总有一小部分患者因医治无效而面临死亡。临终患者接近死亡时会产生十分复杂的心理和行为反应。多年来,很多研究者在探讨临终患者的心理状况时最常引用的是美国医学博士 E. Kubler-Ross 的理论,他将大多数患者面临死亡时的心理反应过程分为 5 个阶段。

(1)否认期:患者往往不敢面对病情恶化的现实,对死亡的后果没有具体的思想准备,希望奇迹会出现。此时患者的心理防御机制可以对其有一定的保护作用。大多数患者的这一阶段持续的时间都很短暂,很快会转而进入下一阶段,但是也有患者会持续否认,直至死亡。

(2)愤怒期:随着病情的加重,症状愈发明显,患者开始接受患病的现实,开始意识到死亡是不可避免的。此时患者会出现生气、愤怒、怨恨等情绪反应,无缘无故摔东西或呵斥医护人员和家属。患者的愤怒来源于恐惧和绝望,其愤怒指向可能是多方面的。

(3)协议期:此阶段患者的心理实际上是一种延缓死亡的乞求,是人类生命本能和存在欲望的体现。在愤怒的心理逐渐平复后,患者意识到愤怒和怨恨对疾病无济于事,相反还可能加重疾病过程。此阶段患者对生存还抱有希望,会积极配合医疗和护理,希望用合作的态度和良好的表现来换取生命的延续。此时患者的心态较为平静并珍惜和家属相处的时间。

(4)抑郁期:前 3 个阶段过后,患者已深刻领悟到自己的即将逝去,感到前所未有的绝望和悲伤,以及无所适从的失控感。患者会表现出对周围事物淡漠,语言减少,但内心又害怕孤独,希望家属能无时无刻在身边陪伴,有的患者可能会出现自杀倾向。

(5)接受期:是生命的最后阶段,此时患者已经对死亡有了心理准备,默认了残酷的现实,既不感到痛苦,也没有恐惧。患者认为自己已经处理好后事,在等待着与家人最终的分别。患者的情绪趋于平静,喜欢独处,睡眠时间逐渐增加,极度疲劳衰弱,死亡已经被认为是一种解脱。

### (二)重症监护室患者的心理护理

1. 提高清醒患者对疾病的知情能力　客观告知患者病情,使他们对自己的疾病有正确的认识。

2. ICU 的环境

(1)营造良好的环境:室温控制在 22～24 ℃,湿度以 50%～60% 为宜。保持病房设施清洁整齐,按照医院重症监护室的相关规定,对重症监护室环境定期进行清洁消毒,病室内进行空气消毒,尽量消除病室内包括消毒液在内的各种异味。至少每 2 h 协助患者翻身、拍背,更换体位,每日两次为患者洗脸、擦身。医务人员尽量做到"四轻治",集中进行治疗和护理,降低各种仪器的报警音量,夜间可选用灯光报警,关闭不必要的照明,避免不良的听觉、视觉刺激,提高患者的睡眠质量。

(2)帮助患者熟悉 ICU 环境:对神志较为清醒的患者介绍 ICU 的环境和功能分区,简单地介绍一下各种医疗器械的用途,以减少患者对特殊环境的恐惧感。让患者认识 ICU 的医生和护理人员,

使其懂得进入ICU是为了更好地观察病情,将会有一个高水平医疗团队为其诊治。使患者在对ICU的了解中自然地减轻心理压力,产生健康的心理,从而更有助于疾病的康复。

3. 注重与患者的沟通

(1)与患者进行有效的沟通:尊重患者的情感需求,待患者清醒后,告知其现在的时间、地点、家人的情况,向患者说明家属不能陪护的原因,取得患者的理解,避免患者产生孤独无助感,增加患者的安全感。护士要尽可能在患者可见到的范围,做各种治疗护理之前,向患者做好解释,让患者尽快适应ICU的环境,减轻心理反应,从而消除紧闭感,解除思想顾虑。

(2)使患者感到医护人员可亲、可信:护理过程中要面带微笑,用亲切的语言、轻柔的动作、商量的口吻询问患者的要求,维护患者的自尊心。护理人员的关心与照顾会让患者感到温暖。医护人员娴熟的医疗操作技术和严谨的工作作风,不仅是赢得时间使患者转危为安的保证,同时对患者来说又是心照不宣地支持、鼓舞和依靠力量,使患者感到可信、可敬,从而获得安全感。

(3)注重对患者的“人性化”关怀:由于仪器设备的限制,患者只能用肢体语言与医护人员沟通,护理人员要经常查视和熟悉患者的手势、口形、表情的内涵,要注重对患者的“人性化”关怀,避免出现不关心患者健康而只关注仪器设备运行情况的发生。进行护理治疗等操作前应先把操作过程讲解清楚,使患者理解并调至适合的温度,将患者安放在一个舒适的体位,充分建立护患信任的关系。

(4)医护人员需要主动与患者交流,进行心理疏导工作:医护人员平时需要多观察患者细微的表情、动作,主动了解患者的生理与心理需求,促进护患关系。另外,医护人员应当积极主动与患者进行交流,对于出现不良情绪的患者,医护人员要引导其讲出让他们不安的原因,帮助其树立战胜疾病的信心,使其养成良好习惯。同时还可以将其对疾病的关注转移到外部事物上,让患者觉得自己和正常人一样。

(5)放弃治疗患者的心理护理:对于放弃治疗的患者,尽管已接受了手术治疗,但总觉得自己患上了绝症,没有希望治愈,认为自己的治疗增加了家庭的经济负担。在这种心理动态下,患者表现出对治疗不太重视的态度。护理人员应耐心开导,增加其战胜病魔的信心,使其以良好的心态配合医护工作,患者感到温暖和信任才会接受并配合各种治疗护理。

(6)护理人员禁止在病房内大声说笑,抢救时应将患者病床隔帘拉上,避免其他患者看到抢救现场,造成其产生恐惧心理。患者经常躺在病床上,容易产生烦躁的心理,所以护理人员在室内走动尽量不要产生太大的响声,以免影响患者情绪。

4. 维护患者的自尊　在重症监护室治疗过程中要始终对患者保持足够的尊重,减少患者身体的暴露,在全部的操作过程中换药、更衣、排便、导尿、灌肠等操作都要注意遮挡,及时回应一切合理要求。

5. 与患者家属进行有效沟通

(1)医护人员应当与患者家属进行良好的沟通:及时告知患者家属病情、进展、用药情况等,让其家属能够全面了解患者的病情,对患者的预后有心理准备。

(2)取得患者家属的配合:在每日探视前,先向家属做好心理知识的宣教,并要求他们不在患者面前表现出情绪波动,以免影响患者的病情和治疗效果。

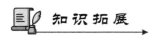知识拓展

**临终患者的心理护理**

(1)否认期:对于否认期的患者,护士应当劝说家属不可当着患者面表现出难过,也可使患者得

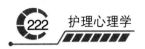

到心理上的满足。

(2)愤怒期:护士要谅解宽容患者,真诚相待,说服家属不要计较和难过,并与医护合作,帮助患者度过愤怒期。

(3)协议期:护士应尽量安慰患者,为之解除疼痛,缓解症状,使患者身心舒适。

(4)抑郁期:护士要同情患者,尽量满足患者的需求,允许亲人陪护和亲友探望,让患者同亲人在一起度过不可多得的时刻。嘱咐亲人要控制情感,不要再增加患者的悲痛。

(5)接受期:协助患者安详、肃穆地离开人世,使患者、家属感到安慰是护士的崇高职责,是情操高尚的表现。护士是一直守护在临终患者身旁的人,要帮助患者整理遗容,用生理盐水擦拭眼睛、鼻孔和面部的污迹。患者听觉是人体最后丧失知觉的器官。故不可议论不利患者心情的话,不可耳语。有的患者来不及等到亲属到来就离开人世,就由护士代替其亲人接受并保存遗物,或记录遗言。

## 九、门诊患者的心理护理

**综合案例**

患者,蔡某,女,61 岁,因"既往患有冠心病,近 1 周感觉心前区不适"来门诊就诊,点名挂心内科某知名专家号,等候 15 min 后。

蔡某:"护士,我等了这么久怎么还没有轮到我?"

护士:"阿姨,您别着急,我来帮您看看啊,您是 12 号,现在叫到 6 号了,前面还有 6 位病友,您需要再稍等一会儿。"

蔡某:"还要等,我等这么久了,前面是不是有人加队了?"

护士:"阿姨,我理解您着急的心情,真没有人加队,您再等 20 min 估计就到了。"

蔡某:"我都这么大年龄了,我不想等了,你让我进去看吧。"

护士:"阿姨,冬天心内科的患者老年人确实比较多,今天找这位专家看病的基本上都是老年人,要不然我给您换一位这会儿前面没有患者的专家,您先看看可以吗?"

蔡某:"那不行,我就想找这个专家看,我这会儿感觉心慌、胸闷。"

护士:"阿姨您胸口不舒服吗? 来,我先扶您坐下,我来给您测个血压和脉搏好吗?"

请思考:

1. 本案例中蔡某有哪些心理需求?

2. 如果你是这位护士,遇到这种情况你会怎么处理?

### (一)门诊患者的心理需要

门诊患者既有慢性病患者,也有急性、亚急性患者,既有儿童、青年,也有中老年人。且由于就诊患者数量大、病情各异,受疾病痛苦程度、个人素质、文化背景、经济状况、环境等因素影响,患者的心理反应也不尽相同。其心理需要与其就医行为的短暂性、临时性及疾病的性质密切相关。主要需要包括以下几项。

1. **早就医的心理需求** 门诊患者不论疾病是否严重,普遍存在"早就诊、早确诊、早治疗"的迫切心理,都希望来医院就诊后能帮助他们解除痛苦,恢复健康。

2. **受尊重的心理需求** 受尊重是每个患者的心理需求,尤其是农村患者,下岗、失业人员,身体有畸形患者,老年患者,长期患慢性病的患者。他们就诊时顾虑重重,忐忑不安,担心受到医生不平等的对待,希望得到医护人员的理解与尊重。

3. **需要导医的帮助** 患者在陌生而复杂的医院环境中,由于对医院环境不熟悉,对医务人员不熟悉,对"一卡通"挂号、预约挂号和呼叫系统认识能力不同,加上复杂的检查,对检查程序不理解等,都会产生陌生感、紧张感、焦虑及急躁情绪。迫切希望护理人员能适时引导,得到最便捷的就诊流程。

4. **需要合理的解释** 患者希望医务人员能向他们解释现场挂号、预约号和优诊号的区别及叫号顺序,希望自己所患的疾病能得到正确的诊治及合理的解释,想了解所患疾病的原因、诊断治疗过程、预后,注意事项、药物的用法和不良反应等。

5. **需要治愈的保证** 门诊患者对医生要求高,大部分患者都要求经过医生的诊治病情能迅速好转,能迅速明确诊断,有用药物迅速起到他们自己预期的效果;知道自己的疾病是否严重,需要医务人员保证或承诺疾病治疗的结果。特别是慢性病患者,总希望看一次医生就能立竿见影。

6. **需要医护人员良好的服务态度** 社会的一些负面评价,在他们的心里就有了一些不正确的印象,因此对医护人员的态度十分敏感。敏感多疑患者对自身疾病妄加推测,并希望从医生护士的精神面貌、言谈举止、情绪变化那里得到蛛丝马迹,对医护的言行特别敏感,有时不切实际的猜测、曲解,对医护的好言相告不予理睬。

7. **正确用药的心理需求** 有的患者听别人介绍某种药效果好,自己就找医生开,而不知道症状相似病的种类很多,治疗方案也不同。还有的患者迷信用药,速效心理,认为价钱越贵或进口药就是好药,还有的依赖用药和重复用药,有的乱用补药、中药等。多数门诊患者存在这些仿效用药的现象,希望得到医务人员正确的用药指导。

8. **合理消费的心理需要** 患者因经济收入、消费观念、文化素质的差异,对医生诊疗水平、服务质量要求各不相同。有些患者既希望医术高明的医生为自己诊治,又对医生开具的检查和药物不理解,受"看病贵"等看法的影响,总担心自己被宰。有些患者排队挂号、候诊很长时间,总希望医生能做详细检查,甚至主动要求医生给自己做检查,开"好药",误认为便宜药不管用。经济比较拮据的患者,就诊时害怕医生乱开各种检查及药物,高额费用使自己无法承受,给家庭经济带来很大的负担。

9. **获得健康知识的心理需求** 随着科学的发展和社会的进步,人们的健康意识逐步提高,增强身体素质和维持健康,已是人们所期待的生活目标。为提高生活质量、预防疾病,患者对自我保健知识需求迫切,而且年龄偏大者反应更明显。

### (二)门诊患者的心理护理

1. **创造温馨舒适的就医环境** 为患者提供宽敞、明亮、清洁、通风良好的候诊区,舒适的候诊椅,醒目的指引标识,现代化的电子呼叫系统和液晶电视等设施;维持有序的就诊秩序,营造宽松的人际氛围,能舒缓患者的紧张情绪,使患者感到安全和可信赖,让患者在轻松的氛围中候诊。

2. **预约门诊时间,缩短候诊时间** 候诊时间过长是患者产生不良情绪的主要原因,开展各种形式的分时间段预约挂号服务,节约患者大量的候诊时间,减轻候诊患者的焦虑心理。利用其候诊时间指导患者梳理疾病信息,对高血压、发热患者协助其测量血压、体温等,以稳定患者焦急的情绪和长时间候诊的不安,对病情有变化需提前就诊的患者及时进行协调处理。

3. **关心、尊重患者** 尊重患者是建立护患关系最基本的重要条件。对不同身份、不同职务的患者应一视同仁,平等对待。对暴露出的各种心理矛盾,要综合分析、不得歧视,应给予足够的重视。要针对疾病的不同特点进行护理。尤其是农村患者、年老、失业、下岗、身体有畸形的患者,更应热情、周到、耐心、细心,给予其指导。对患者的困难给予帮助,发现问题及时处理。

4. 提供具体、完善的导诊服务　设有明确就诊流程及预约挂号说明标识。在各诊区设立明确的"就诊须知",每张检查单、化验单最好印有价格、卡内余额、缴费、检查科室位置等信息,尽可能减少患者就诊过程中的往返。设立导医人员,指导患者就诊,主动、耐心解答患者的问题,尊老爱幼,热情称呼,缩小医患间的心理距离,减少患者的恐惧和不安,增进医患间、患患间的情感交流和理解,构建和谐医患关系。以人为本,以患者为中心,亲切的微笑与问候能创造出宽松和谐的气氛,对患者焦虑、恐惧心理起到安抚作用。密切观察候诊患者的情况,对年龄较大的,病情较重的患者要优先安排并主动扶助到相关科室;对无人陪伴的年老体弱患者应陪同其去检查或治疗,通过电子屏幕及时报告就诊进度,让患者心中有数,并随时给予患者及家属适当的安慰。遵守保护性医疗制度,为患者保守秘密,不泄露患者的隐私,使患者有安全感和信赖感。

5. 提供真诚、热情的优质护理服务　门诊护士要注意察"言"观色,从不同的患者及家属的眼神中读懂他们的疑虑和病痛,尽最大努力给予满足。预测患者的需求,积极主动地为其提供服务,解决患者的疑问,从患者的心理活动和行为反应出发,善待每一位患者。尊重患者,给患者创造一个安全、温暖的氛围,使其最大限度地表达自己,可使患者感到自己被尊重、被接纳、获得一种自我价值感。要讲究语言的技巧,针对不同患者,使用不同的语言表达方式,如安慰、鼓励、劝说、疏导、解释或指令等,使用暗示性语言,通过积极巧妙的暗示,使治疗发挥最好的效用。

6. 做好分诊工作,不断提高专业知识与技能　分诊护士要主动了解患者的病情需求,准确分诊,协助就诊,护士在施治过程中要面带笑容、热情诚恳,以和蔼的态度对待每一位患者,主动询问就诊目的及症状,根据患者的主诉分辨疾病性质和所属专科,耐心倾听和解答患者提出的问题。在测体温、抽血、测血压等各项操作中,做到动作娴熟、准确、轻柔、稳重和敏捷,这样才能使患者有一种信任感、安全感。分诊护士要有强烈的责任心和耐心,熟练掌握各个医生的出诊动态及部分医生的专业专长、科室布局等,以便给患者提供正确的导医服务。不断学习护理新业务新技术,强化应急技能,以良好的服务及娴熟的技术赢得患者的信任,以消除患者陌生感而产生的焦急、茫然不知所措的心理,及时消除患者的疑虑。

7. 个性化健康教育　按照患者的不同需求,介绍常见病的预防和治疗,满足患者的各种需要,解除其思想负担。针对不同患者的特殊用药和检查,要主动介绍所用药物的名称、剂量、作用、不良反应等。适当提供相关的医疗保健信息,进行个性化健康教育。开辟多种形式进行健康宣教,以利健康教育顺利进行,如口头宣教、利用健康宣传栏、健康教育处方、电视讲座、电话咨询、网上宣传等,根据患者的文化程度选择不同的教育方法,并关注患者对某一事物的需求程度,进行重点宣教。

在门诊分诊护理过程中,根据不同患者的心理需求,采取不同的沟通方式和方法,尽力满足患者的心理需求,对维护和谐的诊疗环境具有积极作用。关注门诊患者的心理需求,"因人施护",满足患者的心理需要,才能获得最佳治疗效果。在医疗市场竞争激烈的今天,护理工作的质量和服务水平已成为患者选择就医最直接、最重要的指标之一。患者在追求高尖的诊疗技术的同时,也追求人性化的医护关怀服务,温馨的服务与卓越的技术同步,能使患者身心两受益。

## 十、康复患者的心理护理

**综合案例**

患者,男,53 岁,以"脑梗死"为诊断入院。患者右侧肢体偏瘫,活动受限,生活不能自理。但患者自尊心强,不愿连累家人,坚持自行锻炼。一日,患者家属说"不能自理,就别硬撑",本是好意,但因语言不当导致患者生气,自己独自行走,不慎跌倒。经过护士长调解,患者愿意听从家人和医护人员的忠告;再次向家人宣教;同时要求责任护士加强巡视病房,及时和患者做好沟通。请思考:

1. 案例中的患者有什么样的心理特点?

2. 对于这样的患者,护士应该怎么做?

### (一)康复患者的心理特点

1. **康复患者及常见心理特点** 康复患者包括所有需要应用各种康复治疗措施,消除或减轻因疾病、创伤、残疾等因素对导致生理、心理、社会功能障碍的患者。此类患者早期常在医院相关临床科室,如神经内科、神经外科、骨科、ICU 等,心理问题表现复杂多样。之后进入病情稳定后的时期,常需转至康复科继续治疗,是功能恢复的理想时期。患者往往对康复期望高,希望能早日恢复健康回归家庭和社会。此类患者多数能够积极参与康复训练,但是也有些患者因为各种原因导致心理问题,不配合治疗。如:康复效果不理想,与预期差距较大,会产生悲观、抑郁、绝望等情绪反应;把疾病的范围和影响扩大化,忽视自己尚存的功能,误以为丧失了一切;习惯于伤前看问题的视角,以自己的疾病与健康人比较,越比越丧失信心,陷入苦恼中难以自拔,出现强烈的身心症状,甚至出现自杀行为;对自我形象的不满意,自卑、羞愧、不愿或很少参加社交活动、自我封闭,由此引起空虚、孤独、抑郁、悲观、绝望,甚至自暴自弃,失去康复信心,出现躯体不适感和疼痛症状,抑郁严重时,可能会有厌世和轻生的行为;也有部分患者康复动机过强,练习过度,反而影响康复。

脑卒中是常见的导致肢体功能障碍的疾病,现以此为例,介绍其心理特点。脑卒中患者的心理改变包括 5 个阶段,但各阶段之间并非线性关系。

(1)震惊期:患者对突然发生的脑卒中缺乏心理准备,对进一步所造成的功能障碍也缺乏理解,因此患者常表现为震惊、慌乱。这一阶段可维持数小时或数天。此期时间短暂,一般都会配合药物治疗,患者在震惊之余总认为药物治疗后肢体功能很快会恢复,此阶段容易度过,很快进入下一阶段。

(2)否认期:此期患者表现为对自己的功能障碍的否认,一厢情愿地曲解病情,不愿了解病情的预后,以试图避免心理上的痛苦。这一阶段一般历时数天或数月。此阶段患者病情逐渐平稳,系统的康复治疗手段在此时期介入。将患者推到康复治疗室,让患者感受康复环境,让患者看到和自己一样病情的病友是如何锻炼的,同时让患者从心理上认识到这类病是有完善的康复治疗方法的,让其接受病情的同时行动起来,同大家一起投入积极的康复锻炼中去,从而感受到肢体功能的恢复,培养一种乐观的心态,进而使肢体功能迅速恢复。而一些恢复量较慢或没有进行康复训练的患者很快进入下一阶段。

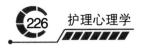

(3)抑郁期:患者一旦明白自己将成为残疾人,可表现为极度的痛苦和悲哀,心情压抑,对所有的人或事物都失去兴趣,悲观失望,不愿意与他人主动接触。这一阶段一般持续数周或数月。这一时期的患者最需要家属的关爱,绝大多数患者经过正规的康复训练可以独立行走,而不经过康复治疗的患者会朝向一个过度用力,代偿错误模式,强化错误的恶性循环中去。

(4)对抗期:这一阶段患者主要表现为对抗治疗,拒绝合作,对日常生活中能够自己做的事自己不做,反而要依赖他人,对治疗和康复训练持不积极态度。

(5)适应期:表现为承认自己的残疾现实,并积极采取各种措施适应残疾,寻求减轻痛苦的方法,以适应残疾后的生活,在家中不再处于被动、依赖的地位。但这一阶段往往要几年时间才能达到,有些患者尚有可能达不到这一阶段。

**2.康复患者心理反应的影响因素**

(1)认知因素:①否认躯体障碍的存在。患者对疾病的发展信息和不良发展后果持忽略态度,以致延误了可能康复的机会。在健康心理学和康复医学中,已把患者的否认心理和不遵医嘱行为列入专门的研究课题。②对科学治疗知识认识的局限性。一方面可能因为患者自身文化水平较低,缺乏卫生科学知识,对卫生保健、健康的理解和态度受到传统观念或某些错误的理论影响,以致做出不利于健康的行为。例如,不愿意下床活动和锻炼,认为能下床活动就不算患者。由于长期卧床引起的患者肢体肌肉萎缩及各种心理、社会和生理功能退化。相信鬼神和巫师及其他非医疗人员的不科学建议,或者虽不全信,却抱着"试试看"的心理,结果上当受骗,延误治疗时机。

(2)人格和应对方式:患者人格特点与其对挫折、残疾和病痛的反应强度,对不幸遭遇的态度以及自我评价的高低都有关系。有的患者表现得坚持己见,自以为是,刚愎自用,不服从和不配合治疗和康复计划,这些人常有敏感、多疑的特点,一旦违反其意志,就发脾气,采取不合作的态度。有的患者相对懦弱,当遇到问题和不幸时,他们的应对往往是被动消极的,往往有自怜、自责或罪孽感,认为是命中注定,是因果报应,有的甚至自卑、自责,丧失求治和康复的信心与要求。具有疑病人格的患者,敏感、多疑,对不适合疾病的耐受性较低,往往夸大疾病伤残的严重程度。他们对治疗康复缺乏信心,导致康复过程延缓。

(3)社会因素:①社会对残疾人的态度。残疾人希望和正常人一样并得到社会的认可,但是人们对残疾人往往区别对待,如嘲弄、歧视、同情。嘲弄会使残疾人和患者有屈辱感,愤懑或自怜,易导致消极情绪,不利于康复。爱护但不怜悯,可以让残疾人感觉到尊重并感到温暖,支持和增加康复的信心。②继发性获益。有些患者为了长期享受优抚、劳保,不愿意降低残疾补助金等级,虽然应当出院,但他们仍夸大不适感,制造新症状,甚至抵制康复,以争取长期住院,以此获得个人利益。③缺乏社会支持系统。社会可以为患者提供支持和帮助,并为他们的健康创造条件,社会保险、福利和康复医疗机构的条件,有无足够的、训练有素的康复医学家、社会工作者以及为残疾人和患者服务的志愿者等,都会影响康复者的保障和安全感。

(4)家庭因素:家庭给予的关心和支持是他们康复的重要支持因素之一,可以增加患者的康复信心和动力。但是如果关心过度,也可能导致患者形成依赖思想。如果家人对康复不抱有希望甚至毫无信心地选择放弃,或把家庭的一切不幸和苦恼都怪罪于患者,对他们抱怨、虐待,甚至遗弃,则可导致他们产生抑郁、焦虑等消极情绪,放弃治疗和康复,甚至轻生。

(5)医源性因素:医务人员简单、生硬的态度;粗暴、草率或者不熟练的治疗操作;治疗计划程序复杂、时间过长,康复工具设计笨重,使用感差;药物的不良反应等都会对患者心理造成影响,影响康复。

### (二)康复患者的心理护理

康复患者的心理护理涉及面广泛,在康复心理护理的评估护理计划的制订和实施过程中,需要护士具备更广泛的知识、技术和经验。下面仅就某些对康复期患者心理健康有一定帮助的心理护理措施做简述。

1. 培养积极的情绪状态　通过心理的和社会的支持以及一定的心理指导等措施,鼓励残疾人和慢性病患者培养乐观、积极、自信、自尊自爱、顽强的心理状态,以促进机体的抗病能力和发挥器官的代偿功能,例如,可以组织残疾人举办一些文艺活动,鼓励他们多锻炼和运动,甚至可以报名参加残疾人运动会等。

2. 纠正错误认知,建立正确求医行为　错误的认知会扭曲客观事实,延误治疗和康复时机,纠正的方法主要靠宣传、指导、介绍卫生保健知识,与愚昧落后做斗争;揭露、批判散播迷信的诈骗行为,清除引人误入歧途的舆论,指导正确的求医行为。

3. 动员生理代偿功能　当人们不幸丧失了某种生理功能时,其他生理功能就会予以代偿。残疾人在失去一部分生理功能后,往往会增加另一部分生理功能,如失去视觉的人,其听觉往往会比一般人敏感得多。所以,护士可以督促或指导患者家属帮助患者发觉和训练另一部分可以补偿的心理生理功能,使患者能重新适应生活并积极接受当前的治疗和康复计划。如有的无臂人经过锻炼后,可以用足穿针引线、绣花作画,并能做到生活自理。

4. 应对方式指导　适当的应对方式可以缓解患者的身心反应,如减少消极情绪的产生、建立良好的社会支持,从而促使患者早日康复。帮助患者积极地应对自身的不幸,避免产生屈服、回避甚至幻想或坐以待毙等心理;要鼓励他们顽强拼搏,自学成才,成为学有专长的人。护士可以给住院患者提供一些积极的应对例子、组织团体治疗的方式,使患者间能够相互学习、交流和鼓励,从而促使他们康复。

◀ 本章小结 ▶

心理护理是指护士通过不同的方式和途径,积极地影响患者的心理活动,帮助患者在其自身条件下获得最适宜的身心状态。包括护士、患者、心理学理论及技术、患者的心理问题这4个相互依存的基本要素。实施心理护理应以患者心理健康为中心,以心理护理程序(心理护理评估、心理诊断、制订心理护理计划、心理护理的实施及心理护理效果评价)为指导进行。其中,心理护理评估是贯穿整个心理护理过程重要的、基础的一步。临床各科患者心理反应有共性之处,也各有其特点,护士在临床工作中应利用心理学的理论和技术,开展有针对性的、科学有效的心理护理。

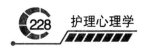

## 练习题

### 一、单项选择题

1. 心理护理的基本要素不包括(　　)
   A. 护士 　　　　　　　　　　B. 其他医务人员 　　　　C. 心理学理论和技术
   D. 患者的心理问题 　　　　　E. 患者

2. 心理护理的目的是帮助患者在其自身条件下获得最适宜身心状态,下列有关"最适宜的身心状态"的说法不正确的是(　　)
   A. 不包括现代医疗无法救治的临终患者 　　　　　B. 与疾病严重程度有关
   C. 更取决于患者自身的主观体验 　　　　　　　　D. 是动态的
   E. 是相对的

3. 下列有关心理护理评估的目的,不正确的是(　　)
   A. 与患者建立良好的信任关系 　　　　　　　　　B. 了解被评估者是否有心理问题
   C. 了解心理问题的性质是什么 　　　　　　　　　D. 了解心理问题的程度如何
   E. 了解心理问题可能的原因是什么

4. 制订心理护理计划时,应考虑(　　)
   A. 患者的心理问题 　　　　　B. 患者的社会文化背景 　　C. 患者的功能水平
   D. 医院的利益 　　　　　　　E. 患者的生活习惯

5. 外科疾病患者心理反应的主要影响因素不包括(　　)
   A. 信息缺失 　　　　　　　　B. 以往的手术经验 　　　　C. 对医护人员的信任度低
   D. 年龄 　　　　　　　　　　E. 焦虑

6. 患者心理的初始评估应在入院后(　　)内完成
   A. 6 h 　　　　　　　　　　B. 12 h 　　　　　　　　　C. 24 h
   D. 36 h 　　　　　　　　　　E. 48 h

7. 实施心理护理时,应考虑的事项不包括(　　)
   A. 患者的共性规律 　　　　　B. 心理护理的总体对策 　　C. 心理护理实施原则
   D. 患者的个性特征 　　　　　E. 医护人员喜好

8. 心理护理常用的方法有(　　)
   A. 心理支持法 　　　　　　　B. 心理疏导法 　　　　　　C. 音乐疗法
   D. 放松训练法 　　　　　　　E. 以上均是

9. 心理护理与心理治疗能否取得成功的重要因素,很大程度上取决于(　　)
   A. 问题的针对性 　　　　　　B. 手段的综合性 　　　　　C. 保密的严格性
   D. 关系的和谐性 　　　　　　E. 技术的先进性

10. 对年龄较大的、病情较重的患者,护士应(　　)
    A. 不予理睬 　　　　　　　　B. 严格按序就诊 　　　　　C. 优先安排就诊
    D. 建议急诊科就诊 　　　　　E. 以上均不对

11. 患者听别人介绍某种药效果好,自己就找医生开,这个现象是(　　)
    A. 明智用药 　　　　　　　　B. 速效用药 　　　　　　　C. 仿效用药
    D. 经验用药 　　　　　　　　E. 理智用药

12. 健康宣教可采取哪些形式(　　)

　　A. 口头宣教　　　　　　　B. 网上宣传　　　　　　　C. 健康宣传栏

　　D. 电话咨询　　　　　　　E. 以上均是

13. 脑卒中患者心理改变阶段不包括(　　)

　　A. 震惊期　　　　　　　　B. 否认期　　　　　　　　C. 抑郁期

　　D. 兴奋期　　　　　　　　E. 适应期

14. 下列不属于护士实施心理护理职责的选项是(　　)

　　A. 心理护理与心理干预　　　　　　　　　　B. 心理护理和行为指导

　　C. 独立开展心理治疗和行为矫正　　　　　　D. 心理健康教育

　　E. 心理护理和干预效果

15. 护士对患者实施心理护理时,不正确的措施是(　　)

　　A. 实施前进行有关心理护理原理等方面的指导　　B. 对患者的不当行为进行说教

　　C. 实施过程中,护患间要不断交流　　　　　　　D. 调动和鼓励患者参与

　　E. 注意患者对交谈信息的反馈

16. 急危重症患者初入院的 1～2 d,最典型的心理特点是(　　)

　　A. 焦虑、恐惧　　　　　　B. 否认　　　　　　　　C. 孤独、愤怒

　　D. 依赖　　　　　　　　　E. 自我形象紊乱

17. 针对急危重症患者的否认心理,不正确的观点为(　　)

　　A. 否认在一定程度上起到保护作用　　　　　B. 短期的否认可不予以纠正

　　C. 持续的否认心理应予以处理　　　　　　　D. 否认可暂时使患者减轻烦恼

　　E. 否认心理对患者是有害的,应予以澄清

18. 患者,女,45 岁。反复不规则发热 6 个月,半个月前出现左下肢酸痛,行走困难,伴胸闷、心悸,被诊断为"亚急性感染性心内膜炎、二尖瓣脱垂伴关闭不全",建议手术治疗。患者对手术非常担心,此时最合适的护理措施是(　　)

　　A. 建议患者转院　　　　　　　　　B. 告知患者手术已经安排,无法更改

　　C. 向患者介绍手术成功的例子　　　D. 告诉患者手术很简单

　　E. 建议患者签字放弃治疗

19. 患者,男,40 岁,拟行胆总管切除取石术。术前患者感到非常焦虑,此时最合适的护理措施是(　　)

　　A. 告知患者手术是常规的治疗方法　　　　　B. 为患者提供有关术后信息

　　C. 采取措施转移患者的注意力　　　　　　　D. 强调术后遵从医嘱的重要性

　　E. 强调术前情绪稳定的重要性

20. 患者,男,75 岁。因脑出血进行手术已数小时。家属焦急地问病房护士:"手术怎么还没有结束啊,我很担心!"此时最可能安慰家属的回答是(　　)

　　A. 假如手术有问题,医生会通知您的

　　B. 这样的病情手术风险本来就很大,您就别催了

　　C. 您的心情我能理解,我可以打电话了解情况后再告诉您

　　D. 这种手术的时间就是很长,您去手术室门口等着吧

　　E. 对不起,我不清楚手术的情况

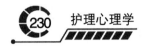 

## 二、简答题

1. 简述心理护理的实施程序。

2. 简述提供信息支持中应遵循的原则。

3. 简述孕产妇常见的心理特点及心理护理措施。

4. 简述手术患者术前焦虑的表现及可能的原因。

（卢　颖）

参考答案

# 参考文献

[1]杨艳杰,曹枫林.护理心理学[M].北京:人民卫生出版社,2017.

[2]彭聃龄.普通心理学[M].5版.北京:北京师范大学出版社,2019.

[3]杜文东.心理学基础[M].5版.北京:人民卫生出版社,2018.

[4]朱金富,林贤浩.医学心理学[M].北京:中国医药科技出版社,2016.

[5]娄凤兰,徐云,厉萍.护理心理学[M].北京:北京大学医学出版社,2018.

[6]国家卫生健康委员会.中国卫生健康统计年鉴2020[M].北京:中国协和医科大学出版
社.2020.

[7]李茜瑶,周莹,黄辉,等.疾病负担研究进展[J].中国公共卫生,2018,34(5):777-780.

[8]程勋杰,胡国清.人口老龄化所致健康影响研究进展[J].中华流行病学杂志,2020,41(11):
1915-1920.

[9]刘月姣.中国居民营养与慢性病状况报告(2020年)[J].营养学报,2020,42(6):521.

[10]胡盛寿,高润霖,刘力生,等.《中国心血管病报告2018》概要[J].中国循环杂志,2019,34(3):
209-220.

[11]刘晓红.护理心理学[M].3版.上海科学技术出版社,2015.

[12]史瑞芬.护理人际学[M].3版.北京:人民军医出版社,2008.

[13]娄凤兰,曹枫林.护理心理学[M].北京:北京大学医学出版社,2008.

[14]胡慧.护理伦理学[M].北京:中国中医药出版社,2012.

[15]李葳,毛俊存,任娜.两维方式在护患冲突中的应用效果[J].护理研究,2020,34(19):
3521-3522.

[16]孙玉莲,马玉杰,司树玲,等.基于扎根理论的护患冲突中患方认知反应模型研究[J].中国实用
护理杂志,2019,35(36):2848-2853.

[17]王方,龚燕妮.共情四步法培训提高眼科护士护患冲突应对能力[J].护理学杂志,2017,32
(18):76-79.

[18]连艳丽.非暴力沟通培训在提升产科护士应对护患冲突能力中的应用[J].中华急危重症护理
杂志,2020,1(4):376-379.

[19]郝玉芳.护理心理学[M].4版.北京:中国中医药出版社,2021.

[20]王文姐,金胜姬.护理人文修养与沟通[M].3版.北京:人民卫生出版社,2021.

[21]李秋萍.护患沟通技巧[M].3版.北京:科学出版社,2022.

[22]姜乾金.医学心理学[M].4版.北京:人民卫生出版社,2007.

[23]姚树桥,孙学礼.医学心理学[M].5版.北京:人民卫生出版社,2010.

[24]姚树桥,杨彦春.医学心理学[M].6版.北京:人民卫生出版社,2013.

[25]杨艳杰.护理心理学[M].3版.北京:人民卫生出版社,2012.

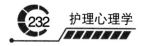
[26]张银玲.护理心理学[M].北京:人民卫生出版社,2011.

[27]马存根.医学心理学[M].2版.北京:人民卫生出版社,2005.

[28]王宇中.护理心理学[M].郑州:郑州大学出版社,2012.

[29]马莹.顾瑜琦.心理咨询技术与方法[M].北京:人民卫生出版社,2009.

[30]张道龙.整合式短程心理咨询[M].北京:北京大学出版社,2013.

[31]ROBERT J U,STEPHEN M S,Susan G L.心理动力学心理治疗简明指南[M].林涛,王丽颖,译.北京:人民卫生出版社,2010.

[32]JUDITH S B.认知疗法:基础与应用[M].翟书涛,译.北京:中国轻工业出版社,2001.

[33]GAVELIN H M,DONG C,MINKOV R,et al. Combined physical and cognitive training for older adults with and without cognitive impairment:A systematic review and network meta-analysis of randomized controlled trials[J]. Ageing Res Rev. 2021,66:101232.

[34]CHEN R,HUGHES A C,AUSTIN J P. The use of theory in family therapy research:Content analysis and update[J]. J Marital Fam Ther. 2017,43:514-525.

[35]DIAMOND G,DIAMOND G M,LEVY S. Attachment-based family therapy:Theory,clinical model, outcomes,and process research[J]. J Affect Disord. 2021,294:286-295.

[36]IRVIN D Y. 团体心理治疗理论与实践[M].李敏,李鸣,译.北京:中国轻工业出版社,2010.